经穴解

清·岳含珍◎著

张灿玾

柳长华　柳　璇◎校注

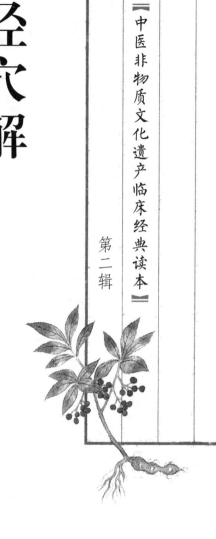

《中医非物质文化遗产临床经典读本》

第二辑

中国健康传媒集团
中国医药科技出版社

图书在版编目（CIP）数据

经穴解 /（清）岳含珍著；张灿玾，柳长华，柳璇校注 . — 北京：中国医药科技出版社，2020.7

（中医非物质文化遗产临床经典读本 . 第二辑）

ISBN 978-7-5214-1734-0

Ⅰ . ①经… Ⅱ . ①岳… ②张… ③柳… ④柳… Ⅲ . ①经穴—研究 Ⅳ . ① R224.2

中国版本图书馆 CIP 数据核字（2020）第 060120 号

美术编辑 陈君杞

版式设计 也 在

出版 **中国健康传媒集团** | 中国医药科技出版社

地址 北京市海淀区文慧园北路甲 22 号

邮编 100082

电话 发行：010 – 62227427 邮购：010 – 62236938

网址 www.cmstp.com

规格 880 × 1230mm $\frac{1}{32}$

印张 11 $\frac{3}{8}$

字数 246 千字

版次 2020 年 7 月第 1 版

印次 2024 年 3 月第 3 次印刷

印刷 三河市万龙印装有限公司

经销 全国各地新华书店

书号 ISBN 978-7-5214-1734-0

定价 38.00 元

获取新书信息、投稿、为图书纠错，请扫码联系我们。

《经穴解》是现存最早以解释腧穴得名由来并系统论述腧穴配伍的针灸专著。全书以十二经脉与奇经八脉为纲，论述经脉之性质、循行、起止、联属与别经交会等。腧穴部分，除了腧穴部位、取穴方法之外，最具特色的是对腧穴的名物训诂。本文从语言文字角度阐释腧穴得名的由来、腧穴的性质，然后结合脏腑、经脉分述腧穴主治的证候、取穴及补泻的原则。

　　本书的显著特点：其一是对腧穴的名物训诂；其二是对腧穴主治证候的分析归纳方法，如将某一腧穴主治分别析为本穴之本病及本穴之他病等，以脏为本，病为标；其三是对腧穴的每一项主治，均作了病机分析及取穴缘由、补泻宜忌的说明，体现了针灸的辨证施治精神。

《中医非物质文化遗产临床经典读本》

编 委 会

出版者的话

　　中国从有文献可考的夏、商、周三代，就进入了文明的时代。中国人认为自己是炎黄的子孙，若以此推算，中国的文明史可以追溯到五千年前。中华民族崇尚自然，形成了"天人合一"的信仰，中医学就是在这种信仰的基础上产生的一种传统医学。

　　中医的起源可以追溯到炎帝、黄帝时期，根据考古、文献记载和传说，炎帝神农氏发明了用药物治病，黄帝轩辕氏创造脏腑经脉知识，炎帝和黄帝不仅是中华民族的始祖，也是中医的缔造者。

　　大约在公元前1600年，商代的伊尹发明了用"汤液"治病，即根据不同的证候把药物组合在一起治疗疾病，后世称这种"汤液"为"方剂"，这种治病方法一直延续到现在。由此可见，中华民族早在3700多年前就发明了把各种药物组合为"方剂"治疗疾病，实在令人惊叹！商代的彭祖用养生的方法防治疾病，中国人重视养生的传统至今深入民心。根据西汉司马迁《史记》的记载，春秋战国时期的扁鹊秦越人善于诊脉和针灸，西汉仓公淳于意善于辨证施治。这些世代传承积累的医药知识，到了西汉时期已蔚为大观。汉文帝下诏命刘向等一批学者整理全国的图书，整理后的图书分为六大类，即六艺、诸子、诗赋、兵书、术数、方技，方技即医学。刘向等校书，前后历时27年，是对中国历史文献最

1

为壮观的结集、整理、研究，真正起到了上对古人、下对子孙后代的承前启后的作用。后之学者，欲考中国学术的源流，可以此为纲鉴。

这些记载各种医学知识的医籍，传之后世，被尊为经典。医经中的《黄帝内经》，记述了生命、疾病、诊疗、药物、针灸、养生的原理，是中医学理论体系形成的标志。这部著作流传了2000多年，到现在，仍被视为学习中医的必读之书，且早在公元7世纪，就传播到了周边一些国家和地区，近代以来，更是被翻译成多种语言，在世界许多国家广泛传播。

经方医籍中记载了大量以方治病和药物的知识，其中有《汤液经法》一书，相传是伊尹所作。东汉时期，人们把用药的知识编纂为一部著作，称《神农本草经》，其中记载了365种药物的药性、产地、采收、加工和主治等，是现代中药学的起源。中国历代政府重视对药物进行整理规范，著名的如唐代的《新修本草》、宋代的《证类本草》。到了明代，著名医学家李时珍历经30余年研究，编撰了《本草纲目》一书，在世界各国产生了广泛影响。

东汉时期的张仲景，对医经、经方进行总结，创造了"六经辨证"的理论方法，编撰了《伤寒杂病论》，成为中医临床学的奠基人，至今仍是指导中医临床的重要文献。这部著作早在公元700年左右就传到日本等国家和地区，一直受到重视。

西晋时期，皇甫谧将《素问》《针经》和《黄帝明堂经》进行整理，编纂了《针灸甲乙经》，系统地记录了针灸的理论与实践，成为学习针灸的经典必读之书，一直传承到现在。这部著作也被翻译成多种语言，在世界各地广泛传播。

中医学在数千年的发展历程中，创造积累了丰富的医学理论与实践经验，仅就文献而言，保存下来的中医古籍就有1万余种。中医学独特的思想与实践，在人类社会关注健康、重视保护文化多样性和非物质文化遗产的背景下，显现出更加旺盛的生命力。

中医药学与中华民族所有的知识一样，是"究天人之际"的学问，所以，中国的学者们信守着"究天人之际，通古今之变，成一家之言"的至理。《素问·著至教论》记载黄帝与雷公讨论医道说："而道，上知天文，下知地理，中知人事，可以长久。以教众庶，亦不疑殆。医道论篇，可传后世，可以为宝。"这段话道出了中医学的本质。中医是医道，医道是文化、是智慧，《黄帝内经》中记载的都是医道。医道是究天人之际的学问，天不变，道亦不变，故可以长久，可以传之后世，可以为万世之宝。

医道可以长久，在医道指导下的医疗实践，也可以长久。故《黄帝内经》中的诊法、刺法至今可以用，《伤寒论》《金匮要略》《备急千金要方》《外台秘要》的医方今天亦可以用，《神农本草经》《证类本草》《本草纲目》的药今天仍可以用。

或许要问，时间太久了，没有发展吗？不需要创新吗？其实，求新是中华民族一贯的追求。如《礼记·大学》说："苟日新，日日新，又日新。"清人钱大昕有一部书叫《十驾斋养新录》，他以咏芭蕉的诗句解释"养新"之义说："芭蕉心尽展新枝，新卷新心暗已随，愿学新心养新德，长随新叶起新知。"原来新知是"养"出来的。

中华民族"和实生物，同则不继"的思想智慧，与当今国际社会提出的保护和促进文化多样性、保护人类的非物质文化遗产的需求相呼应。世界卫生组织2000年发布的《传统医学研究和评价方法指导总则》中，将"传统医学"定义为"在维护健康以及预防、诊断、改善或治疗身心疾病方面使用的各种以不同文化所特有的理论、信仰和经验为基础的知识、技能和实践的总和"，点明了文化是传统医学的根基。习近平总书记深刻指出："中医药学是中国古代科学的瑰宝，也是打开中华文明宝库的钥匙。"这套丛书的整理出版，也是为了打磨好中医药学这把钥匙，以期打开中华文明这个宝库。

希望这套书的再版，能够带您回归经典，重温中医智慧，获得启示，增添助力！

中国医药科技出版社

2019 年 6 月

重校说明

  《经穴解》的作者岳含珍，字玉也，自号思莲子，山东益都县颜神镇（今山东省淄博市博山）人。约生于明万历三十年，卒于清康熙二十二年。其生平已不可详考。据乾隆十八年《博山县志》记载："岳含珍，字玉也，储珍之弟。性聪慧，好读书，经史子集，靡不博览，尤傍通岐黄之术。年十四补博士弟子员，屡战棘闱不克。值明季世乱，慨然曰：古人云宁为百夫长，胜作一书生。乃投笔从军，为材官。皇朝定鼎，除山西潞安道中军，寻升浙江金华府都司签署。时海寇内犯，有平定功，迁陕西巡绥靖边游击兼定边副总兵，敕授昭勇将军。未几，乞骸骨归，楗户著书。有《灵素区别》《针灸阐岐》《古方体用考》《分经本草》《大病论》若干卷。"又据《岳氏祖谱》和民国十二年（1923年）与二十六年（1937年）《博士县志》记载，尚著有《经穴解》《六一衡训》《咳嗽议》《针灸类证》《幼科阐岐》。上述这些著作，均未经刊刻，其中大多数已经亡佚。今存世的只有《经穴解》一种。另有《针灸阐岐》《幼科阐岐》二书的一部分残卷。

  《经穴解》全书不分卷次，其主要内容系参照《黄帝内经》《针灸大成》《铜人腧穴针灸图经》等有关文献。除阴维、阳维、阴跷、阳跷与冲脉、带脉外，每经分经脉总论与腧穴主治两大部分。总论部分是以《灵枢·经脉》《灵枢·经筋》内容为主，结合腧穴部位论述经脉疾病。腧穴主治部分，首论腧穴部位、针灸度量及禁忌，其次是穴名释义，再次为腧穴主治。其中腧穴释义与腧穴主治，是该书的主要组成部分，也是该书的特点所在。全书共收腧穴 361 个，经外奇穴 74 个。凡所收经穴，除阙疑待考的 8 个腧穴外，其余均有解释。

岳氏对穴名的解释，除了运用人形部位和针灸理论外，并擅长运用语言学解释得名的由来。除了对穴名的解释，另一个特点则是对腧穴主治的阐述。这部分内容，主要采用了《针灸大成》中的腧穴主治内容，结合临证经验，做了更为具体的分析和归纳。如：将某一腧穴的主治，分别析为本穴、本脏之本病与本穴、本脏与他脏之病。如手太阴肺经的中府穴，分为"肺之肺病""肺之脾病""肺之肝病"三项；足阳明胃经的三里穴，分为"三里之本病""三里之大小二肠病""三里之肾病""三里之肝病"四项。此外，对每项主治的病机，也一一做了解释。如中府穴"肺之肝病"项的"胆热呕逆"，解释为"胆热呕逆，其汁必苦，金所以克木者，宜补此穴以降胆上逆之气"。由此看来，岳氏运用阴阳、脏腑、经络、病因病机，结合自己的经验所作的这种分类方法，从整体上把握疾病的治疗，理解脏腑经络的相互联系在临床上的意义，可谓独树一帜。

针灸学术的发展，早在秦汉时代，就已具有了相当高的成就，有关针灸的论著，历代多有著述，然而对腧穴的名物训诂，很少有专门研究者。后世学者，亦多知其然而不知其所以然。隋·杨上善注《黄帝内经明堂》13 卷，今残存手太阴肺经 1 卷，共 10 个穴位，这 10 个穴名，杨氏分别都有解释。可以想见，其所亡十二卷中，也应有系统的穴名注解。解释穴名的著作，尚有清·叶广祚的《采艾编》、程知的《医经理解》。

探求腧穴命名的由来，目的是为了了解名称背后的文化内涵。

腧穴的命名同其他学科的术语一样，其得名皆有来源。这种认识，早在汉代就已明确提出来了。如《释名·序》中说："夫名之于实，各有义类，百姓日称而不知其所以之意，故撰天地阴阳四时、邦国都鄙、车服丧记，下及民庶应用之器，论叙指归，谓之《释名》。"腧穴的命名，也是如此。《素问·阴阳应象大论》中说："气穴所发，各有处名。"《千金翼方》中说："凡诸孔穴，名不徒设，皆有深意。"古人在为某一腧穴定名时，是根据当时人们对于身体的认识和针灸治疗的实践，并借助于已有的民间生活用语而发展来的，最初则能为一般医生所了解并无须对此做专门的解释，但随着时代的推移，穴名对于后人来说，逐渐只成为一种语言和字形的标志，命名的由来不大为人所知了。当然，穴名对于后人来说，时间越久，越难考察。但难考察不等于不能考察，腧穴的命名虽有一定的偶然性，名与实也并非必然切合，但可以想象，古人在为某一腧穴定名时，是不可能完全没有根据的。

这次重校整理所据之底本仍为清代抄本。另外有清·龙溪渔人校，曲阜陈祥甫重校本，题名为《针灸考穴精义》。据陈氏自序云："原名《经穴解》，似于本书之底蕴未尽融贯，乃颜曰《针灸考穴精义》。"陈氏不仅将书名改了，并据己意增加了许多内容。即在每一经前或每一穴中，节录了《针灸甲乙经》《针灸资生经》等书中有关取穴的方法等。我们将此作为校本，并简称"陈本"。具体整理方法如下。

一、凡底本中之脱讹衍倒等情况，参之他本，予以校正，并出校记说明。底本中的明显误字则径改。如"脾脏"误作"胛脏"等。

二、凡底本与他本互异，将有参考价值者录出，以供参考。凡陈氏所增之内容，均不出校。

三、凡引文属节引、意引者，不予处理。凡引《铜人》《素问》王冰注等文，乃转引自《针灸大成》，除明显讹误外，其他亦不出校。引《针灸甲乙经》之文，乃转引自《针灸资生经》，虽有不与今《针灸甲乙经》之文合者，仍依其旧。

四、凡书中征引所及，例得备书，至转引他书之资料，尚有不可得者。如《明堂上经》《明堂下经》《神农经》等。

五、底本中篇次错互非一，今则参考陈本与正文内容，一一厘定。并为明确起见，补入"手太阴肺经"等十二经与"奇经八脉"作为各经的标题。另外，各经下所列项目多少不一，如足阳明胃经下有"总论""经筋""会穴"与"经穴总计"四项，而足太阴脾经仅有"总论"一项，肾经仅有"总论""经筋"二项等。这种情况，俟后待考。

六、底本中足太阳膀胱经自睛明至大杼十二穴，其主治的分类，原作"膀胱之某病"等，与诸阳经穴异，今则据前后阳经与本经大杼后之文例改以穴名为首。

七、出注仅限于对难字难词以及生僻之成语典故的解释。

八、底本中的异体字、俗字，使用不一者，如葢、盖、蓋，処、虜、處，澁、澀等，一并律齐。

九、此次重校，删去了原附在书后的《针灸阐岐》《幼科阐岐》残卷。

此次重校，思路容有不周，引证或欠详尽，希望读者不吝赐教。

校注者

2020 年 1 月

目　录

足阳明胃经 /34

🪷 足太阴脾经 /68

手少阴心经 / 86

手太阳小肠经 / 95

足太阳膀胱经 / 108

足少阴肾经　/ 164

❀ 手厥阴心包络经 / 195

❀ 手少阳三焦经 / 204

❀ 足少阳胆经 / 220

足厥阴肝经　/ 256

内景赋

尝计夫人生根本兮由乎元气，表里阴阳兮升降沉浮。出入运行兮周而复始，神机气立^①兮生化^②无休。经络兮行乎肌表，脏腑兮通于咽喉。喉在前，其形坚键，咽在后，其质和柔。喉通呼吸之气，气行五脏；咽为饮食之道，六腑源头。气食兮何能不乱，主宰者会厌分流。从此兮下咽入膈，脏腑兮阴阳不侔。五脏者肺为华盖，而上连咽喉，肺管^③之下，心包所护，而君主可求。此即膻中，宗气所从，膈膜周蔽，清虚上宫。脾居膈下，中州胃同，膜连胃左，运化乃功。肝叶障于脾后，胆腑附于叶东。两肾又居脊下，腰间有脉相通，主闭蛰封藏之本，为二阴天乙之宗。此属喉之前窍，精神须赖气充。又如六腑，阳明胃先，腐熟水谷，胃脘通咽。上口称为贲门，谷气从而散宣，输脾而连肺，诚脏腑之大源，历幽门之下口，联小肠而盘旋。再小肠之下际，有阑门者在焉。此泌别之关隘，分清浊于后前。大肠接其右，导渣秽于大便。膀胱无上窍，由渗泄而通泉。羡二阴之和畅，皆气化之自然。再详夫脏腑略备，三焦未言。号孤独之腑，擅总司之权。体三才而定位，法六合而象天。上焦如雾兮，霭

---

① 立：陈本作"化"。

② 化：陈本作"而"。

③ 肺管：原作"管肺"，据陈本乙转。

氤氲①之天气；中焦如沤兮，化营血之新鲜；下焦如渎兮，主宣通乎壅滞。此所以上焦主纳而不出，下焦主出而如川。又总诸脏之所居，隔高低之非类。求脉气之来往，果何如而相济。以心主之为君，朝诸经②之维系。是故怒动于心，肝从而炽，欲念方萌，肾经精沸。构难释之苦思，枯脾中之生意。肺脉涩③而气沉，为悲忧于心内。惟脉络有以相通，故气得从心而至。虽诸脏之归心，实上系之联肺。肺气何生？根从脾胃。赖水谷于敖仓，化精微而为气。气旺则精盈，精盈则气盛。此是化源根，坎里藏真命。虽内景之缘由，尚根苗之当究。既云两肾之前，又曰膀胱之后。出大肠之上左，居小肠之下右。其中果何所藏，蓄坎离之交媾。为生气之海，为元阳之窦。辟精血于子宫，实④人生之夭寿。称命门者是也，号天根者非谬。使能知地下有雷声，方悟得春光弥宇宙。

---

① 氤氲（yīn yūn 音晕）：气盛貌，与絪缊同。《易·系辞下》："天地絪缊，万物化醇。"《释文》："本又作氤氲。"
② 诸经：陈本作"百脉"。
③ 涩：陈本作"滑"。
④ 实：陈本作"司"。

手太阴肺经

手太阴肺经总论

思莲子[①]曰：肺为五脏华盖，主藏魄，经为手太阴，少血多气。起于中焦，下络大肠，以肺与大肠为表里，故络之。既络大肠之后，还循胃之上口，上膈而属之于肺，既属肺矣，即从肺上之系为喉咙者，横出肩之下胁之上为腋者，而出于其下，遂由胸部第四行，本经之中府、云门穴，以出膊下对腋之臑内，历本经之天府、侠白穴，行于手少阴心、手厥阴心主二经之前，下入肘中，抵本经之尺泽穴，既下肘中，乃循臂内上骨之下廉，历本经之孔最穴、本经络穴列缺，而入寸口之经渠、太渊，以上鱼际，又循本经之鱼际穴，而出大指之端，至本经之少商穴而止焉；其支者，复从本经穴之列缺，而交于手阳明大肠经，由阳明之合谷、三间、二间以至于商阳穴，又遂由[②]商阳而上行也。按此经之发穴，始于中府、云门，而即入臂之内廉，似与足之六经无相关会之处。然起于中焦，下络大肠，还循胃口，则于两阳明相关切矣。是动[③]则病肺发胀满，膨膨然喘息咳嗽，缺盆中痛。《经》

---

① 子：此下陈本有"议"。后诸经总论同。

② 由：原脱，据陈本补。

③ 是动：陈本作"及其动穴验诸病"七字。

云：肺胀者，虚满而喘嗽，即此病也。甚则交两手而瞀瞥者，此之谓臂气厥逆也。盖以肺气，由中府穴出腋，循臑下肘入手故也。以上皆本经所生病者。为咳，为上气，为喘，为渴，为烦心，为胸满，以肺经贯膈布胸中，而有诸病。又为臑臂前廉痛，为厥，掌中热，乃以肺经行少阴、包络之前，而有诸病。又为邪气有余，则为肩背痛，干风寒，以络脉交手上肩臂，而有诸病。为汗出中风，为小便频数①而发之为欠，以肺为肾之母，母病及子，而有诸病。又为正气不足，则为肩臂疼痛寒，以络行手阳明经，而有诸病。为少气不足以息，以肺主气故也。不足则气弱，而有是病。为溺色变，以母病及子之意。何以知其为盛？如寸口较人迎之脉三倍而躁，则肺为实，当泄肺经而补手阳明。如寸口较人迎之脉三倍而小，则肺为虚，当补手太阴而泄手阳明矣。

手太阴经穴总计

胸上二穴，中府、云门。臂内二穴，天府、侠白。臂肘之中一穴，尺泽。肘之前四穴，孔最、列缺、经渠、太渊。大指上二穴，鱼际、少商。

手太阴经筋

手太阴之筋，起于大指之少商穴，循指上行，结鱼际之后，行寸口之外侧，上循臂以结于肘中之尺泽，上臑之内廉，入于腋下三寸之天府，以出于缺盆，结于肩前之髃骨，又上结于缺盆，下结于胸里，散贯于贲门，合贲下抵季胁。凡其病当所过者为肢

---

① 频数：原作"数频"，据陈本乙转。

转筋，甚则成为息贲，又为胁急，为吐血。

肺经第一穴中府（一名膺中俞）

穴在本经云门下一寸六分，乳上三肋间，动脉应手陷中，去胸中行各六寸。《铜人》：针三分，留五呼，灸五壮。此穴主泄胸中之热，其治多与大杼[1]、风府同。

注[2]：此穴为肺之募。募者，结募也。言本经之气聚于此穴也，乃手、足太阴，脾、肺二经相会之地。以足太阴脾经周荣穴，在中府穴下一寸六分，上下相值，肺经在上，脾经在下而相遇，故为二经聚会之所。中府云者，以此穴为本经聚气之府也。取此穴法，先取任经之天突穴，天突在结喉下四寸宛宛中。既得天突穴之所在，复下一寸六分，为任经之璇玑穴，旁二寸巨骨下，为肾经之俞府穴，又旁二寸巨骨下，为胃经之气户穴，又旁二寸巨骨下，为本经之云门穴，云门下一寸六分，为中府穴。所以此穴在巨骨云门下一寸六分，去胸[3]中行六寸也。

肺之肺病：喘气胸满，肩背痛，呕哕上气，肺系急，肺寒热，胸悚悚，咳唾浊涕，风汗出，皮肤痛，伤寒胸中热，瘿瘤，飞尸遁疰。

注：以上数症，皆肺气之有余也。得其聚气之穴而泄之，而诸病愈矣。惟肺寒热，胸悚悚，乃肺气之不足，宜补此穴。又肺藏魄，气虚而邪始乘之，宜补此穴，以实肺气。

肺之脾病：腹胀，四肢肿，食不下，面肿，少气不得卧。

注：脾气滞则腹为之肿，而食不能下。肺统一身之气，肺之气泄，而脾气亦泄矣。面乃胃经所行，胃气虚则面为之肿，当补

---

① 大杼：此下陈本有"缺盆"一穴。

② 注：陈本作"思莲子议曰"五字。后同。

③ 胸：原脱，据陈本补。

此穴，以实胃气。少气者，肺之气虚也。肺气虚则子病及母而不得卧，宜补此穴。

肺之肝病：胆热呕逆。

注：胆热之呕，其汁必苦，金所以克木者，宜补此穴以降胆上逆之气。

肺经第二穴云门

穴在巨骨下，侠气户旁二寸陷中，动脉应手，举臂取之，去胸中行各六寸。《素》注：针七分。《铜人》：针三分，灸五壮。此穴主泄四肢之热，其治与腰俞、肩俞、委中、大杼[①]同。

注：穴名云门者，天之气为云，肺为五脏之华盖，而居五脏之上，有天之象焉，其所出气者，有云之象焉；自肺经[②]而上行至此穴，为本经最高之所，将离胸而入臂之内，必有窍以通于臂，有门之象焉，故曰云门。

肺之肺病：咳逆，喘不得息，胸胁短气，气上冲心，胸中烦满，胁彻背痛，肩痛臂不举，喉痹瘿气，伤寒四肢热不已。

注：以上诸症，皆肺有余邪之所致，故取此穴以泄其余邪。

肺经第三穴天府

穴在腋下三寸，肘腕上六寸动脉中，用鼻尖点墨，墨到处是[③]穴。禁灸，针四分，留七呼。

注：穴名天府者，本经之脉初离胸而入臂，为本经诸穴最高之处，故曰天焉；曰府者，以统本经之气，而由臂下肘[④]，灌注

---

① 杼：原脱，据陈本补。

② 肺经：原作"大肠"，据陈本改。

③ 墨到处是：陈本作"印于臂上，所印处即"八字。

④ 下肘：原作"肘下"，据陈本乙转。

于本经诸穴者也。禁灸者，恐近肺，肺恶热，灸则恐火热之气内灼也。

肺之肺病：喘息，瘿气，暴痹，口鼻衄血，飞尸恶疰，鬼语，寒热疟。

注：喘、瘿、衄血，皆肺气有余所致，泄此穴以泄肺滞。《内经》曰：暴痹内逆，肝肺相搏，血逆口鼻，取天府。注云：暴时大热而在内，气逆乃肝肺两经火邪相为搏击，以致血出鼻口，当取天府。暴痹先中皮毛，当未入里，宜泄此穴，以散其邪，使勿至手。飞尸恶疰，解见前。寒热交争，乃夏伤于暑，秋为痎疟，阳上阴下，交争为寒，阳下阴上，交争为热。寒热交争，皆肺之病也，泄此穴以去外入之邪。

肺之心病：善忘。

注：上气不足则善忘，宜补此穴以生上气。

肺之肝病：中风邪泣出，目眩远视䀮䀮。

注：目之白输为肺，中风邪而泣出及目眩不能远视，皆肺[1]邪所致也，泄此穴以去风邪。

肺经第四穴侠白

穴在天府下[2]去肘五寸动脉中。针三分，灸五壮。

注：穴名侠白者[3]，白者金也。此穴在臑腋处，故曰侠白。

肺之肺病：干呕逆，烦满短气。

注：呕逆而有所出，则宜责胃，干呕逆则独责肺矣，故泄此穴，以散上逆之肺气，烦满亦然。短气者，乃肺气不足也，宜补此穴。

---

① 肺：陈本作"风"，义长。
② 下：原脱，据陈本与《针灸大成·手太阴经穴主治》补。
③ 者：原脱，据陈本补。

肺之心病：心痛。

注：肺，金也；心，火也。火有克金之理，而金无犯火之事。心痛而责此穴者，必右寸之脉洪，而左寸之脉虚，乃妻乘夫位，故责此穴以舒肺气，勿使干心。

肺经第五穴尺泽

穴在肘中横[①]纹上动脉中，屈肘横纹筋骨罅陷中。手太阴肺脉所入为合水，肺实泄之。针三分，留三呼，灸五壮。

注：穴名尺泽者，布肘而知尺，从腕上至此而长有尺也。肺经此穴，所入为合水，水之所聚为泽，故曰尺泽也。

肺之肺病：肩臂痛，汗出中风，善嚏，悲哭，寒热风痹，喉痹上气，咳嗽唾浊，痎疟短气，肺膨胀，劳热喘满，肺积息贲。

注：肩臂乃本经所行部分，为邪所中而痛，此穴居肘臂之中，宜泄之。汗出中风，先及皮毛，泄肺经之水，乃竭肺之风也。善嚏皆肺中风之所致，宜泄此穴，以去风邪。肺燥则有悲哭之症，宜补肺之水，以润其燥。寒热之病，皆肺受暑邪所致，风痹先中肺，而后入内，皆宜责[②]此穴。喉痹乃肺有热邪也，宜泄此穴。上气乃肺气之逆也，宜泄金之水。咳嗽唾浊，肺有湿也，宜泄金之水。痎疟解见前。肺气滞则满，而有膨胀之症，泄此穴以降肺气。劳热喘满，肺积息贲[③]，皆肺有热邪所致也，急泄其子穴。

肺之脾病：呕吐口干，四肢、腹肿。

注：呕吐口干，乃肺热之呕也，宜泄此穴以去其肺热。四肢及腹并肿，虽为脾病，亦肺气之郁也，宜泄肺之合穴以散肺郁。

肺之心病：心疼臂寒，心烦满少气。

---

① 横：原作"肘"，据陈本改。

② 责：原脱，据陈本补。

③ 肺积息贲：原脱，据陈本及此前正文补。

注：心疼而臂寒，则寒由肺经而入，宜泄肺之合而去其寒邪。心烦满乃气之郁，而又少气，气不畅而郁所致，宜泄此以散郁。

肺之肾病：小便数，腰脊强痛。

注：肺弱于上，不足以收^①肾矣，则小便数，宜补肺之合穴。金生水者，肺乃肾之母^②，腰脊，肾之府，强痛乃肾虚也^③，宜补肾之母。合穴为水，即金之所生也。

肺之肝病：小儿慢惊风，臑肘挛，手臂不举。

注：慢惊风。脾病也。脾病乃肝之旺也，肝旺乃肺之衰也，宜补肺之合穴而平肝木。臑肘挛，则为筋病，而其部分皆本经所行之部分，此穴在上下转折之处，宜泄此穴，以去其风湿。手臂不举，乃痿病也，肺热乃有是症，宜泄此穴以去肺热。

肺经第六穴孔最

穴在去腕上七寸，侧取之。灸五壮，针三分。

注：孔，窍也；最，高也。舒手而侧取，穴无高于此者，故曰孔最。且此穴又为过臂入肘之初穴，乃所以通上下之窍也。

肺之肺病：吐血失音，咽肿，头痛，咳逆，热病汗不出。

注：肺主声音，吐血者，胃之病，而至于失音，则干于肺矣，故泄此穴以通肺窍之滞。咽肿者，肺热也，泄此穴以泄肺热。头痛亦肺气之滞也，泄此穴以通肺气。咳逆，肺气上逆而有是症，泄此穴以降肺气。热病汗不出，乃肺为寒伤，而热^④郁于内也，补此穴以泄汗。

---

① 收：陈本作"怀"。

② 肺乃肾之母：原脱，据陈本补。

③ 肾虚也：陈本作"肾水不足"。

④ 热：原脱，据陈本补。

肺之肝病：肘臂厥痛，屈伸难，手不及头，指不能^①握。

注：此虽为肝之筋病，而实为肺经部分，故取此穴以通肺经部分之气。

肺经第七穴列缺

穴在去腕侧一寸五分，以两手食指交叉，食指尽处，两筋骨罅中是穴。针二分，留三呼，泄五吸，灸七壮。人或有寸、关、尺三部脉不见，自列缺至阳溪脉见者，俗谓之^②反关脉，此经虚而络满也。《千金翼》谓：阳脉逆，反大于寸口三倍。

注：穴名列缺者，以此穴同经渠、太渊三穴，并列于寸口，而此穴独通于手阳明，而为手太阴之络，有缺焉，以通于阳明，故曰列缺。《内经》云：手^③太阴之别，名曰列缺。八法^④中，此穴又通任脉。

肺之肺病：寒热疟，呕沫，咳嗽，善哭^⑤，纵唇口，尸厥，寒热，交两手而瞀，实则胸背热，汗出，四肢暴肿，虚则胸背寒慄，少气不足以息。肩臂痛^⑥。

注：寒热疟，乃肺受暑邪也，呕沫，乃肺经有湿也，泄络穴所以除肺之暑邪、湿邪也。咳嗽、善哭、纵唇口，乃心火上克肺金也，泄肺之络穴，而去其火。尸厥、寒热，肺受邪也，交两手而瞀，乃肺经部分受邪也，皆宜泄络穴以除^⑦邪。实则胸背热，

---

① 能：原脱，据陈本补。

② 俗谓之：原脱，据陈本补。

③ 手：原脱，据陈本补。

④ 八法：此指《针灸大成·八法交会八脉》篇。

⑤ 哭：《针灸大成·手太阴经穴主治》作"笑"。

⑥ 臂痛：陈本与《针灸大成·手太阴经穴主治》并作"痹"。

⑦ 除：此下原衍"穴"字，据陈本删。

虚则胸背寒者，明征也，宜补宜泄，理固然耳。肩臂痛[1]则肺经部分病也，宜泄此穴以通其气。

肺之心病：健忘。

注：健忘乃上气不足也，宜补此穴以生上气。

肺之脾病：面目、四肢痛肿。

注：脾气滞而有此病，泄子之络以散脾之滞。

肺之肝病：偏风，口眼歪斜，手腕无力，半身不遂，掌中热，口噤不开，惊痫妄见。

注：偏风诸症，皆一身之正气滞而有各症，宜通肺之络穴而行周身之气，气至则诸病愈矣。惊痫妄见，乃痰溢于肺也，泄肺络穴，以行肺中之痰。

肺之肾病：溺血精出，阴茎痛，小便热。

注：肺为小便之上源，肺热则小便热，甚则溺血，急泄肺之络，而清肺热。精无故自出而阴茎痛，此皆肝病也，补肺之络以伐肝。

肺经第八穴经渠

穴在寸口动脉陷中，肺脉所行为经金。针入二分，留三呼，禁灸，灸伤神明。

注：穴名经渠者，渠乃盛[2]水之所，本经至此而大见为关脉，如水之有渠，故曰经渠，动而不已为之经，又为本经之正属金，其曰灸则伤神明者，以此穴为人身脉正行之处，而火入焉。脉者，人之神。脉遇火而热，神得火而昏，故不宜灸也。其针入二分，不宜针深者，恐脉气伤也。金疮在此处难治，以脉之气泄也[3]。

---

① 臂痛：陈本作"痹"。

② 盛（chéng）：原作"成"，据陈本改。

③ 恐脉……气泄也：陈本作"亦此意也"。

肺之肺病：疟寒热，胸背拘急，胸满膨，喉痹，掌中热，咳逆上气，伤寒，热病汗不出，暴痹喘促。

注：疟寒热，肺伤暑也。胸背拘急，肺中寒也。胸满膨，气逆也。喉痹，肺热也。皆宜泄此穴，以去其暑，以去其寒，以去其热，以散其气。伤寒，热病汗不出，宜补此穴以出其汗。暴痹而至于喘促，乃肺受风、寒、湿而致此症，急泄此穴以去风、寒、湿之邪。

肺之心病：心痛呕吐。

注：肺之气干于心，心为之痛，以至呕吐气逆极矣，急泄肺之经以降气逆。

肺经第九穴太渊

穴在掌后内侧，横纹头动脉中，肺脉所注为腧土，肺虚补之。灸三壮，针二分，留三呼。

注：穴名太渊者，以肺之经自中府至此，乃大聚之所，有渊之象焉《难经》曰：脉会太渊。疏曰：脉病治此。平旦寅时，宗气、荣气二气从此始，故曰寸口脉之大要会。十二经皆有动脉，而独以此动脉诊病人之生死者，以为脉之大聚会也。

肺之肺病：胸痹逆气，善哕呕，饮水咳嗽，烦闷不得眠，肺膨胀，臂内廉痛，乍寒乍热，缺盆中引痛，掌中热，数欠，肩背痛，寒喘不得息，咳血，振寒，咽干。

注：肺中寒邪遂为痹，寒邪逆于内不容，遂为呕哕，泄肺之母穴，以去寒邪。肺中湿邪而为嗽，湿壅气，遂烦闷不成眠，泄土穴以去肺湿。膨胀，臂内廉痛，皆脉气逆之所致也，泄土穴以去肺逆。邪中于皮毛，遂有寒热之症，引缺盆中痛，肺气之不舒也，泄土穴以散肺逆。肺经由鱼际入大指，有余则掌为之热，泄太渊而气散，则掌不热矣。肩背痛，寒喘不得息，皆肺受风寒所

致也，补土穴以温之。咳血，肺有火也，盛则泄其母，宜泄母穴。振寒乃肺受寒也，宜补此穴以温之。咽干乃肺有热也，宜泄此穴。

肺之心病：心痛脉涩，狂言口僻。

注： 涩者，肺脉也。心痛而脉涩，则肺气之干心也，宜泄肺之土穴。狂言，心火盛矣，口亦僻焉，则心火之上逆，征见于上，肺为音声，宜泄肺之上穴。

肺之脾病：噫气，上逆，呕血。

注： 噫气，脾气滞而不舒也，肺统一身之气，此穴为肺之土穴，宜泄之以舒其郁。血自呕来者，乃胃之火也，气上逆而胃之内络伤也，先泄肺之土，以降其气逆。

肺之肝病：目生白翳，眼痛赤。

注： 白者，肺之色也。翳有五色，根生于五脏，泄此穴以退白翳。眼痛而赤，火克肺金也，宜泄此穴，以去肺火。

肺之肾病：溺色变，卒遗矢无度。

注： 二便虽为肾之所司，然肺者水之上源，溺色变白而为黄，肺热及于肾矣，宜泄此穴。卒遗矢无度者，肺与大肠为表里，肺气弱不能收摄也，宜补此穴，以收大肠之脱。

肺经第十穴鱼际

穴在大指本节后，内侧白肉际①陷中，又云散脉中，肺脉所溜为荥火。针二分，留三呼，禁灸。

注： 大指本节后白肉，通为鱼腹，此穴在其际，际者，界也，乃赤白肉之界也，故曰鱼际。

肺之肺病：酒病恶风寒，身热头痛，咳嗽哕，伤寒汗不出，

---

① 际：原脱，据陈本补。

痹走胸背痛不得息，喉中干燥。

注：酒之病人，而肺先受之，内伤于热，而恶外之风寒，泄此穴以除肺热。身热头痛，咳嗽哕，肺有热也，急泄此肺之火穴以泄其热[①]。伤寒汗不出，肺有火也，泄此穴以除肺火，而汗自出。痹走胸背痛不得息者，肺气之逆也，泄肺之火穴而降其逆。喉中干燥，肺热也，亦宜泄肺之火穴[②]。

肺之心病：虚热舌上黄，心痹悲恐。

注：舌通乎心，虚热非实热也，泄肺之火穴[③]，所以去其虚热也。心痹者，脉不通，烦则心下鼓，暴上气而喘，嗌干善噫，厥气上则恐，此《内经》之言也。神气不足则恐，肺脏燥则悲，故宜泄肺之火穴。

肺之脾病：呕血，乳痈，腹痛食不下，寒慄鼓颔。

注：呕血自胃来，而泄肺之火穴，以气上逆也，泄肺之火，即所以散上逆之气也。乳痈，胃之部分，而内则肺之室也，故宜泄肺之火穴。腹痛，脾病也，气逆在下，故食不下，取肺之火穴[④]，所以散其气。寒慄鼓颔，乃胃病也，宜补肺之火穴。

肺之肝病：肘挛肢满，目眩，心烦少气。

注：肘挛者，筋病也，然为肺经之部分，宜泄肺之火穴[⑤]。目眩者，肝之火上逆于目也，泄肺之火穴，亦所以散肝之火也。

肺之肾病：咳引尻痛，溺出。

注：咳引尻痛，乃肾劳也，而溺出焉，肺气不收也，宜补肺之火穴[⑥]以收下脱之气。

---

① 以泄其热：原脱，据陈本补。
② 穴：原脱，据陈本补。
③ 穴：原脱，据陈本补。
④ 穴：原脱，据陈本补。
⑤ 穴：原脱，据陈本补。
⑥ 穴：原脱，据陈本补。

肺经第十一穴少商

穴在大指内侧，去爪甲角如韭叶，肺脉所出为井木[1]，刺之微出血，泄诸脏热凑[2]，不宜灸。

注：穴名少商者，商者，金也。肺为阴金，大肠为阳金，阳大而阴小，故为少商。不宜灸者，肺为娇脏。此穴又为肺之尽穴，恐肺受火邪，而反熏人神明也。

肺之肺病：颔肿，喉闭，咳逆，疟疾振寒，腹满，唾沫，喉中鸣，小儿乳蛾，汗出而寒。

注：肺之系为喉，此穴为肺之井，从井以泄肺之热，此处出血，肺热即泄，故为治喉病之要穴。咳逆取此穴，亦从井泄肺气之意。疟疾振寒，腹满，皆从井泄肺，而降肺气之意。唾沫，肺湿也。喉中鸣，肺气逆也[3]。从此穴而泄之，气一降而湿同下矣，小儿乳蛾，亦大人喉痹之意，汗出而寒，肺气虚也，宜补其井木[4]而生荣火。

肺之心病：烦心善哕，心下满，掌热。

注：肺气郁于心下，遂有烦心心满之病，从井而泄之，肺气上升，则心不烦满矣。掌虽属心，而肺之经亦至于掌，从井而泄其气，气泄则热除。

肺之脾病：唇干引饮，食不下，膨膨。

注：肺之气滞于下而生火，火克肺则资水以济，气逆则食难下。膨膨者，满而胀也，泄井以舒肺气。

---

① 木：原脱，据陈本补。

② 凑：聚也。《说文·水部》："凑，水上人所会也。"段注："引申为凡聚集之称。"《素问·评热病》："邪之所凑。"

③ 也：原脱，据陈本补。

④ 井木：原作"木井"，据陈本乙转。

肺之肝病：手挛指痛。

注：手挛指痛，乃肝病也，但手肘皆肺经部分，或受风、寒①、湿之邪，而有是症；或气血虚不能及于手，而有是症。察其虚实，从而补泄焉。

肺之肾病：耳中鸣。

注：岐伯曰：耳者，宗脉之所聚也，故胃中空则宗脉虚，虚则下流，脉有所②竭者，故耳鸣，补客主人，泄肺少商。

奇穴

大骨空

在手大指第二节前尖上，屈指当骨节中。灸二七壮，禁针。主治内瘴久痛及吐泄。

手大指爪甲穴

《千金翼》云：治卒中邪魅，大指爪甲，令艾炷半在爪上，半在肉上。灸七壮，不止十四壮，炷如雀矢。又：十三鬼穴，于第二次下针，刺③手大指爪甲下，入肉三分，穴名鬼信。又治小便数而少且难，男辄失精，此方甚验。令其人合掌并两大指，灸甲角肉际，两指共此一壮至④三壮，三日一报⑤之。又秦承祖灸鬼法，名鬼眼穴。以两手两足大指，相并缚定，用艾炷骑缝灸之，

---

① 寒：原脱，据陈本补。

② 所：原脱，据陈本补。

③ 刺：原脱，据陈本补。

④ 至：原脱，据陈本补。

⑤ 报：《广雅·释言》："报，复也。"此谓重复用灸之次数。《千金·针灸上》："三日一报，报如前者，微者三报，重者九报。"

令两甲后连肉四处着火，一处无火则不效。灸七壮或二七壮。

鬼城

十指端。《千金翼》云：邪病大唤，骂詈狂走，十指端去爪甲一分主之。又治指忽掣痛不可忍，灸指端七壮。

手阳明大肠经

手阳明大肠经总论

思莲子曰：手阳明大肠经，与手太阴肺经为表里，血气俱多。有大肠之经，有大肠之腑。其经受手太阴之交，遂起于食指之端，循此指之内侧，去爪甲角如韭叶之商阳穴，又循本指本节前，内侧陷中之二间穴，上行本指本节后，内侧陷中之三间穴，遂上大指、次指岐骨间陷中之合谷穴，又上行腕中上侧，两筋间陷中之阳溪穴，又上行腕中后三寸手阳明络，别走太阴之偏历穴，遂上行腕后五寸、六寸间之温溜穴，过辅骨下，去上廉一寸，辅骨锐肉分外之下廉穴，又遇三里下一寸之上廉穴，其分独抵阳明之会，又过曲池下二寸，按之肉起，锐肉之端之三里穴，遂过肘外辅骨，曲肘横纹头陷中，以手拱胸取之曲池穴，又过肘上三寸向里行，大脉中央之五里穴，又上肘上七寸，胭肉肩端髃穴下一寸两筋间，骨罅宛宛中之臂臑穴，乃手阳明络，又上膊骨头肩端上，两骨罅间陷者宛宛中之肩髃穴，遂上肩尖端，上行两叉骨罅间陷中之巨骨穴，遂上出天柱骨之会，上会各经于大椎，自大椎而下入缺盆，循足阳明经脉外，络绕肺脏复下膈，当胃经天枢之外，会属于大肠；其支别者，虽由偏历而入缺盆，上头直扶突后一寸之天鼎穴，又上胃经气舍穴上一寸五分，在头当曲颊下一寸，人迎后一寸五分之扶突穴，遂上贯于颊，入下齿缝中，复出①挟口两吻，相交于人中②之中，左脉往右，右脉往左，上挟鼻孔，循鼻孔下，挟水沟旁五分之禾髎穴，又上过禾髎上一寸，鼻下孔旁五分之迎香穴而终，以交于足阳明胃经也。是动病则③为齿痛，以脉入齿缝也。为项肿，以脉上贯颈也。为目黄，大肠内热也。为口干，以脉挟口也。为衄，为䶊，以脉挟鼻孔也。为喉痹，以脉出挟口也。为肩之前臑痛，脉上臑肩也。为大指、次指不用，以井穴由次指而上也。如邪气有余而实，则脉所过者，皆热而肿。如正气不足而虚，则为寒慄不能遽复。盛当泄而虚当补，脉陷下者当灸。如人迎较寸口之脉三倍而躁，则本经为实当泄，而补肺经。如人迎较寸口之脉三倍而小，则本经为虚当补，而泄肺④经⑤矣。

与别经会穴

偏历穴，为本经之络，别走手太阴。臂臑穴，本经络，手太阳、足太阳、阳维脉与本经会。肩髃穴，奇经阳跷脉与本经会。巨骨穴，奇经阳跷脉与本经会。迎香穴，足阳明胃经与本经会。

手阳明经穴总计

食指上三，商阳、二间、三间。腕上二，合谷、阳溪。臂上

---

① 出：原作"入"，据《灵枢·经脉》篇及文义改。

② 中：原作"迎"，据《灵枢·经脉》篇改。

③ 是动病则：陈本作"及其动穴验病"六字。

④ 泄肺：原作"肺泄"，据陈本乙转。

⑤ 经：原脱，据陈本补。

六，偏历、温溜、下廉、上廉、三里、曲池。肘上三，肘髎、五里、臂臑。肩上二，肩髃、巨骨。颈上二，天鼎、扶突。面上二，禾髎、迎香。

手阳明经筋

手阳明之筋，起于食指端[①]之商阳穴，由二间、三间、合谷以结于腕上之阳溪穴，循臂上结于肘外之肘髎，又上臑以结于肩之髃骨；其支者，绕于肩胛挟脊；其直者，循肩髃以上颈之天鼎穴；又其支者，上胛结于顺；又其直者，上出手太阳之前，上于左角，以络其头，下于右颔。凡其病，当[②]所过者为支满[③]，为转筋，为肩不举，为头不可左右以视。

大肠经第一穴**商阳**

穴在手大指、次指内侧，去爪甲角如韭菜叶，手阳明大肠脉所出为井金。《铜人》：灸三壮，针一分，留一呼。

注：商者，金也。手阳明为金之表，故曰商阳。

商阳之本病：肩背急，相引缺盆中痛，齿痛恶寒，口干颐颔肿，热病汗不出。

注：肩背、缺盆，本规所行部分也。齿，经所入也。颐颔肿，经所过也。热病汗不出，肺之表也。皆应则本经之井穴。

商阳之耳目病：耳鸣耳聋，目青盲。

注：本经无人耳之络，耳聋不应则此穴。《内经》注有大肠热，则目为之黄，目青盲之灸法，可以则此穴也。灸三壮，左取右，

---

① 指端：原作"端指"，据陈本乙转。

② 当：原脱，据《灵枢·经脉》补。

③ 满：《灵枢·经脉》与《针灸大成·十二经筋》并作"痛"。

右取左，如食顷立已。

商阳之肺病：胸中气满，喘咳支肿，寒热痎疟。

注：前症皆肺经病也，与本经为表里，应责其井[①]金。

大肠经第二穴二间（一名间谷）

穴在食指本节前内侧陷中，手阳明大肠脉所溜为荥水。《铜人》：针三分，留六呼，灸三壮。

注：间者，穴也，气脉流通之称也，以前有三间，故此曰二间。

二间之本病：肩背痛，振寒，鼻衄衄血，多惊，齿痛目黄，口干口喎，伤寒水结，喉痹颔肿。

注：肩背，经所过也，鼻亦经所过也，齿口皆经所入也，喉颔皆经所过也。伤寒水结取此者，此为大肠之水穴，故伤寒水结取之以泄其水也。大肠热者，目黄、血。多惊者，血虚则惊也。

大肠经第三穴三间（一名少谷）

穴在食指本节后内侧陷中，手阳明大肠所注为腧木。《铜人》：针三分，留三呼，灸三壮。

注：三间者，以二间而得名也。

三间之本病：喉痹，喉中如梗，下齿龋痛，目眦急痛，吐舌戾颈，唇焦口干。

注：喉齿皆本经所过部分，有病应则其腧穴。目眦急痛，以经过禾髎、迎香，亦近于目也。舌载于颈，有火邪客之，遂有吐舌[②]戾头之疾也。口唇皆经所过处，有火邪故责之。

三间之内腑病：胸腹滞，肠鸣洞泄，气喘，急食不通，伤寒

---

① 其井：原作"井其"，据陈本乙转。

② 舌：原脱，据陈本补。

气热，身寒结水，寒热疟，善惊多唾。

注： 胸腹皆大肠^①，肺之所也。肠喘洞泄，乃大肠中寒也；气喘，肺气郁也；急食不通，气滞大肠也；伤寒气热，内伤肺也；身寒结水^②，水积于大肠也；寒热疟，为肺疟也；善惊多唾，乃肺有湿痰也。以土皆肺与大肠病，故责其腧木。

大肠经第四穴合谷（一名虎口）

穴在手大指、次指歧骨间陷中，有动脉应手，手阳明大肠经所过为原。《铜人》：针三分，留六呼，灸三壮。

注： 合谷者，言肺之经，由此而下行及于商阳，大肠之经，又由此而上臂也，故曰合谷。

合谷之本病： 伤寒大渴，脉浮在表，发热恶寒，头痛脊强，热汗，寒热疟，鼻衄不止，热病汗不出，目视不明，生白翳，偏正头痛，下齿龋，耳聋喉痹，小儿单乳蛾，面肿，唇吻不收，喑不能言，口噤不开，风疹，偏风，痂疥。

注： 前症皆肺与大肠内外相交之症，取此穴的有奇效。

合谷之肾病： 腰脊内引痛。

注： 总似肾病，然有气滞大肠，前引脐，后引腰脊而作痛者，乃大肠病。在足太阳之经，则宜取大肠俞；在大肠经，则宜取合谷。

大肠经第五穴阳溪（一名中魁）

穴在腕中上侧，两筋间陷中，手阳明大肠脉所行为经火。《铜人》：针三分，留七呼，灸三壮。

注： 腕之中横直有三穴，小肠经有阳谷，三焦经有阳池，大

---

① 皆大肠：原作"大肠皆"，据陈本乙转。

② 水：原脱，据陈本及此前正文补。

肠经为阳溪，此取乎水行之义，以三穴皆自手腕而上行于臂之所也。气血过关节之所，必稍聚而后行，故以谷、池、溪名之。阳者，以阳明经也。三穴皆以阳称，总为阳经也。

阳溪之本病：喉痹，惊掣，肘臂不举。

注：前症部分，皆本经所过，责其火穴宜也。

阳溪之耳目病：耳鸣耳聋，目风赤烂有翳。

注：本经虽未有入目耳之脉，但本穴为本经之火穴，耳目病皆火也，宜责之而泄其火。

阳溪之心病：狂言喜笑见鬼，热病烦心。

注：前症皆火盛之病，宜泄本经之火穴。

阳溪之肺病：胸满不得息，寒热疟疾，寒嗽呕沫，厥逆头痛。

注：胸满不得息，肺有郁也。寒热疟疾，肺有痰也。肺之疟令人心寒，寒甚则热，善惊如有所见者。《内经》载宜取合谷，未载取此。寒嗽呕沫，肺有湿也。《内经》未载手阳明厥逆头痛，所载者足阳明厥逆头痛。胸满不得息，宜取人迎也。

大肠经第六穴偏历

穴在腕后三寸，手阳明络脉别走太阴。《铜人》：针三分，留七呼，灸三壮。

注：手阳明之别偏历，去腕三寸，别入太阴。其别者，上循臂，乘肩髃，上曲颊偏齿，以穴在臂外侧之上廉，故曰偏，而交于手太阴。亦在臂内之上廉，亦当曰偏，故曰偏历，言此络历于二经也。

偏历之本病：肩膊肘腕酸痛，齿痛鼻衄，咽喉干，喉痹耳鸣，瞤目䀮䀮，寒热疟，风汗不出，癫疾多言，利小便。

注：肩、腕、齿、鼻、喉、耳、目，皆本经所过部分，有邪

焉，客于其所，自应责之。寒热疟①乃肺痈也，故责肺之络。癫疾多言，则心病也，不应责大肠之经，乃大肠实则有此狂病乎？拟肺经之病，交南手而瞀者，为臂厥乎？多言则又为心病，不应责此经也。小便之利与不②利，当责肺，以肺与本经相表里也，故责之。

大肠经第七穴温溜（一名逆注。一名池头）

穴在腕后大士五寸，小士六寸。《明堂》：在腕后五寸、六寸间③。《铜人》：针三分，灸三壮。

注：穴名温溜者，以其出经火之后，故为温溜。温溜者，脉之细流也。

温溜之本经病：喉痹。

注：喉为本经所过之地。

温溜之本腑病：肠鸣腹痛。

注：大肠有寒气客之乃鸣，泄此穴以通大肠之郁。

温溜之本脏病：膈中气闭，寒热头痛。

注：二症皆肺病也。膈中气闭，肺气郁也。寒热头痛，肺之疟也。

温溜之胃病：伤寒呕哕噫，喜笑狂言见鬼，吐涎沫。

注：此皆胃实之症，不知何以责大肠。《经》曰：大肠与胃同为阳明，大肠与胃其腑相通。胃者，土；大肠者，金也。土生金，大肠金之热泄，则胃之土热亦泄矣。

温溜之心病：吐舌，口舌痛。

注：以上心经病，何以责大肠经。

---

① 寒热疟：原作"疟疾"，据陈本及此前文例改。

② 不：原脱，据陈本补。

③ 间：原脱，据陈本及《针灸大成·手阳明经穴主治》补。

温溜之脾病：风逆四肢肿。

注：此脾经病也，何以责大肠经。

大肠经第八穴下廉

穴在曲池下四寸，辅①骨下去土廉一寸，辅锐肉分外。《铜人》：斜针五分，留五呼，灸五②壮。此穴主泄胃之热，与气冲、三里、巨虚上廉治同。

注：廉者，棱隅之称。穴在臂廉隅之下，故曰下廉。

下廉之本病：偏风，热风，冷痹不遂，风湿痹，乳痈，唇干涎出。

注：以上之症，皆本经中于风、火、湿所致，故责其本经廉之在外受风之穴。

下廉之肺病：喘息不能行，痨瘵。

注：此肺症也，故责肺之表。

下廉之大肠病：痃癖，腹痛若刀刺不可忍，飧泄，腹胁痛满，便血，狂走，挟脐痛，小腹满。

注：以上皆气之与火积郁大肠，而有是症，故责之。

下廉之小肠病：小便黄，小肠气不足，无颜色，狂言。

注：此皆小肠症也，小肠与大肠相通，小肠在上，有火则泄大肠，而火自下，不足则补大肠，而小肠之虚亦愈。

大肠经③第九穴上廉

穴在曲池下三寸，三④里下一寸，其分独抵阳明之会。《铜

---

① 辅：此上原有"穴在"二字，据陈本删。
② 五：《铜人》与陈本及《针灸大成·手阳明经穴主治》均作"三"。
③ 经：原脱，据陈本及前后文例补。
④ 三：此上原有"穴在"二字，据陈本删。

人》：斜针五分，灸五壮。此穴主泄胃中之热，与气冲、三里、巨虚下廉治同。

注：此穴在廉内之最高处，故曰独抵阳明之会，以在廉之上，故曰上廉。

上廉之本病：偏风，半身不遂，骨髓冷，手足不仁，脑风头痛。

注：此皆经受风寒所致，故责之。

上廉之大肠病：肠鸣胸痛，喘息，大肠气。

注：气郁大肠所致，故责之。

上廉之小肠病：小便难，黄赤。

注：小肠有火而致，泄大肠之火，所以泄小肠也。

大肠经第十穴三里（一名手三里。）

穴在曲池下二寸，按之肉起，锐肉之端。《铜人》：灸三壮，针二分。

注：足阳明经之在膝下也，有三里、上廉、下廉之穴，手阳明之在肘下也，亦有三里、上廉、下廉之穴，阳明同而经之性异。一与足太阴为表里，土也；一与手太阴为表里，金也。经之性不同，而何以穴之名同，岂以阳明之经为气血俱多之经，而胃与大肠所受水谷，独异于他腑乎？不然，何其穴之名同也。

三里之本病：手臂不仁，肘挛不伸，中风口噼，手足不遂，瘰疬齿痛，颊颔肿。

注：前症皆本经中风邪、火邪所致，故泄此穴。

三里之本腑病：霍乱，遗矢，失音①。

注：大肠之气逆为霍乱，大肠之气虚为遗矢、失音。气逆者

---

① 音：此下原有"气"字，与文义不属，并据此后注文删。

调之，虚者补之。

大肠经第十一穴曲池

穴在肘外辅骨，屈肘横纹头陷中，以手拱胸取之，手阳明所入为合土。《素》注：针五分，留七呼。《铜人》：针七分，得气先泄后补，灸三壮。《明堂》：日灸七壮至二百壮，且停十余日，更灸至二百壮。

注：此穴在肘臂屈伸之际，而本经气脉过之，故名曲池。

曲池之本病：绕踝风，手挛红肿，肘中痛，背髆痛。偏风，半身不遂，喉痹不能言，筋缩捉物①不得，挽弓不开，屈伸难。风痹，肘细无力。

注：前症皆本经所过部分，风寒客之所致，故用针以泄其风，用灸以散其寒。

曲池之肺病：恶风寒气，泣出善忘，伤寒余热不尽，风瘾疹，皮肤干燥，瘾疢，癫疾，皮脱作疮，举体痒痛如虫啮，皮肤痂疥，妇人经脉不通。

注：胸者，肺之室也。烦满者，肺之气滞也，泄表以疏里也。肺合皮毛，病之在皮毛者，皆肺症也，故责其表。瘾疢亦责之者，乃穴在屈伸之际也。妇人经脉不通，乃大肠病也，亦责之。

大肠经第十二穴肘髎

穴在肘大骨外廉陷中。《铜人》：针三分，灸三壮。

注：以本经脉气之初上肘也，而穴在其上，故名肘髎以志之。

肘髎之本病：肘节风痹，臂痛不举，屈伸挛急，麻木不仁。

---

① 物：原脱，据陈本与《针灸大成·手阳明经穴主治》补。

注：本经气脉初上时，故肘之病悉责之。

肘髎之肺病：风劳嗜卧。

注：嗜卧者，懒于动也。懒动者，邪客之，宜泄此穴以去其风。

大肠经第十三穴五里

穴在肘上三寸，行向里大脉中央。《铜人》：灸十壮。《素问》：大禁针。

注：肝之经有五里穴，在阴股之上，大肠之经有五里，在肘之上，名义不可解。

五里之本病：肘臂痛，瘰疬，目视䀮䀮。

注：皆本经之病也，有邪灸之。

五里之肺病：肺劳惊恐，吐血咳嗽。

注：皆肺之热病也，责其表，灸以散其热。

五里之胃病：心下胀满，上气身黄，时有微热，嗜卧，四肢不得动。

注：以上皆胃气滞而有热所致之病，以本经循足阳明经，外绕肺脏而下膈，故胃病亦责之。

大肠经第①十四穴臂臑

穴在肘上七寸䐃肉端，肩髃下一寸，两筋两骨罅陷宛宛中，举臂取之。手阳明络、足太阳、奇经阳维、与本经相会之地。《铜人》：灸三壮，针三分。《明堂》：宜灸不宜针，日灸七壮至二百壮，针不过三五分。

注：肘之里肉曰臑，此穴在肘臑相交之处，故曰臂臑。本经

---

① 第：原脱，据陈本补。

肘之下，即有偏历以为络，而通手太阴于肘之下，此穴又有络，以通手太阴于肘之上。手太阳之上肩也，自上循腰外廉，行手阳明、少阳之外，上肩循肩贞，却①循②后肩后行，无会本经之络。足太阳有别络至肩，与③阳维之会本经于此穴也，乃循胁肋斜上肘，上会手阳明、足太阳于臂臑者，而与本经会于此穴也。

臂臑之本病：臂痛不得举，瘰疬，头项拘急。

注：臂、头、项乃瘰疬所生之处，皆本经之所及也，宜泄之以去其风火。

臂臑之肺证：寒热。

注：寒热者，肺证也。取此穴者，治肺之表也。

大阳经第十五穴肩髃（一名中肩井。一名偏肩）

穴在膊骨头肩端上，两骨罅间陷者宛宛中，举臂取之有空、奇经阳跷与④本经相会之处。《铜人》：灸七壮至二七壮，以瘥为度。若灸偏风，灸七七壮，不宜多，恐手臂细。若风病，筋骨无力，久不瘥，灸不畏细。刺即泄肩臂热气。《明堂》：针八分，留三呼，泄五吸，灸不及针。以平手取其穴，灸七壮，增至二七壮。《素》注：针一寸，灸五壮。又云：针六分，留六呼。此穴主泄四肢之热，与云门、委中、腰俞同治。

注：此穴正在肩端上，故曰肩髃。肩臂痛，以此穴为主。阳跷之会本经于此穴也，乃直上循骨外廉，循胁后、胛上会手太阳、阳维于臑俞⑤之后，复上行肩膊外廉，会本经于巨骨，遂会

---

① 却：此上原有"遂"字，据陈本删。

② 循：原脱，据陈本补。

③ 与：原脱，据陈本补。

④ 跷与：原作"维与"，据陈本与《针灸大成·手阳明经穴主治》及此后文例改。

⑤ 臑俞：原作"俞臑"，据陈本乙转。

手少阳及本经于肩髃也。

肩髃之本病：中风，手足不遂，偏风，风瘾风痛，风病半身不遂，热病肩中热，头不可回顾，肩臂疼痛，臂无力，手不能向头，挛急，诸瘿气。

注：前症皆本经所过部分之症，此穴乃本经初上肩端之要穴，故均责之。

肩髃之肺病：风热瘾疹，颜色枯焦，四肢热，伤寒热不已。

注：肺合皮毛，以上皆肺症也，故责之。

肩髃之肾病：劳气泄精。

注：此肾病也，何以责此穴，以阳跷之发源于足太阳经之申脉，而上会本经于此穴。足太阳与肾为表里，跷者，动也，动之劳而泄精，责此穴。

大肠经第十六穴巨骨

穴在肩尖端上行，两叉骨罅间陷中，奇经阳跷与本经相会之处。《铜人》：灸五壮，针一寸[①]。《明堂》：灸三壮至七壮。《素问》：禁针，针则倒悬。一食顷，乃得下针。针四分，泄之而[②]补，针出始得卧。

注：此穴在肩端之里两叉骨缝中，《内经》倒悬针法，条穴无有，此针法奇甚。阳跷之会本经也，解已见前。

巨骨之本病：臂膊痛，肩臂不可屈伸。

注：以上本经病。

巨骨之阳跷病：惊痫。

注：惊痫乃二跷病，因阳跷会本经于此穴，故责之。

---

① 一寸：原作"一分半"，据《铜人》改。《针灸大成·手阳明经穴主治》作"一寸半"。

② 而：《针灸大成·手阳明经穴主治》作"勿"。

巨骨之肺病：胸中瘀血，破心吐血。

注：前症乃肺症也，泄其表穴，以清肺之热。

大肠经第十七穴天鼎

穴在颈缺盆上，直扶突后一寸。《素》注：针四分。《铜人》：灸三壮，针三分。《明堂》：灸七壮。

注：凡各经穴之在颈者，多以天名之，言自指而至此，为高处部分，如天然，与天窗、天容相去斜直如鼎足，故曰天鼎。乃扶突斜后一寸，非正后一寸也。

天鼎之本病：暴喑气梗，喉痹咽肿不能息，饮食不下，喉中鸣。

注：本穴既离肩而过颈，则治头中诸症。凡颈喉之症，责之宜也。

大肠经第十八穴扶突（一名水穴）

穴在气舍上一寸五分，在颈当曲颊下一寸①，人迎后一寸五分，仰而取之。《铜人》：灸三壮，针三分。《素》注：针四分。

注：突者，通气之名，在任经之在喉者有天突，在胃经之在于其旁者有水突，以咽水谷而有名也。水突之旁，又在其后者，则曰扶突，乃以水突、天突而②得名也。

扶突之本经与肺③病：咳嗽多唾，上气，咽引喘息，喉中如水鸡声，暴喑气梗。

注：前症皆在内之肺与本经共致之症，以本穴在颈侧咽喉之所，故责之。

---

① 一寸：原脱，据《针灸大成·手阳明经穴主治》补。

② 而：此下原有"有"字，与文义不属，据陈本删。

③ 肺：此下陈本有"之兼"二字。

大肠经第十九穴禾髎（一名长频）

（穴在鼻孔下，挟水沟旁五分，手阳明脉气所发。《铜人》：针三分，禁灸。

注：此穴近鼻孔旁，所以闻五谷之香气者，此穴近之，故曰禾髎。

禾髎之本病：尸厥口不可开，鼻疮瘜肉，鼻塞不闻香臭，鼻衄不止。

注：穴近鼻口旁，故口鼻之病责之。

大肠经第二十穴迎香

穴在禾髎上一寸，鼻孔旁五分，手足阳明之会。《铜人》：针三分，禁灸。

注：迎香以鼻闻香臭而得名也。本经于此穴而上交于足阳明也。

迎香之本病：鼻塞不闻香臭，面痒浮肿，风动如虫行状，偏风口㖞，唇肿痛，喘息不利，鼻㖞多涕，鼻衄骨疮。

注：是穴紧在口鼻旁，故所治皆口鼻之病。

奇穴

五虎

在手食指、无名指背间，本节前骨尖上，各一穴，握拳取之。主治手指拘挛，灸五壮。

虎口

小儿唇紧，灸虎口，男左女右，七壮，又兼灸承浆三壮。又治烦满头痛，刺虎口三分。又治心痛，灸两虎口白肉际七壮。

中泉

在手腕外间，阳池、阳溪中间陷中，灸七壮。主治胸中气满不得卧，肺胀满膨膨然，目中白翳，掌中热，胃气上逆，唾血及心腹诸气痛。

河口

《千金翼》云：狂走惊痫，灸河口五十壮。在手腕后陷中动脉，此与阳明同也。按此当是手阳明阳溪之次。

足阳明胃经

足阳明胃经总论

思莲子曰：足阳明胃，湿土也，而阳明则为燥金，标燥本湿，与脾相为表里，气血皆多，有阳明之腑，有阳明之经。其经在面者，受手大肠经之交，起于鼻之两旁，手阳明大肠经之迎香穴，上行左右相交于頞中，过足太阳睛明穴之分，下循鼻外，历本经目下直瞳子七分之承泣穴，目下一寸直瞳子之四白穴，下行挟鼻孔八分直瞳子、平水沟之巨髎穴，上入齿中，还出挟口，两吻旁四分外近①下有脉微动，手足阳明、阳跷三脉所会之地仓穴，遂环绕唇下，左右相交于任脉经唇下之承浆穴，却循颐后下廉，出曲颔前一寸二分，骨陷中动脉，以口当②两肩所，取之大迎穴，遂循耳下八分，曲颊端近前陷中，侧卧开口取之有孔之颊车穴，乃上耳前，历胆经客主人穴下，耳前动脉下廉，合口有孔，开口则闭，侧卧闭口取之，则得之下关穴，遂上过客主③人穴，循发际，行胆经悬厘、颔厌二穴之分，上斜行额角入鬓际胆经本神旁一寸五分，督脉中行神庭旁四寸五分，足少阳胆经与本

---

① 近：陈本作"正"。
② 当：抵也。《史记·屈原贾谊传》："以一义当汉中地。"
③ 主：此下原有"之"字，据陈本删。

经二脉相会之头维穴，而又折而前行，会督经于中行额颅之神庭穴，本经之上行尽；其支别者，从本经大迎穴下颈，大动脉应手，挟结喉两旁一寸五分，仰而取之，足少阳与本经相会之人迎穴，循喉咙下行，过颈大筋前，上直人迎，下直气舍之水突穴，又下行颈，上直人迎之挟中行任经之天突穴，两旁陷中之气舍穴，本经颈上之三穴尽，遂离颈而下肩下横骨陷中之缺盆穴，既下缺盆，遂入胸内，行足少阴肾经俞腑穴之外，下膈当上脘、中脘之分，属胃络脾，此本经下行在内之支别之一岐也；其在外向下之直行，从缺盆而下，下乳内廉，循巨骨下足少阴[1]肾经俞府穴两旁各二寸陷中之气户穴，又下行过气户下一寸六分之陷中，去任经中行各四寸之库房穴，又下过库房下一寸六分陷中，去中行亦各四寸之屋翳穴，又下过屋翳下一寸六分，去中行亦各四寸之膺窗穴，又下过当乳中之乳中穴，又下过乳中[2]下一寸六分陷中，去中行亦各四寸之乳根穴，而胸中之穴尽。遂约而向里，下行入腹，过足少阴[3]肾经幽门旁一寸五分之不容穴，遂下行过不容下一寸之承满穴，又下行[4]承满下一寸之梁门穴，又下行梁门下一寸之关门穴，又下行关门下一寸之太乙穴，又下行太乙下一寸之滑肉门穴，胸下脐上之穴尽。下过足少阴肾经肓俞穴旁一寸，挟脐中两旁各二寸陷中之天枢穴，又下过天枢下一寸，去中行各二寸之外陵穴，又下过外陵下一寸，去中行各二寸之大巨穴，又下过大巨下三寸，去中行各二寸之水道穴，又下过水道穴下二寸，去中行各二寸之归来穴，又下行归来下一寸，去中行各二寸，动脉应手宛宛中，动脉所起之气冲穴，而腹上脐下之穴尽。

---

[1] 阴：原脱，据陈本补。

[2] 中：原脱，据陈本补。

[3] 阴：原脱，据陈本补。

[4] 行：此下原有"一寸"二字，据陈本删。

此①在胸腹之外，向下直行者支脉也；至其入缺盆支别之在内者，自属胃处，起胃下口，循腹里，过足少阴肓俞穴之外，在外直行本经之里，下行至前气冲穴中，与外之直行而相合；内外既相会于气冲中，乃离腹而下伏兔穴后，交纹中之髀关穴，又下行至膝上六寸起肉，正跪坐而取之，以左右各三指按捺，上有肉起如伏兔之伏兔穴，又下过膝上三寸之阴市穴，又下过膝上二寸之梁丘穴，而膝上之穴尽。遂下行膝膑下，辅②骨上，挟解大筋陷中，形如牛鼻之犊鼻穴，遂下行循足面白跗上五寸，去陷谷③二寸骨间动脉，为本经之原冲阳穴，又前过足大指次指外间，本节后陷中，去内庭二寸，为本经腧穴之陷谷穴，又过足大指次指外间陷中，为本经荥穴之内庭穴，遂至足大指次指之端，去爪甲角④尽如韭叶之历兑而终；其在腹内下行之支别者，既合直行者于气冲，而下至膝下三寸三里穴之外，则又别下历三里下三寸，两筋罅中之上廉穴，下廉上一寸之条口穴，上廉下三寸，两节罅中，蹲地举足取之下廉穴，又过外踝上八寸，下胻⑤外廉陷中，足阳明络别走足太阴之丰隆穴，又过冲阳穴后一寸五分，腕上陷中，足大指次指直上陷者宛宛中，本经所行为经火之解溪穴，而膝下之穴尽。前历冲阳、陷⑥谷以至内庭、历兑而合也，又其支者，别跗上冲阳穴，别入大指间，出足厥阴行间穴之外，循大指下，出其端，以交于足太阴脾经也。是动⑦病则洒洒振寒，善呻且咳而欠，皆阳明之虚也。《疟论》曰：阳明虚则寒慄鼓颔，其颜则

---

① 尽。此：原脱，据陈本补。

② 辅：原作"胕"，据陈本改。

③ 谷：原作"骨"，据陈本改。

④ 角：原脱，据陈本补。

⑤ 胻：原作"行"，据陈本改。

⑥ 阳、陷：原脱，据陈本补。

⑦ 是动：陈本作"及其动穴验"五字。以下诸穴同。

黑。如病至时，则恶人与火，闻木音则惕然而惊欲动。以阳明主肉，其脉血气盛，邪客之则热，热甚则恶火。阳明厥则喘[1]而悗，悗则恶人。胃者，土也。闻木音而惊者，土恶木也。阳尽而阴盛，则欲闭户牖而虚。甚则欲上高而唱，弃衣而走。四肢者，诸阳之本也。阳盛则四肢实，故能登高也。热盛于身，故弃衣而走也。为贲响，为腹胀，以阳明火盛，而与水相激，故有声及胀也。其气厥逆，则从骭而厥，脉自足后从胻外直上也。所生病[2]为狂为疟，其气温热而淫泆。为汗出，为鼽为衄，以脉循鼻外，本经有邪热而有是症。为口喎，为唇胗，以脉挟口环唇而有是症。为颈肿，以脉循颐出大迎而有是症。为喉痹，以脉循喉咙，入缺盆而有是症。为大腹水肿，以脉循腹而有是症。为膝膑肿痛，乃本经之脉所行也。又为膺、乳、气冲、股、伏兔、胻外廉、足跗以上皆痛，皆本经气脉所过之处也。又为足中指不能举用，以与次指相连也。如邪气盛则身以前皆热，其热有余于胃则消谷善饥，为溺[3]色黄[4]。如正气不足则身以前皆寒而慄，如胃中寒则胀满。如人迎较寸口之脉大者三倍，则胃经为实，则当泄本经而补太阴脾经矣。如人迎较寸口之脉小者三倍，则胃经为实，当补本经而泄足太阴脾经矣。

与别经会穴

在头头维穴，与足少阳胆经会。在面下关穴，与足少阳胆经会。承泣穴，与阳跷、任脉会。巨髎穴，与手阳明大肠经、阳跷

---

① 喘：此下原有"则"字，与文义不属，据陈本删。

② 所生病：陈本作"又有诸病，或出本经，或出合经"十二字。

③ 溺：此下原有"气"字，据陈本删。

④ 黄：原脱，据陈本补。

脉会。地仓穴，与手阳明大肠经，阳跷脉会。在颈则人迎穴，与足少阳胆经会。在腹则气冲穴，与冲脉会。在外踝丰隆穴，有络别走足太阴。

足阳明经穴总计

在头面者^①共八穴^②承泣，二四白，三巨髎，四地仓，五颊车，六大迎，七下关，八头维。在头者共三穴，一人迎，二水突，三气舍。在肩胸者共七穴，一缺盆，二气户，三库房，四屋翳，五膺窗，六乳中，七乳根。在脐上者共六穴，一不容，二承满，三梁门，四关门，五太乙，六滑肉门。在脐下者共六穴，一天枢，二外陵，三大巨，四水道，五归来，六气冲。在膝上者共四穴，一髀关，二伏兔，三阴市，四梁丘。在膝下者共七穴，一犊鼻，二三里，三上廉，四条口，五下廉，六丰隆，七解溪。在足跗上者^③共四穴，一冲阳，二陷谷，三内庭，四历兑。

足阳明经筋

足阳明之筋，起于足之中三指。盖历兑穴起于次指，而其筋则自^④次指以连三指，结于足跗上冲阳、解溪等穴，斜外而上加于辅^⑤骨、下巨虚、条口、上巨虚、三里，上结于膝之外廉三里，以直上结于髀枢，上循胁，属于脊；其直行者，又上循骭结于缺

---

① 者：原脱，据陈本及此下文例补。
② 八穴：原作"穴八"，据此下文例乙转。
③ 上者：原作"者上"，据陈本乙转。
④ 则自：原作"自则"，据陈本乙转。
⑤ 辅：原作"附"，据陈本改。

盆；其支行者结于外辅骨，合于足之少阳；其直者，上循伏兔，上结于本经之髀关，而聚①于阴器，又上于腹中而布之，以上至于缺盆，复上结于②颈，挟③于口，合于目下之颀，结颀下之鼻中，又上合于足太阳经，故彼太阳为目之上纲④，此阳明为目之下纲⑤；又其支者，从颊结于耳前。及其为病，则足之中指支胫，当为转筋，其脚之筋跳而且坚，其伏兔亦为转筋，其髀前为肿，为癀疝，为腹筋急，上引缺盆及颊，为猝然口歪而僻，其目当不合而开。然热则筋脉缓纵，当不开而合，以缓不能收，故为僻如此。寒则颊筋急，引其颊以移于口。若此筋折纽而纽痛，病发数数加甚者，当死。足之阳明胃经，手之太阳小肠经，其筋若急，则口与目皆为喝僻，其目眦亦急，不能猝然视物。

胃经第一穴承泣（一名面髎。一名鼷穴）

穴在目下七分，直瞳子陷中，奇经阳跷、任脉相会之处。《铜人》：灸三壮，禁针，针之令人目乌色。《明堂》：针四分半，不宜灸，灸后令人目下大如拳，瘜肉日加如桃，定不见物。

注：穴在目下为泣之所至，故曰承泣。宜浅针⑥不宜灸。

主目冷泪出，上视，瞳子痒，远视晥晥，昏夜无见，目眴动，与项口相引，口眼喝斜，口不能言，面叶叶⑦牵动，眼赤痛，耳鸣耳聋。

---

① 聚：原脱，据陈本补。
② 上结于：原作"结于上"，据陈本乙转。
③ 挟：原作"合"，据陈本改。
④ 纲：《灵枢·经筋》作"网"。
⑤ 纲：《灵枢·经筋》作"网"。
⑥ 浅针：原作"针浅"，据陈本乙转。
⑦ 叶叶：当作"撲撲"，或"聂聂"，义存于声。《集损》："撲撲，动貌，或从三耳。"

（附案一，思莲子曰：有妇人患目白仁肿起，瞳人不肿，内深如井眼，四圈皆青色，余针此穴，一宿而消。）

胃经第二穴四白

穴在目下一寸，直瞳子，正视取之。《素》注：针四分。《铜人》：针二分，灸七壮。针深令人目乌色。

注： 四面皆白，此穴在中，故曰四白。

四白之本病：口㖞眼瞤不能言。

注： 本经环唇，风寒中之，而气血偏滞，则有是症，宜泄此穴。

四白之肝病：目赤痛，僻泪不明，目膚翳，头痛目眩。

注： 此穴在目下，故所治多目病。目病此，自上来[①]者属[②]太阳，自外来[③]者属[④]少阳，自下来[⑤]者属[⑥]阳明，阳明多气多血，故目症宜泄胃热之热。头痛而目为之眩，宜取此穴以泄其热。

胃经第三穴巨髎

穴在挟鼻孔旁八分，直瞳子，平水沟，手阳明大肠、阳跷之会。《铜人》：针三分，得气即泄，灸七壮。《明堂》：灸七七壮。

注： 巨者，大也；髎者，穴之称也。此穴正在颧下空软处最宽，故曰巨髎。然必细按有小动脉应手，方是穴处。

巨髎之本病：面风鼻颊肿，唇颊肿痛，口㖞僻，脚气膝肿，痈痛。

---

① 来：陈本作"赤"。
② 属：陈本作"取"。
③ 来：陈本作"赤"。
④ 属：陈本作"取"。
⑤ 来：陈本作"赤"。
⑥ 属：陈本作"取"。

注：前症乃本经所行部分，风热中之，而有是症，宜取此穴，以泄其风热。脚膝乃下行部分也，故脚气膝肿者，泄此穴于上，乃下有病求之上也。痛痛亦责此穴者，散阳明之热于上也。

巨髎之阳跷病：瘛疭，招摇视瞻。

注：阳跷者，至阳之在一身动者也，瘛疭乃阳跷之症，故取此穴。招摇视瞻，亦阳跷病也，亦取之。

巨髎之肝病：目障无见，青盲无见，远视䀮䀮，淫肤白翳覆瞳子。

注：本穴离目不远，凡目之病，自下上者，皆本经[1]壅热为之也，宜泄此穴。

胃经第四穴地仓（一名会维）

穴在挟口吻旁四分外，如近下有脉微动，手阳明大肠经、阳跷脉与本经相会之处。《铜人》：针三分。《明堂》：针三分半，留五呼，得气即泄，日可灸二七壮，重者七七壮。灸如粗钗股脚大，艾炷[2]若大，口转㖞，却灸承浆七七壮，即愈。

注：此穴在面最下，故有地之称。以本经为仓廪之官，乃饮食所入，故曰地仓。

地仓之本经病：偏风口㖞，目不得闭，脚肿，失音不语，饮水不收，水浆漏落，眼𥆧动不止，瞳子痒，速视䀮䀮，夜视无见，齿痛颊肿。

注：此穴专治口㖞、目𥆧之病，以胃阳明经由目下环唇交承浆也，部分有风，而致是症。故病左治右，病右治左，宜频针灸，以取尽风气。而口眼㖞斜者，以正为度。

---

① 经：原脱，据陈本补。
② 炷：此下原有"则"字，据陈本删。

胃经第五穴大迎（一名髓孔）

穴在曲颊前一寸二分，骨陷中动脉，又以口当前肩是穴。《素》注：针三分，留七呼，灸三壮。

注：此穴在颊车之前，有迎物①而嚼之之象。在颈为人迎，乃迎物而吞之象，颈为人迎，此为大迎以别之。

大迎之本病：风痉口噤不开，唇吻瞤动②，颊肿牙痛，口喎，齿龋痛，风壅面浮肿，目痛不得卧，数欠气，恶寒，舌强不能言。

注：前症皆本经所行部分而应有之症，故取此穴，以泄风与火。至数欠恶寒，则本经之症也，宜补宜灸。舌本强乃脾病也，亦取此穴者，乃与胃为表里也。

大迎之胆病：寒热头③痛，瘰疬。

注：前症本足少阳症也，以本经近头，故兼取之。瘰疬亦少阳病，故兼治之。

胃经第六穴颊车（一名机关。一名曲周）

穴在耳下八分，曲颊端近前陷中，侧卧开口有孔取之。《铜人》：针四分，得气即泄，日灸七壮，止七七壮，炷如麦大。《明堂》：灸三壮。《素》注：针三分。

注：上下齿之动有车象，以在颊之侧，故曰颊车。

颊车之本病：牙车疼痛，颔颊肿，牙不可嚼物，项强不得回顾，口眼喎僻。

注：前症皆本经中风中火应有之症，故取之。

---

① 迎物：原作"物迎"，据陈本乙转。

② 动：原作"物"，据陈本改。

③ 头：陈本与《针灸大成·足阳明经穴主治》并作"颈"。

中医非物质文化遗产临床经典读本

胃经第七穴下关

穴在胆经客主人穴下，耳前动脉下廉，合口有空，开口则闭，侧卧闭口取之，足少阳与本经相会之处。《素》注：针三分，留七呼，灸三壮。《铜人》：针四分，得气即泄，禁灸。

注：客主人为上关，此穴正直在其下，故曰下关。其与足少阳会也，乃足少阳之支者，别自目外瞳子髎，下大迎合手少阳于颐，当颧髎之分，下临颊车处，而过之也。

下关之本病：偏风口眼㖞，牙车脱臼，牙龈①肿处，以三棱针刺出脓血，多含盐汤即不畏风。

注：前症皆本经中风邪所致，故特治是症，而他不与焉。

下关之胆病：聤耳有脓汁出。

注：前症乃手足少阳、肾经之症，而乃取此穴者，以本经此穴，上行近耳，乃气血俱盛之经，近耳则泄之，以散其热。

胃经第八穴头维

穴在额角入鬓际，胆经本神穴旁一寸五分，督脉中行神庭穴旁②四寸五分，足少阳与本经相会之处。《铜人》：针三分。《素》注：针五分，禁灸。

注：此乃本经之脉上行，由大迎而上，所行皆手、足③少阳④面侧部分，而上维于额角后，横折至督⑤经之神庭而终。此穴乃本经曲折环维之所，故曰头维。足少阴之会于此穴也，乃自目锐

---

① 牙龈：原作"眼根"，据陈本改。

② 旁：原脱，据陈本补。

③ 手、足：原作"足手"，据陈本乙转。

④ 阳：原脱，据陈本补。

⑤ 督：此上原有"本"字，据陈本删。

眦瞳子髎，由听会、客主人穴，上行头角而会之也。

头维之本病：头痛如破，目痛如脱，目瞤目风，泪出偏风，视物不明。

注：此穴乃本经上行在头之侧最上处，故头目有病悉责之，所以散风与热也。风为少阳之邪，热为本经之邪。

胃经第九穴人迎（一名天五会）

穴在颈，大动脉应手，挟结喉两旁一寸五分，仰而取之，以候五脏气。足阳明、少阳之会。《铜人》：禁针。《明堂》：针四分。《素》注：针太深杀人。

注：此穴古以结喉两旁为气口、人迎，至晋王叔和直以左右手寸口为人迎、气口，今则此道绝矣。解见前大迎穴下。

人迎之本病：吐逆霍乱，咽喉痛肿，瘰疬。

注：霍乱有上吐者，有下泄者，此乃上吐之霍乱，取此穴以散胃中上逆之气。咽喉痛肿，乃本经之支别者，下人迎，循喉咙，而入缺盆也，本经有热，亦能致是症，故取此穴以散其热。瘰疬在本经部分，亦宜取此穴。

人迎之肺病：胸中满，喘呼不得息。

注：前症乃肺症也，而取此穴者，以本经下缺盆之后，由胸中而下膈故也，取此穴于上以散胸中之满。

胃经第十穴水突（一名水门）

穴在颈前大筋前，直人迎下，气舍上。《铜人》：针三分，灸三壮。

注：突者，过气处也。此穴在颈之前，乃水之所由入，故曰水突。

水突之本病与肺病：咳逆上气，咽喉痛肿，呼吸短气，喘息不得卧。

注：前症肺、胃两经皆有之，取此穴者，过肺、胃之气于上也。

胃经第十一穴气舍

穴在颈直天突、人迎陷中。《铜人》：灸三壮，针三分。

注：此穴为气上下往来之所，故曰气舍。

气舍之本病：咳逆上气，颈项强不得回顾，喉痹哽噎，咽肿不消，瘿瘤。

注：前症乃本经在头部分，邪气壅滞之症，故取此穴。

胃经第十二穴缺盆（一名天盖）

穴在肩下横骨陷中。《铜人》：灸三壮，针三分。《素》注：针三分，留七呼，不宜太深，深则使人逆气。

注：此穴之名，以形有缺盆之状而名之也。然此穴乃各经上下往来入腹之处，关系甚重，断不可深刺。此处如肿，外溃则[①]生，内溃则死，不溃亦死。

缺盆之本病：水肿。

注：此症乃胃之气滞，不能运水，始为水肿，取此穴以散上滞之气。气散于上，则水行于下矣。

缺盆之肺病：胸中热满，伤寒胸热不已，胸满喘急，瘰疬喉痹，息贲，汗出寒热。

注：胸者，肺之室也。此穴在胸上之左右，凡各经之上下往来于此地者，有滞气过于胸中，皆于肺，而作胸满之症，从此穴以泄之是也，但此穴针深则有害。既汗出则肺必虚，而寒热作，宜补此穴以止汗。

---

① 则：原作"内"，据陈本改。

胃经第十三穴气户

穴在巨骨下俞府两旁各二寸陷中，去中行各四[①]寸，仰而取之。《铜人》：针三分，灸五壮。

注：凡各经之穴，在胸者无不主气，而胃经之下胸，此穴为首，故曰气户。

气户之本病：咳逆上气，不知味。

注：前症乃胃气上逆所致，故取此穴以舒上逆之气。不知味之症，以胃主五味之官也，故取此穴而舒之，气畅则知味矣。

气户之肺病：胸背痛，咳不得息，胸胁支满喘息。

注：前症皆肺病也，以此穴初下于胸，乃肺气出入之所致，取此穴以散肺中之郁。

胃经第十四穴库房

穴在气户下一寸六分陷中，去中行各四寸。《铜人》：针三分，灸五壮。

注：凡藏物之所，则名曰库。胸之所藏，心肺也，主气与血之本。一身之所以生者，气与血而已，而胸中藏其本，故曰库房。

库房之本病：咳逆上气。

注：泄此穴以舒胃气。

库房之肺病：胸胁满，呼吸不至息，唾脓血浊沫。

注：前症皆肺症也，泄此穴以泄肺气。

胃经第十五穴屋翳

穴在库房下一寸六分陷中，去中行各四寸，仰而取之。《铜

---

① 四：原作"三"，据陈本与《针灸大成·足阳明经穴主治》改。

人》：针三分，灸五壮。《素》注：针四分。

注：此穴与任脉中行紫宫平直，宫之旁则为屋之所。翳者，蔽也，故曰屋翳。

屋翳之本病：咳逆上气。

注：解见前。

屋翳之肺病：唾血多浊沫脓血，痰饮，身体肿，皮肤痛不可近衣，淫泺。

注：前症乃肺壅、肺痿之症也，此穴下近于肺，故泄此穴以解肺中之热。

屋翳之肝病：瘛疭不仁。

注：此肝病也，而责此穴者何也？肺统一身之气，所以治肝者，肺中有热，不能治肝，故症如是，亦宜泄此穴以散肺中之热。

胃经第十六穴膺窗

穴在屋翳下^①一寸六分陷中，去中行各四寸。《铜人》：针四分，灸五壮。

注：有屋必有窗，此穴在屋翳之下，如屋之有窗，然穴正在膺，故曰膺窗。

膺窗之本病：乳痈寒热，卧不安，肠鸣注泄，唇肿。

注：乳痈乃本经正病，其将作也，必寒热卧不安，此穴紧在乳上，取此穴以遏其下行之热。胃中风热之气，直溜于大肠，而始有肠鸣注泄之症，泄此穴以散其下溜之气。唇应脾，脾与胃为表里，泄胃之穴，去脾之热也。

膺窗之肺病：胸满短气。

---

① 下：原脱，据陈本与《针灸大成·足阳明经穴主治》补。

注：此肺气滞也，取此穴以泄肺气。

胃经第十七穴乳中

穴在当乳中。《铜人[1]》：禁灸，针三分。一传灸治胎衣不下。

思莲子议曰：此穴前未载所治病，灸则生蚀，疮中有脓血清汁，可治。若疮中有瘜肉如蚀疮者死。《素问》曰：刺中乳上，中乳房为乳根蚀。丹溪云：乳房为阳明胃经所过，乳头乃厥阴肝经所属，乳子之母不能调养，忿怒所逆，郁闷所遏，厚味所酿，以致厥阴之气不行，窍不得过，汁不得出，阳明之血沸腾，热甚化脓，亦有所乳之子膈有滞痰，口气热燋，含乳而睡，热气所吹，遂生结核。初起时便须忍痛揉，令稍软，吮令汁透，自可消散，失此不治，必成壅疖。若以艾火灸两三壮，为效更捷。粗工便用针刀，卒惹拙病，若不得夫志，与姑舅忧怒郁逆，遂成结核如棋子，不痛不痒十数年，后为疮陷，名为乳岩。以疮形似嵌凹如岩穴也，乃不可治。若于始生之际，能消息病根，使消心寡欲，然后医治，庶有可愈之理[2]。

胃经第十八穴乳根

穴在乳中下一寸六分陷中，去[3]中行各四寸，仰而取之。《铜人》：针三分，灸五壮。《素》注：针四分，灸三壮。

注：按此穴，男子易取。若女子，其乳下垂，宜与中行中庭、次行步廊二穴，平直取之。

乳根之本病：噎病[4]，膈气不下食，乳痛乳痈，凄惨寒痛，不

---

① 铜人：原脱，据陈本与《针灸大成·足阳明经穴主治》补。

② 思莲子议曰……庶有可愈之理：此段文字原脱，据陈本补。

③ 去：此上原有"下"字，据陈本删。

④ 病：原脱，据陈本补。

可按抑，咳逆，霍乱转筋，四厥。

注：前症皆阳明经及胃腑有郁滞之所致，取此穴以散其郁。

乳根之肺病：胸下满闷，胸痛，臂痛肿。

注：前症皆肺病也，以穴在[①]胸之中，故取以泄肺气。臂乃肺经所行之部分，取此穴以泄肺气。

胃经第十九穴不容

穴在肾经幽门旁，相去一寸五分，去中行各三寸。《铜人》：针五分，灸五壮。《明堂》：针五分，灸三壮。《素》注：针八分。

注：此穴初离胸而入腹，正在膈膜之外，环胃而生，遮[②]膈上下之所，与肾经幽门穴平直，与中行巨阙平直，饮食之入胃者，正由上脘而下，胃脘之四外，皆为膈所环生，何一物之能容哉，故曰不容。

不容之本病：呕吐痰癖[③]，疝瘕，喘嗽而不嗜食，腹虚鸣，腹满痃癖。

注：胃之气逆而呕吐，胃之气滞而有痰，胃中受寒而为疝瘕，胃之气虚为不嗜食而喘嗽，胃之气郁为腹虚鸣，为腹满，久而为痃癖，皆胃之本经病也，此穴在胃之上脘，宜取此穴，以散其滞与郁。

不容之肺病：肩胁痛，胸膝相引痛。

注：皆肺气之郁也，泄此穴于下以泄肺气。

不容之心病：口干心痛。

注：乃胃脘痛而有火者，取此穴以泄胃中之火。

---

① 在：此下原有"肺"字，据陈本删。

② 遮：此上原有"上"字，据陈本删。

③ 癖：原作"痹"，据陈本与《针灸大成·足阳明经穴主治》改。

胃经第二十穴承满

穴在不容下一寸，去中行各三寸。《铜人》：针三分，灸五壮。《明堂》：灸三壮。

注：此穴紧在中行上脘穴二行肾经通谷穴旁，乃胃入饮食之所。承者，上之所入也；满者，下之所得也。胃之口曰贲门，饮食之精气，从此上输于脾，宣播于诸脉，故曰承满。承下之满者，而上输于脾也。

承满之本病：肠鸣腹满，上气喘逆，食饮不下。

注：前症皆胃气之滞也，调其经之穴，所以舒胃之气于内也。

承满之肺病：肩息唾血。

注：喘之极而后肩为之动，兼唾血，则胃之热上蒸于肺矣，泄此穴以散胃之热。

胃经第①二十一穴梁门

穴在承满下一寸，去中行各三寸。《铜人》：针三分，灸五壮。

注：此穴横直与中行中脘平，次行肾经阴②都平。盛受饮食而化之，不宜复出，有门之象焉。梁者，所由以通于门，上下之界也。

梁门之本病：胁下③积气，食饮不思，大肠滑泄，完谷不化。

注：胃受饮食而化之，徐徐转下无积，而不至完谷而④下

---

① 第：原脱，据陈本补。

② 阴：原作"幽"，据陈本改。

③ 下：原作"气"，据陈本改。

④ 而：原作"不"，据陈本改。

矣。积气者，滞而不化，饮食所以不思也。完谷者，下而不化，胃气亏而不能化也。上症，宜泄之以开其积；下症，宜补之以止其脱。

胃经第[①]二十二穴关门

穴在梁门下一寸，去中行各三寸。《铜人》：针八分，灸五壮。

注：此穴与中行建里，次行石关平，正在胃中脘之下，饮食之入此者，断不可复出，如关之不可轻过也，故曰关门。

关门之本病：善满积气，肠鸣卒痛，泄利不饮食[②]，腹中气走，挟脐急痛，痰疟身肿，振寒遗溺。

注：胃之气不能运化饮食，遂善满而积生焉，先有气之积也，而后有物之积。上之气不调，下传至于肠，遂有肠鸣卒痛之症。泄利不饮食，皆胃气之亏也。腹中气不顺其正行之道，遂至气走而挟脐痛。胃中湿亦积而为痰，痰积而为壅，延及于身肿，皆痰之所致也。振寒遗溺，虽为膀胱症，亦胃之寒也。均宜针以泄之、散之，而后灸以散之、温之。

胃经第二十三穴太乙

穴在关门下一寸，去中行各三寸。《铜人》：针八分，灸五壮。

注：太乙者，火神。此穴与[③]中行下脘平，次行商曲平，正胃中腐化水谷之所。无火焉以主之，则水谷焉能腐化乎，故名曰太乙。

太乙之本病：癫疾狂走，心烦吐舌。

注：前症皆胃热之极所致，故宜泄此穴以散其热。

---

① 第：原脱，据陈本补。
② 食：原作"饮"，据陈本与此后注文改。
③ 与：原作"于"，据陈本改。

胃经第[①]二十四穴滑肉门

穴在太乙下一寸，去中行各三寸。《铜人》：针八分，灸五壮。

注：此穴与中行水分穴平直，胃中所腐之水谷，将由此而转入小肠，小肠为受盛之官，如胃中腐之不化，则下入小肠，必不能使糟粕入大肠，汁水入膀胱，如无门以阻之，而俟其腐化，则入胃即入小肠，入小肠即入大肠，为洞泄矣。滑肉者，言不可滞也，门者，又言不可速也，即关之义也。

滑肉门之本病：癫疾狂走，呕逆，吐舌舌强。

注：前症皆胃中热极，而火反上逆之症，故泄此穴，以降其上逆之火。

胃经第[②]二十五穴天枢（一名长溪。一名谷门）

穴在脐中两旁[③]各二寸，去次行肓俞穴一寸陷中，乃大肠之募。《铜人》：灸百壮，针五分，留十呼。《千金》云：魂魄之舍不可针。《素》注：针五分，留一呼。

注：枢者，所以司起闭，分司上下之称也。此穴在脐之旁，而上下既分，身之前后[④]俯仰者，此穴亦主之，故曰天枢，又曰大肠之募。脐下乃大肠纡曲之所，募者，结也，乃大肠纡曲所结处也，所治大肠之病居多。

天枢之大肠病：赤白痢，水痢不止，食不下，泄泻霍乱，水肿胀疝，腹肠鸣，上气冲胸，不能久立，久积冷气，绕脐切痛，

---

① 第：原脱，据陈本补。

② 第：原脱，据陈本补。

③ 两旁：原作"旁两"，据陈本乙转。

④ 后：原作"司"，据陈本改。

时上冲心，冬月感寒泄利，疟寒热狂言[①]，伤寒饮水过多，腹胀气喘，妇人女子瘕癥，血结成块，漏下赤白，月事不时。

注： 泄利水胀，绕脐痛，皆大肠病也。女子瘕痕，漏下赤白，亦大肠病也。皆宜取此穴而灸之。霍乱则为胃病，亦大肠病也，亦宜灸此穴。疟寒热狂言，乃胃之邪火盛也，宜泄此穴以降胃火。

天枢之肾病：奔豚。

注： 奔豚虽为肾积，而其部分冲突处，则在脐下大肠之分，故取此穴灸之。

胃经第二十六穴外陵

穴在天枢下一寸，去[②]中行各二寸。《铜人》：灸五壮[③]，针三分。

注： 穴在中行阴交穴、次行中注穴平直，而在脾经腹结穴之内平直，义颇虽解，关之以俟高明。

外陵之本病：腹痛，心下如悬，下引脐痛。

注： 阳明在腹之气，逆而上行，遂腹痛而下引脐，故泄此穴以降其上逆之气。

胃经第二十七穴大巨

穴在大陵下一寸，去中行各二寸。《铜人》：针五分，灸五壮。《素》注：针八分。

注： 名不可解。

大巨之肾病：小腹胀满，烦渴小便难，㿗疝。

---

① 疟寒热狂言：原脱，据陈本与《针灸大成·足阳明经穴主治》及此后文例补。

② 寸，去：原作"去寸"，据陈本乙转。

③ 壮：原作"分"，据陈本改。

注：膀胱之气不下行，遂烦渴而小便不行，小腹为之胀。此穴在内膀胱之侧，虽非本经病，泄此穴以抒小腹之胀。瘕乃肝病也，而责此穴亦以散脐上之逆气耳。

大巨之肝病：偏枯，四肢不遂。

注：此症与此穴何与？以胃为饮食之仓，胃之气弱，不能传化五谷之精微至于四肢，而为偏枯不遂乎？还宜别有主治，止取此 [①] 穴无益 [②] 也。

胃经第二十八穴水道

穴在大巨下三寸，去中行各二寸。《铜人》：针三分半，灸五壮。《素》注：针二分半 [③]。

注：凡经虽有各经之所治，而又以所至 [④] 之部分，遂治其部分之病，而名亦命焉。如此穴实在膀胱之侧，则便之过塞，亦其所司，故曰水道，乃小肠渗水下入膀胱之道也。

水道之膀胱病：膀胱有寒，三焦结热，妇人小腹胀满，痛引阴中，胞中瘕，子门寒，大小便不通，腰背强急。

注：此皆膀胱病也，以胃经之穴，行至此部分，正膀胱治事之所，而亦膀胱之事焉，取此穴以散其寒热。

胃经第二十九穴归来（一名溪穴。一名溪谷）

穴在水道下二寸，去中行各二寸。《铜人》：针五 [⑤] 分，灸五壮。《素》注：针八分。

---

① 此：原脱，据陈本补。
② 益：原作"异"，据陈本改。
③ 二分半：陈本作"五分"。《素问·气府论》王注作"二寸"，疑有误。
④ 至：原作"治"，据陈本改。
⑤ 五：《铜人》作"八"。

注：胃中所受之水谷，至此无复上逆之理，止有下行之势，故命此穴曰归来。如人之自远来归也。

归来之肾病：小腹奔豚，卵上入腹，阴中痛，七疝，妇人血脏积冷。

注：此症乃肝肾两经之病，而责此穴，以此部分，实当此地。胃为水谷之海，无所不通[①]，故宜灸此穴，以温小腹之冷气寒积。

胃经第三十穴气冲（一名气街）

穴在归来下一寸，去中行各二寸，动脉应手宛宛中，冲脉所起。《铜人》：灸七壮，炷[②]如麦大，禁针。《明堂》：针三[③]分，留七呼，气至即泄，灸三壮。

注：本经之穴在腹者，至此穴而尽。名气冲者何？盖冲为经脉之海，乃血海也。其脉与任脉皆起于小[④]腹之内胞中，其浮而外者，乃见于足阳明之气冲穴，行足阳明、足少阴二经之间，循腹上行至横骨，挟脐左右各五分而上行，此穴乃其始出腹而下行之所，而阳明之支别，自缺盆入胸，下行属脾络胃者，下行至此穴，而与在外之下胸历本经之诸穴者，合而共下行入股，而冲脉又有下行者，注于少阴之大络，自此穴下行，属阴股内廉，斜入腘中，伏行骭骨内，并少阴之经，入内踝之后，入足下走。此穴乃阳明直行支别内外两会之所，亦冲脉上下分行之处也。冲为血海，不曰血冲，而曰气冲，则血之行也，非气不行，血之生也，非气不生。乃本经之要穴，亦冲脉之要穴[⑤]也。

---

① 通：原作"同"，据陈本改。
② 炷：原脱，据陈本与《铜人》补。
③ 三：陈本作"二"。
④ 小：原作"少"，据陈本改。
⑤ 穴：此上原有"行"字，据陈本删。

气冲之本病：腹满不得正卧，身热腹痛，腹有逆气，上攻心腹胀满，上抢心痛不得息，伤寒胃中热，大气石水，大肠中热。

注： 胃之内外两脉，至此穴而合，故腹中之病，凡气滞于内者悉责此穴，而泄其内郁之气。气冲乃胃中稍郁之气，亦为大气入脏之病。石水亦胃之气弱不能运水所致，故均于此穴泄之。此穴在大肠之下，故大肠之热，亦泄此穴。

气冲之肝肾病：小腹奔豚，癫疝，阴痿茎痛，两丸骞痛，腰痛不得俯仰，淫泺，妇人无子，小肠痛，月水不利，妊娠子上冲心，产难，胞衣不出。

注： 此穴在小腹之下，故肝肾之病亦责之。如奔豚，乃肾之积也，癫疝乃肝病也，阴痿茎痛，两丸骞痛，皆肝经之病也，腰痛亦肾病也，而皆责此穴，以部分乃肝肾两经所过之处，泄此穴则肝肾之气亦泄矣。至妇人病乃冲脉病也，此乃冲脉上行之始，故俱于此穴治之。

胃经第三十一穴髀关

穴在伏兔穴交纹中。《铜人》：针六分，灸三壮。

注： 胃经离腹而下行，初入于髀，有关象焉，故曰髀关。

髀关之本病：足麻木，膝寒不仁，痿痹，股内筋络急不屈伸，小腹引喉痛，腰痛。

注： 足、膝、股皆本经所过部分，或气逆，或风、寒、湿所中，皆能致病，故先泄此下行之穴于上，而胃气不滞于下矣。小腹引喉痛，乃冲脉病也，泄此穴则冲脉上行之气降，而引喉[1]之腹痛除矣。气滞于前，遂过于后，而腰为之痛，泄前穴者，所以舒后气也。

---

[1] 引喉：原作"喉引"，据陈本乙转。

胃经第三十二穴伏兔

穴在膝上六寸起肉，正跪坐而取之，以左右各三指按捺，上有肉起如兔之状。《铜人》：针五分，禁灸。

注： 此以形命名者也。痈疽生此者，九死一生。刘氏曰：脉络所会也。凭水谷以养四肢，此处生疽，胃脉之下行者绝矣，故多死。

伏兔之本病：膝冷不得温，痹逆狂①邪，手挛缩，身瘾疹，腹胀少气，头重脚气，妇人八部诸疾。

注： 膝者，乃本经下行之处也，冷者补之于上。痹逆而至于狂邪，乃胃经之实也，宜泄之于下。脾主四肢，与胃为表里，胃气虚弱不能达于四肢也，宜补之。身瘾疹腹胀，皆胃之热也，宜泄之于下。脚气而至于头重，乃上逆矣，亦宜泄之于下。妇人疾责此穴者，胃之经至于下，则小肠、大肠无不统之，宜责之以开其郁于下也。

胃经第三十三穴阴市（一名阴鼎）

穴在膝上三寸，伏兔下陷中，拜而取之。《铜人》：针三分，禁灸。

注： 人之股上、膝下最寒者，皆过于此处，乃阴气之所聚也，故曰阴市。

阴市之本病：腰脚如冷冰，膝寒，痿痹不仁，不屈伸，脚气，脚以上伏兔以下②寒，力痿少气，小腹痛，胀满，卒寒疝、消渴。

---

① 狂：原脱，据陈本与《针灸大成·足阳明经穴主治》补。
② 下：原作"上"，据陈本改。

注：腰脚膝病及寒，皆阳明^①经之处也，宜补以温之。腹痛、胀满、卒疝，皆寒气滞于内也，宜泄其寒邪。消渴则胃热深矣，亦宜泄此穴，以降其热于下。

胃经第三十四穴梁丘

穴在膝上二寸两筋间。《铜人》：灸三壮，针三分。《明堂》：针五分。

注：此穴在膝之后，膝之骨在其前，而股之骨又屹其两旁，有丘之象焉，故曰梁丘。

梁丘之本病：膝脚腰痛，冷痹不仁，跪难屈伸，足寒大惊，乳肿痛。

注：胃阳明症，有木音而惊者，则惊亦阳明之症。谓阴气与阳气相搏，有水火相激之象，故惊。乳肿亦阳明之病也，皆宜泄此穴于下，以降其逆于上。前^②症皆本经受^③风、寒、湿所致，故宜针泄其寒而灸以补之。

胃经第三十五穴犊鼻

穴在膝膑下，胻骨上，挟解大筋陷中，形如牛鼻，故名犊鼻。《素》注：针六分。《铜人》：针三分，灸三壮^④。

注：穴名犊鼻，象形也。

犊鼻之本病：膝中痛不仁，难跪起，脚气，膝膑肿，溃者不可治，不溃者可治。若犊鼻坚硬，勿便攻，先洗熨之，微刺之则愈。

---

① 明：原脱，据陈本补。

② 前：原脱，据陈本补。

③ 受：原作"为"，据陈本改。

④ 针三分，灸三壮：《铜人》无。

胃经第三十六穴三里

穴在膝下三寸，胻骨外廉大筋内宛宛中，两筋间，举足取之，极重按之则跗上动脉止矣，足阳明所入为合土。《素》注：刺一寸，灸三壮。《铜人》：针五分，灸三壮。《明堂》：针八分，留十呼，泄七吸，曰灸七壮止百壮。《千金》：灸五百壮。

注：此穴乃胃经至要之穴，穴名三里者，言胃之经，自历兑而上行，至其所入为合土。胃者，土也，合穴亦土也，里所以记土之远近者也，以其离井至远，故曰三里。

三里之本病：膝胻酸痛，口僻，乳肿乳痈，喉痹不能言，四肢满，胸中瘀血。

注：前症皆胃经所行之部分而应有之症，受风邪有郁火，故泄此穴，以治其经。

三里之胃病：胃中寒，心腹胀，水气肠鸣，脏气虚惫，真气不足，腹痛食不下，心闷不已，卒心痛，腹有逆气上攻。《千金》：主腹中寒胀满，肠中雷鸣，气上冲胸，喘不能久立，腹痛，胸腹中瘀血，胃气不足，久泄利，食不化，胁下支满，不能久立，霍乱遗溺，失气，热中消谷善饥，腹热身烦，狂言喜噫，恶闻食臭，狂言[①]狂歌妄笑，恐怒大骂，霍乱喜哕，疝癖，病汗不出；喜呕口苦，壮热身反折，口噤鼓颌肿痛，不可回顾，阴厥凄凄恶寒。

注：以上症皆胃之本病也，或中热，或中寒，或为气逆，或为气滞，或为有余，或为不足，皆宜取此穴者。《神农经》云：治心腹胀满，胃气不足，饮食不化，疝癖气块，吐血，腹内诸疾，五劳七伤，灸七壮。

---

① 狂言：疑涉上衍。

三里之大小二肠病：大便不通，小肠气，小肠胀，皮肿，阴气不足，小腹坚，头眩，小便不利。

注：此大、小二肠病也，何以责之胃穴？盖胃与大小二肠三腑相贯，有上下而实一体之贯通，胃之体在上，胃之气和，则大、小肠之症易治矣。

三里之肾病：腰痛不得俯仰，五劳七伤，羸瘦虚乏。

注：腰者，肾之府。气滞于前则不得俯仰于后，泄胃气所以舒肾也。劳伤之症，先调胃能饮食，然后可治其余症也。

三里之肝病：目不明，产妇血晕。

注：胃中之火上逆，承泣近目，亦使目不明也，泄此穴以降上逆之火。产妇血晕，胃气载血而上冲也，泄此穴以降胃气。

胃经第三十七穴上廉（一名上巨虚）

穴在三里下三寸，两筋罅中，举足取之。《铜人》：针三分，灸三壮。《明堂》：针八分，得气即泄，日灸七壮。此穴主泄胃中之热，与气冲、三里、下巨虚治①同。

注：此穴上与大肠会，大肠有病治此穴。穴本胃②经，而治大肠者何？盖胃之为腑，下与大肠相通。既胃之病责三里，大肠之病责上廉，亦取其上下相通之义焉。穴名上廉者，对下廉而言也。廉者，隅也。穴在膝下骨之隅，故曰廉。此膝下穴，皆本经络之支别者，入腹合气冲而后下膝，而结膝下之穴，以其自腹中而出，故有治大肠、小肠之穴焉。

上廉之本经病：脏气不足，偏风脚气，腰腿手足不仁，脚胫酸痛，屈伸难，不久立，风水膝肿，骨髓冷痛。

注：前症，阳明经所行部分，或中风寒所得之症，故取此穴

---

① 治：原脱，据陈本补。

② 胃：此上原有"同"字，据陈本删。

灸之，以散其风寒。

上廉之大肠病：大肠冷，食不化飧泄，瘘瘝，挟脐腹两胁痛，肠中切痛雷鸣，气上冲胸，喘息不能行。

注：经痛，乃在外^①之经络见于膝股者之病，大肠病，乃本穴正治之症。凡肠中有病应责之者，以上诸症也。或肠中寒，或肠中气滞者泄之。寒者，灸而温之。

上廉之本腑病：伤寒，胃中热。

注：胃中热则肠中必结，宜泄此穴。

胃经第三十八穴条口

穴在下廉上一寸，举足取之。《铜人》：针五分。《明堂》：针八分，灸三壮。

注：以本经之脉下行膝胕骨之外，筋之里，直下行，有条之象，而此穴在中，有口之象焉，故曰条口。

条口之本经病：足麻木，风气足下热，不能久立；足寒膝痛，胫寒湿痹，脚痛，胕肿转筋，足缓不收。

注：此皆经之在外，中风、中寒、中热应有之症。穴在下，故专治足膝之病。

胃经第三十九穴下廉（一名下巨虚）

穴在上廉下三寸，两筋骨罅中，蹲地举足取之。《铜人》：针八分，灸三壮。《素》注：针三分。《明堂》：针六分，得气即泄。《甲乙》：灸，日七七壮。

注：小肠在胃之下，大肠在小肠之下，则治大肠之上廉者应在下，治小肠之下廉者应在上^②，然脊上大肠俞亦在上，小肠俞亦

---

① 外：原脱，据陈本补。

② 上：此上原有"下"字，据陈本删。

在下。乃以肺在上、心在下之位次为上下，而不以①大小肠之上下为上下也。此穴主泄胃中之热，与气街、三里上廉同。

下廉之本病：偏风腿痿，足不履地，热风，冷痹不遂，风湿痹喉痹，脚气不足，沉重，唇干，涎出不觉，不得汗出，毛发焦脱，当耳前热，苦寒甚，若独肩上热，及小指次指间热痛，女子乳痈，足跗不收，跟痛。

注：上症皆②胃之本经及小肠之本经在外中风、中寒、中湿、中热所致，酌其寒热虚实而补泄之。

下廉之本腑病：伤寒胃中热，不嗜食，泄脓血，胸胁小腹控睾而痛，时窘之后，暴惊狂，言语非常。

注：上症皆胃有邪热所致，上宜泄三里，下宜③泄此穴。

下廉之小肠病：小肠气不足，面无颜色。

注：目外角及目下颐，皆小肠之经所行部分，气不足故颜色不足畅于面，宜补此穴。

胃经第四十穴丰隆

穴在外④踝上八寸，下胻外廉陷中，足阳明络⑤别走太阴。《明堂》：灸七壮。《铜人》：针三分，灸三壮。

注：血气俱盛者，胃经也，而有络焉以通于足太阴，则必盛之极者，而始焉为络而入于他经。曰丰隆者，言盛之极也。

丰隆之本⑥经病：怠惰，腿膝酸，屈伸难，风逆四肢肿，足青身寒湿，喉痹不能言，胸痛如刺。

---

① 以：原作"亦"，据陈本改。
② 皆：原脱，据陈本补。
③ 宜：原作"以"，据陈本改。
④ 外：原作"内"，据陈本改。
⑤ 络：原脱，据陈本补。
⑥ 本：此上原有"生"，据陈本删。

注：以上症皆邪在经之病也，宜泄之。

丰隆之本腑病：腹若刀切痛，发高而歌，弃衣而走，见鬼好笑，厥逆，小便难。

注：上症乃邪实在胃所致，宜泄此穴。

胃经第四十一穴解溪

穴在本经足跗[①]冲阳穴后[②]一寸五分，腕上陷中，足大指次指直上跗上陷者宛宛中，足阳明胃脉所行为经火，胃虚补之。《铜人》：灸三壮，针五分，留三呼[③]。

注：此穴乃古人系鞋带处。胃之别者、直行者，由膝而下行者，至此统入于足跗上，有溪之象焉。解者，膝之旁曰解，此乃解最下之处，其脉则自解而来者，故曰解溪。此穴乃火也，胃之内外有邪，皆宜泄此穴。

解溪之本经病：膝胻股肿，转筋目眩，头痛癫疾，头风，面赤目赤，眉攒痛不可忍，风面浮肿颜黑。

注：以上皆胃之经在外者有余之症也，总以此穴泄之。

解溪之本腑病：厥逆上冲，腹胀，大便下重，瘛惊，烦心悲泣，霍乱。

注：以上症皆胃有实邪所致，宜总泄此穴于下。

胃经第四十二穴冲阳

穴在足跗上五寸，去陷谷二寸骨间动脉，足阳明胃脉所过为原。《素》注：针三分，留十呼。《铜人》：针五分，灸三壮。

---

① 跗：原脱，据陈本补。
② 后：原脱，据陈本补。
③ 留三呼：《铜人》无。

注：穴名冲阳者，以冲脉^①下行之别者并于少阴，既渗三阳，而又斜入踝，伏行出属跗，上循跗入大指之间，渗诸络而温足^②胫内，其脉常动，别之络结，则跗上脉不动，不动则厥，厥^③则寒矣。此穴虽^④为足阳明胃经^⑤之穴，乃亦冲、阳二脉之处，故曰冲阳。又此脉可决死生，别谷气之有无。

冲阳之本经病：偏风，口眼㖞，跗肿，齿龋，足缓履不收，身前痛。

注：前症皆^⑥本经所行部分，且本穴为原，有病无论虚实，皆责之。

冲阳之本腑病：发寒热，腹大坚，不嗜食，伤寒病振寒而欠，久狂，发高而歌，弃衣而走。

注：前症乃胃热实邪也，宜泄此穴。

胃经第四十三穴陷谷

穴在足大指次指外间，本节后陷中，去内庭穴二寸，足阳明胃脉所注为腧木。《铜人》：针三分。《素》注：针五分，留七呼，灸三壮。

注：谷者，水之注也。自冲阳而至此穴部分，下于前穴，故曰陷谷。

陷谷之本经病：热病无度，汗不出。

注：邪入于胃，宜泄此穴以出汗，不汗则补之。

陷谷之本腑病：面目浮肿及水病善噫，肠鸣腹痛，振寒疟疾。

---

① 脉：原脱，据陈本补。

② 温足：原作"足温"，据陈本乙转。

③ 厥：原脱，据陈本补。

④ 虽：原作"则"，据陈本改。

⑤ 胃经：原作"经胃"，据陈本乙转。

⑥ 皆：原脱，据陈本补。

注：此症乃胃寒不能运水，以致水周于身之症也，宜泄此穴以去水。至肠鸣腹痛之症，乃胃中有寒之所致，宜灸此穴以散胃中之寒。振寒疟疾，亦胃有寒也。

胃经第四十四穴内庭

穴在足大指次指外间陷中，足阳明胃脉所溜为荥水。《铜人》：灸三壮，针三分，留十呼[①]。

注：自历兑而上入于足跗上，在二指之间，有庭之象焉。以其在二指之内，故曰内庭。

内庭之本经病：口㖞，上齿龋，脑皮肤痛，鼻衄不止，伤寒手足逆冷，汗不出振寒，咽中引痛。

注：前症乃邪中[②]本经所致，故泄此穴。

内庭之本腑病：四肢厥逆，腹胀满，恶闻人声，疟不嗜食。

注：此乃胃邪所致，宜泄此穴。

胃经第四十五穴历兑

穴在足大指次指之端，去爪甲角[③]如韭叶，足阳明胃经所出为井金，实则泄之。《铜人》：针一分，灸一壮。

注：兑者，悦也，为开口之象。又曰：为口、为饮食之象，皆合于胃之义，故曰历兑。

历兑之本经病：面肿，足胻寒，喉痹，上齿龋，颈肿恶寒，鼻不利，衄衄口㖞，唇裂，膝膑肿痛，循胸、乳、气膺、伏兔外廉、足跗上皆痛，尸厥气绝，状如中恶，热病汗不出。

注：前症皆本经之见于各部分，有寒热之邪中之所致，故泄

① 留十呼：《铜人》无。
② 邪中：原作"中邪"，据陈本乙转。
③ 角：原脱，据陈本补。

其井穴。至尸厥之症，乃胃脉全滞而不行所致也，宜泄其穴，以通胃气。热病汗不出，亦胃气之弱也，先泄而后补之。

历兑之本腑病：心腹胀满水肿，寒疟不嗜食，多惊好卧，狂欲登高而歌，弃衣而走，黄疸，消谷善饥，溺黄。

注：前症乃胃之本腑病，或受寒热水湿^①之邪于内而致之，故亦泄井穴于下以散之。

奇穴

燕口

在口吻两边燕口处赤白肉际。《千金翼》云：主治狂风詈言挝^②斫人，名为热肠风，灸燕口各一壮。又云：狂邪鬼语，灸五十壮。又云：小儿大小便不通，灸口两吻各一壮。

通谷

在乳下二寸。《千金》云：心痛恶气，上胁痛急，灸五十壮。

乳上穴

《千金翼》云：治妬乳，以绳横度口，以度从乳上行，灸度头二七壮。

肓^③募

《千金》云：肓募二穴，以乳头斜度至脐中，乃屈去其半，

---

① 湿：此上原有"谷"字，据陈本删。
② 挝（zhuā 抓）：《集损》："挝，击也。"
③ 肓：此下原有"腧"字，据陈本及此下文例删。

从乳下量至尽处是穴。主治结气囊里，针药所不及者，灸随年壮。《居家必用》云：灸咳逆，凡久病得咳逆最为恶候。其法于乳下一指许，正与乳相直间陷中，女人屈乳头度之，乳头齐处是穴。艾炷如小豆许，灸三壮，男左女右，火到肌即瘥，不瘥永不可治。《神农经》云：治胸下满痛，上气喘急，可灸七壮。

膝眼

在膝骨下两旁陷中，刺五分，禁灸，主治膝冷痛不已。昔有人膝痛，灸此穴，遂致不起，以禁灸也。

髋骨

在膝盖上梁丘旁，外开一寸。主治两脚膝红肿痛，寒湿走注，白虎历节风痛，腿丫风痛，举动不得。一本云：梁丘两旁，各开一寸五分，两足共四穴，治腿痛，灸七壮。《神农经》云：治膝痛屈伸不得，可灸三壮至七壮。

足第二指上穴

主治水病，灸足第二指上一寸，随年壮。

足太阴脾经

足太阴脾经总论

思莲子曰：脾为太阴，少血多气。受足阳明之交，起于足大指内侧，去爪甲如韭叶之隐白穴，循大指内侧白肉际，大指本节后陷中，骨缝内之大都穴，过内踝前核骨下陷中之太白穴，又历足大指本节后一寸，太阴络脉之公孙穴，又历内踝下微前陷中，前有肝之中封，后有肾之照海，此穴居中之[①]商丘穴，遂离足跗而上内踝前廉[②]之三阴交穴，前有足厥阴肝经，后足少阴肾经，中乃足太阴脾经，俱并会于此所。又上腓骨之腨内，循胻骨后之内踝上六寸之漏谷，又上行二寸，交出厥阴肝经之前，至膝下五寸之地机穴，又上行膝下内侧辅骨下之阴陵泉穴，遂过膝而循股内膝膑上白肉际二寸半之血海穴，又过股内鱼腹上越筋间，动脉应手之箕门穴，遂入腹，道府舍下一寸，肾经横骨穴之两端动脉，去腹中行各四寸半之冲门穴，为腹上并中行之第四[③]行，而入腹上经府舍穴，乃本经腹结穴下二寸，去腹中行各四寸半之所，而与足厥阴、阴维、足阳明会，足阳明自上而下，足厥

---

① 之：此上原有"为"，据陈本删。

② 廉：原作"连"，据陈本改。

③ 第四：原作"四第"，据陈本乙转。

阴①、太阴、阴维自下而上，俱会于此所，乃入腹，络脾肝，结心肺，从胁上至肩，为三阴、足阳明之别，又自此穴横过腹中行，任脉中极穴、关元穴，复循本经之腹结穴，在大横下一寸三分，去中行各四寸半，同阴维上行，至本经之大横穴，在本经腹哀下三寸五分，去中行各四寸半之所，而与阴维会于此地，又同阴维过本经腹哀穴，在胆经日月穴下一寸五分，去腹中行各四②寸半之所，遂过胆经日月，肝经期门之所，循本经里下至中行任脉中脘之分，入属脾络胃，又自外行者，由腹哀处上膈，循本经食窦穴，在本经天溪穴下一寸六分，去胸之中行各六寸之所，又上行至本经天溪穴，在本经天溪穴下一寸六分，去胸中行各六寸之所，又上过本经胸乡穴，在本经周荣穴下一寸六分，去胸中行亦各六寸之所，乃曲折向下，而至胁上胆经渊腋穴下三寸，布胸胁之九肋间，而为大包穴，乃脾经之大络也，所以总统阴阳诸络，由脾灌溉五脏者也，脾之穴尽而经未已，又自大③包外曲折向上，会肺经之中府穴，在肺经云门下一寸，乳上三肋间动脉之地，又上行入头，行胃经人迎穴之里，挟喉上行连舌本，散舌下而终；其支行者，由本经腹哀④穴别行，再从胃部任脉中脘穴之外，上膈注于任经膻中穴之⑤里，心之分，以交于手少阴心经也。是动病则为舌本强，以脉挟咽连舌本散舌下也。为食则呕，以脾主化食也。为胃脘痛，以脉络胃也。为腹胀，以脉入腹也。为善噫，以寒气客于胃，厥逆从下上散，复出于胃，故为噫。得后大便与失气，则病快然如衰者，脾气输泄也。为身体皆重，脾主肉

---

① 阴：原脱，据陈本补。

② 四：原脱，据陈本补。

③ 大：原脱，据陈本补。

④ 哀：此上原有"含"字，据陈本删。

⑤ 之：此上原有"心"字，据陈本删。

也。所生病为舌本痛，以脉连舌本，而痛则反甚于强也。为体不能动摇，亦脾主肉之意。为食不下，不但呕而已也。为烦心，为心下急痛，以脉注心中也。为溏泄，乃脾气不实也。为瘕泄，乃有积而泄也。为水闭，言脾弱不能运水，而跗为之肿，言水蓄于内，而大小便皆闭也。为黄疸，脾有湿热也。不能卧，强立，股膝内肿，乃血海、箕门、冲门等处，足大指不用，隐白、大都、太白等处。如寸口较人迎之脉大者三倍，则脾经为实当泄，而胃经当补。如寸口较人迎之脉小者三倍，则脾经为虚宜补，而胃经宜泄也。

脾经第一穴隐白

穴在足大指端内侧，去爪甲角如韭叶，脾脉所出为井木。《素》注：针一分，留三呼。《铜人》：针三分，灸三壮。

注：穴名隐白者，以脾经为土，而土生金，金之色白。土^①生金，金隐于土中，故曰隐白。

脾之肾病：足寒不能温，妇人月事过经不止。

注：脾主四肢，寒湿之邪中于下，则足为之寒，补此穴以温足寒。妇人月信以脾为主，不止则宜补此穴。

脾之肝病：小儿客忤，慢惊风，尸厥不识人。

注：小儿客忤，乃脾虚也，脾之井乃木也，所以克土也，急泄土中之木。尸厥不识人，乃脾为木克，四肢受邪，故有此症，泄脾之木穴。

脾之脾病：腹胀呕吐，食不下暴泄。

注：腹^②胀乃脾气之弱，肝气之旺也，泄脾之木穴，以散脾邪。脾为肝克而气上逆，所以为呕吐食不下之症，泄脾木以治肝

---

① 土：此上原有"故"字，据陈本删。
② 腹：此上原有"脾"字，据陈本删。

逆。暴泄乃肝木克土也，亦泄脾之木。

脾之肺病：喘满不得卧，胸中热，衄血。

注： 肺有邪则喘不得卧，气滞也，甚矣。脾所以生肺者，泄脾之木，以散脾上逆之邪。胸中热，脾生肺而太过，胸者，肺之府也，病热故泄脾之井。衄血虽足阳明经症，胃与脾相表里，泄阳明不已，再泄脾井。

脾经第二穴大都

穴在足大指本节后内侧陷中，骨缝赤白肉际，脾脉所溜为荥火，脾虚补之。《铜人》：针三分，灸三壮。

注： 凡气血交会聚之地，即以都名之。穴名大都者，以此穴①在足大指之②本节，故日大都。

脾之肾病：腰痛不可③俯仰，绕踝风。

注： 脾气滞则腹胀，胀极则腰为之痛，不可俯仰，宜责脾之母穴。足中湿热④，则踝为之红肿，脾之经过内踝，泄脾经之荥穴，所以去本经所中之湿热邪气也。

脾之肝病：小儿客忤，吐逆目眩。

注： 脾弱而邪中之，客忤所以作也，补土之火，以扶脾弱。吐逆者，脾症也。目为之眩，则肝亦病矣，泄脾之火母，以降脾之逆气。

脾之脾病：伤寒手足逆冷，腹满善呕，烦热闷乱。

注： 脾主四肢，手足逆冷，则脾中寒邪，寒邪在内，则腹为之满而善呕。烦热闷乱，皆寒在外，束热在内之症也，补脾之火

---

① 穴：原作"经"，据此文义改。

② 之：此上原有"故"字，据陈本删。

③ 不可：原作"可不"，据陈本乙转。

④ 湿热：原作"热湿"，据此下文例乙转。

穴，以去寒邪。

脾之心病：胃心痛，腹胀胸满，心蛔痛。

注：心痛而腹为之①胀，胸为之满，皆脾气之滞也，《内经》以此为胃心痛，宜泄脾之火穴。胃心痛则蛔为之动，蛔动而上及于心，胃与脾为表里，故亦宜泄脾火穴。

脾之肺病：热病汗不出，不得卧，身重骨痛。

注：肺主皮毛，汗不出而至于身重骨痛，急补脾之火穴。土旺生肺，而汗自出，汗出而身不重，体不痛自能卧矣。

脾经第三穴太白

穴在足大指内侧，内踝前核骨下陷中，脾脉所注为腧土。《铜人》：针三分，灸三壮。

注：穴名太白者，本经为土，土所生者为金，井名隐白，已含金之义矣，至此为腧土，土所生者金，故名太白。

脾之肾病：腰痛，大便难。

注：肾所司者大便，腰痛亦肾之病也，土克水而气滞症，故如此泄脾之土穴，以通肾气。

脾之肝病：膝股胻酸，转筋身重，骨痛。

注：肝主筋，膝股转筋，皆肝病也，肝邪旺则脾土亏，宜补脾土穴以防肝邪。

脾之脾病：身热烦满，腹胀食不化，呕吐，泄泻脓血，气逆霍乱，腹中切痛，肠鸣。

注：腹胀食不化，脾气之郁也，泄脾土穴以舒脾郁。呕吐，脾气之逆也，泄脾土穴以去脾逆。泄泻脓血，则脾土亏矣，急补脾土穴。气逆霍乱，皆脾中暑邪，泄脾土穴以去暑邪。腹中切痛

---

① 之：原脱，据陈本补。

肠鸣,皆脾气之逆也,泄脾土穴[①]以舒脾逆。

脾之心病:胃心痛,心痛脉缓。

注:胃心痛乃胃脘痛也,胃与脾为表里,疏脾之土而胃气自舒。心痛而脉缓,缓者,脾脉也,宜责脾之土穴。

脾之肝病:腹胀胸满。

注:腹胀而胸为之满,则气逆上膈矣。腹胀为脾病,胸满则脾有余邪上于肺,急泄脾之土穴。

脾经第四穴公孙

穴在足大指本节后一寸,内踝前,足太阴络脉别走阳明胃经。《铜人》:针四分,灸三壮。

注:穴名公孙者,万物生于土,而土又以火为父,以金为子,脾经自井隐白,木生大都火,以及太白土。又将生商邱金,有祖系父子之义,故曰公孙。

脾之肝病:痫气善太息,多寒热汗出,病至喜呕,胆虚。

注:痫者,肝病也。脾之痰积久而发,取此穴以行胃中之痰,而舒肝之郁。寒热汗出喜呕,皆肝气之逆也,取此穴以开脾郁。胆虚而责此穴,以补脾虚。

脾之脾病:实则肠中切痛,泄之;虚则鼓胀,补之。厥气上逆,则霍乱,寒疟[②]不嗜食。

注:实则气滞,故泄此穴以行脾气。气上逆则霍乱,霍乱者,乃脾气上下不分也,责此穴以调脾气。寒疟不嗜食,则脾气之虚可知矣,宜补此穴以实脾气。

脾之心病:烦心狂言。

注:烦心狂言,乃心火上炽也,土为火之子,泄此穴以衰

---

① 穴:原脱,据陈本补。

② 寒疟:原脱,据陈本与此下注文补。

心火。

脾之肺病：头面肿起，多饮。

注：头面肿起，皆脾气之上逆也，宜泄此穴以降上逆之气。多饮者，肺热也，宜泄此穴以去脾中之火，使不凌肺。

脾经第五穴**商邱**

穴在足内踝骨下微前陷中，前有肝经之中封，后有肾经之照海，其穴居中，脾脉所出为井金，脾实则泄之。《铜人》：针三分，灸三壮。

注：穴名商邱者，金为商，土为丘，脾土而生经金，故曰商邱。实则泄之者，金为土子，土实则泄其子也。

脾之肾病：骨痹痔疾，骨疽蚀，阴股内廉痛，狐疝走上下，引小腹痛，不可俯仰，妇人绝子。

注：土为肉，金为骨，骨痹而责土之金穴，由外之邪渐至于内也。痔疾在下，虽为大肠病，皆肾火所致，以大肠属金，故泄土之金穴。骨疽而至于蚀，则毒入于肾矣，宜补土之金穴。阴股内廉痛，乃脾经所过部分，宜泄脾经之子穴。狐疝本肝病也，亦肾虚所致，补土之金穴，所以治木。妇人无子有[①]多端，有脾虚者，宜补此穴；有脾滞者，亦泄此穴。

脾之肝病：痫瘛，寒热好呕，魇梦，小儿慢惊风。

注：痫瘛，肝病也，补土之金穴以治肝木。寒热好呕，肝气之逆也，亦宜补土金以治肝。肝藏魂，梦魇乃肝邪也，亦宜补土之金以治肝邪。小儿慢风，乃脾虚也，急补脾之金以治肝。

脾之脾病：腹胀肠鸣不便，脾虚令人不乐，身寒善太息，心悲，脾积痞气，黄疸，腹胀寒疟，溏瘕泄水，面黄善思善味，食

---

① 有：原脱，据陈本补。

不消，体重节痛，怠惰嗜卧。

注：腹胀不便乃脾实也，宜泄土之金。脾虚令人不乐等症，宜补此穴。脾积痞气乃脾实[1]也，宜泄此穴。腹胀寒疟，脾有寒邪，宜灸此穴以去寒邪。溏瘕泄水，皆脾虚所致，宜灸此穴以温脾经。面黄善思善味，脾有虚邪，借味以养，宜灸此穴。食不消体重等症，皆脾虚也，宜补此穴[2]。

脾之肺病：气逆，气痛。

注：肺主气，凡气病皆责肺。故气逆则泄脾之金而舒肺气。气滞则血不行而为痛，先泄土之金以舒其郁，而后治痛。

脾之心病：舌本强痛。

注：脾之经结于舌下，脾有火邪，故舌本为之强，宜泄此穴。

脾经第六穴三阴交

穴在内踝上三寸，骨下陷中，足太阴、少阴、厥阴三脉之会。《铜人》：针三分，灸三壮。

注：三阴者，足太阴在中，厥阴在前，少阴在后，三阴所生者皆经[3]血。如经血闭，泄之立通，经脉虚耗不行者，补之则亦通。

脾之肾病：膝内廉痛，小便不利，阴茎痛，足痿不能行，疝气，小便遗，梦遗失精，元脏发动，脐下痛不可忍，妇人临经行房，羸瘦癥瘕，漏血不止，月水不止，妊娠胎动，横生，产后恶露不行，去血过多，血[4]崩，晕不省人事。

---

① 实：原作"虚"，据陈本及此文义改。
② 食不消……此穴：此段文字原脱，据陈本补。
③ 经：陈本作"阴"。
④ 血：原脱，据陈本与此后注文补。

注：膝内廉痛，乃本经所行部分有邪也，泄之。小便不利，乃血为气滞也，泄之。足痿不能行，乃三阴经弱，补之灸之。疝气乃三阴经气滞也，泄之。小便遗，梦遗，皆三阴经气脱也，补之。脐下痛乃三阴过少腹而气逆也，泄之。妇人临经而有房事，血为气扰，急泄此穴以通其滞。癥瘕皆血之积也，先泄此穴以去积，后补之以止血。月水不止，宜补此穴以止血。妊娠胎动乃血衰所致，急补此穴以养血。恶露①不行，则泄此穴。去血过多，则补此穴。血崩晕不省人事，则补此穴。

脾之肝病：胆虚，小儿客忤。

注：胆虚则多悸，乃肝血虚也，宜补此穴以生血。小儿客忤乃脾虚而肝旺也，亦宜补此穴。

脾之脾病：脾胃虚弱，心腹胀满，不思饮食，脾病身重，四肢不举，腹胀肠鸣，溏泄食不化，痃癖腹寒，食后吐水，霍乱手足逆冷，呵欠，颊车蹉开，张口不合。

注：脾胃虚弱，胀满不思饮食，则脾虚甚矣，急补此穴，更宜灸之。脾病四肢不举，脾气之滞也，宜灸而温之。腹胀肠鸣，食不化溏泄，皆脾气之下陷也，宜灸此穴。痃癖乃在上之积也，而腹为之②寒，脾虚可知也，急补此穴。食后吐水，则有湿而不能运也，宜补此穴以运脾中之湿。霍乱症皆脾气之乱也，而至于手足逆冷，脾气陷矣，宜补此穴，更宜灸以温之。颊车乃胃经所至地，呵欠而颊车蹉开，胃之虚极矣，急补此穴。

脾经第七穴漏谷（一名太阴络）

穴在内踝上③六寸，胻骨下陷中。《铜人》：针三分，禁灸。

---

① 恶露：原作"露恶"，据陈本乙转。

② 之：原脱，据陈本补。

③ 上：原脱，据陈本补。

注：穴名漏谷者，盖以此穴正在内踝上六寸之所，又为太阴络在下之公孙，所以交足阳明之在足跗者。此穴之络，乃在膝之下，上行而交于膝之阳明，有交必有隙，故曰漏谷。

脾之肾病：膝痹，足不能行。

注：脾经在膝之下者，受寒湿之邪而为痹，以致足不能行，取此穴以散脾邪。

脾之脾病：腹胀满急，疝癖冷气，食饮不为[①]肌肤，肠鸣强欠。

注：以上三症，皆脾之虚也，急补此穴。脾气不舒，强欠以舒之，宜泄此穴以舒脾气。

脾之心病：心悲。

注：脾气郁则心为之悲，泄此穴以舒脾气。

脾之肺病：气逆。

注：脾之气上逆于肺，则气逆矣，泄此穴以降气。

脾经第八穴地机（又名脾舍）

穴在膝下五寸，膝内侧辅骨下陷中，伸足取之。足太阴郄，别走上一寸有空。《铜人》：灸三壮，针三分。

注：穴名地机者，地者，脾之为言属土也；机者，比近膝，为上下转动之关，故曰机。又名脾舍。

脾之肾病：腰痛不可俯仰，小便不利，精不足。

注：此穴既为转动之机，则上与腰膝有相关之所，而邪客焉，故病如此，宜泄此穴以去邪。小便虽属肾司，亦脾气之滞也，泄此穴以通滞。精虽属肾，而实为饮食之所化，精不足者[②]，脾虚也，宜补此穴以生精。

---

① 为：原作“上”，据陈本与《针灸大成·足太阴经穴主治》改。

② 者：原脱，据陈本补。

脾之肝病：腹胁胀。

注： 腹胁胀乃肝气之郁也，泄脾中机关之穴，而舒其郁。

脾之脾病：溏泄水肿，腹坚不嗜食，女子癥瘕，按之如汤沃股内至膝。

注： 溏泄者，脾虚也，补脾中机关①之穴以塞其脱。水不运则肿，而腹为之坚，则不嗜食矣，泄脾中机关之穴以行水。女子癥瘕，按之如肠沃股内至膝者，气滞于上，而复从上按之，则气还于下，气行之所，遂觉如汤沃矣，泄此穴以通久滞之气，气行而积②自除。

脾经第九穴阴陵泉

穴在膝下内侧，辅骨下陷中，伸足取之，或屈膝取之，在膝横纹头下，与阳陵泉相对，稍高一寸，足太阴脾经所入为合水。《铜人》：针五分。

注： 地之高者曰陵，脾经自足上行至膝之下，可谓高矣，故曰陵。脉过其处，有泉之象，以其与阳陵相对而处，此在内，彼在外，故曰阴陵泉。此穴必伸足方可得，屈膝则不能得，若胆经之阳陵泉，屈膝方可得也。

脾之肾病：腰痛不可俯仰，失精，溺失禁不自知，小便不利，气淋，阴痛疝。

注： 此穴近膝，膝之筋上连于腰，受寒邪则痛相引不可俯仰，宜取此穴，以去寒邪。遗精，溺失禁，皆肾气之寒也，宜补此穴。小便不利，气淋，皆脾气之滞也，宜泄此穴以通滞。阴痛乃肝肾二经之气滞也，取此穴以通滞。疝亦责此穴，以去脾中之寒湿。

---

① 机关：原作"肌肉"，据陈本改。
② 而积：原作"积而"，据陈本乙转。

脾之肝病：胁下满，水胀腹坚，寒热不节。

注：脾大络大包，在于胁下，胁下满乃脾气之弱，不能逐水也，急取此穴，先泄而后补之，以治脾穴之合水。

脾之脾病：腹中寒，不嗜食，暴泄飧泄，霍乱疝瘕。

注：腹中寒乃脾中湿邪也，宜急泄脾中之水穴。暴泄飧泄，皆脾中①湿也，宜补脾中之水而久留其针，俟针下热行，乃止。霍乱亦脾有湿邪而气逆也，亦泄脾中之水穴。瘕亦责此穴者，脾旺自能磨积，而物不能滞。脾恶湿，急泄土中之水。

脾之肺病：喘逆不能卧，胸中热。

注：喘逆者，肺病也，泄土中之水，衰其母，衰其子也。脾经上行者，上膈注心中，胸中热乃脾气上逆也，泄此穴以降上逆之气，而火自降。

脾经第十穴血海（一名百虫窠）

穴在膝膑上，内廉二寸半白肉际。《铜人》：针五分，灸三壮。

注：穴名血海者，脾生血，此穴离而上，血渐生旺，而腹中饮食所生之血，亦能于此所上下，血生于此地，故曰血海。

脾之肾病：女子漏下恶血，月事不调。

注：东垣曰：女子漏下恶血，月事不调，暴崩不止，多下水浆之物，皆由饮食不节，或劳伤形体，或素有气不足，宜灸太阴脾经七壮，即此穴也。

脾之脾病：气逆腹胀。

注：血弱则气旺，气旺则逆，逆则腹胀，宜泄此穴以降气，外用血药以生血。

---

① 中：原脱，据陈本补。

脾经第十一穴箕门

穴在鱼腹上越筋间，动脉应手，在阴股内，一云股上起筋间。《铜人》：灸三壮。

注：穴名箕门者，以足之两股在此，其形并列如箕，经脉之动脉皆以门称，故曰箕门。

脾之肾病：淋，小便不通，遗溺，鼠鼷肿痛。

注：淋闭皆肝气逆也，责此穴以通脾之逆，以经与肝近，而皆为入腹近地。遗溺乃肾寒也，宜灸土以温肾。鼠鼷穴去此不远，泄此穴以泄滞气，气舒则痛息肿消。

脾经第十二穴冲门（又名慈宫）

穴在府舍下一寸，横骨两端约纹中动脉，去腹中行[①]各四寸半。《铜人》：针七分，灸五壮。

注：此穴乃脾经入腹之始，足三阴经并足阳明自股入腹者，横列数之。足少阴在里，其入腹之始穴为横骨穴，去中行各一寸。次则阳明经，入腹为气冲穴，去中行各二寸。次则足厥阴肝经，入腹为阴廉穴，去气冲穴二寸。次则足太阴脾经，入腹为[②]冲门穴。以气冲已在中，去中行二[③]寸之际，而此穴乃在去中行四寸半之际，反在气冲之外[④]，以其近于胃经入腹穴之气冲也，故曰冲门。

脾之肾病：阴疝，妇人难乳，妊娠子冲心，癥。

注：疝病当责肝经，而亦取此穴者，以脾经入腹之始，气逆

---

① 行：原脱，据陈本补。

② 为：原脱，据陈本补。

③ 二：原作"五"，据陈本改。

④ 外：原作"内"，据陈本改。

于小腹，亦能作疝，故责此穴。妇人乳子，以脾气为主，脾弱则不能受胎，宜补此穴。妊娠子上冲心，乃脾气之逆也，宜泄此穴。癃乃肾病，而亦脾气之逆也，宜责此穴。

脾之脾病：腹寒气满，腹中积聚疼痛，淫泺。

注：脾受寒则腹为之满，宜责脾入腹之始穴。腹中积聚疼痛，皆脾气之滞也，宜泄其入腹之始穴，以舒其气。脾经热则肉为之枯，此淫泺之症也，泄此穴以泄其热。

脾经第十三穴府舍

穴在本经腹结下二寸，去腹中行各四寸半。足太阴脾、厥阴肝、阴维之会。三脉上下三入腹，络脾肝，结心肺，从胁上[①]至肩，此太阴郄、三阴、阳明之别。《铜人》：灸五壮，针七分。

注：穴名府舍者，以入门则为舍，舍之所藏，乃六腑也，故名府舍。

脾之肾病：疝瘕。

注：疝而成瘕，乃积之成于脐下者，泄脾入腹之始穴以舒脾气。

脾之肝病：痹中急痛，循胁上下抢心。

注：膝上下虽为肝胆部，而脾之大络，亦[②]在胁分，故宜泄[③]入腹之始穴。

脾之脾病：腹满积聚，霍[④]乱厥气。

注：腹满者，脾气滞也，脾气滞则不能运，而为积聚，宜取此穴，以去其滞。厥气霍乱，乃气乱于中，升降不分之所为也，

---

① 上：原作"下"，据陈本改。

② 亦：原作"宜"，据陈本改。

③ 泄：原脱，据陈本补。

④ 霍：此上原有"脚分"二字，据陈本删。

宜责此穴以降腹中之逆。

脾经第十四穴腹结（一名肠屈）

脾经第十五穴大横

穴在腹哀下三寸五分，去腹中行各四寸半，足太阴、阴维[1]之会。《铜人》：针七分，灸五壮。

注： 穴名大横者，以此穴在肝经期门之下五寸半，而期门乃在巨阙之旁四寸五分，而巨阙为任脉之经穴，在脐上六寸半，此穴在其下五寸半，正当离脐之上一寸许，乃腹中至广至横之所，故曰大横。阴维自肾之筑宾发源至此，而与脾经会于此地。

脾之脾病： 大风逆气，多寒善悲，四肢不能举动，多汗洞痢。

注： 大风中于内，而气为之逆，遂致多寒。善悲者，风入于中，而扰其脏腑，外则四肢不可举动。伤风者则多汗，风入于中而洞痢，皆风之为也，泄此穴以泄在内之风。

脾经第十六穴腹哀

穴在胆经日月穴下一寸五分，去腹中行各四寸半，足太阴、阴维之合。《铜人》：针三分。

注： 脾之穴至此，将离腹而入胸矣。哀者，衰也。脾之气至此将衰，故曰哀。正当膝下空隙，腹之上左右两空内缩之地，故其名如是也。

脾之脾病： 寒中食不化，大便脓血，腹中痛。

注： 寒中者，乃胁下受寒，而中于胃则食不化，大肠脓风，大便脓血，腹中痛，皆风气之伤也，故取此穴以散风邪。

---

① 维：原作"经"，据陈本改。

脾经第十七穴食窦

穴在天溪下一寸六分，去胸中行各六寸，举臂取之。《铜人》：针四分，灸五壮。

注：窦者，隙也。饮食自胸而下，入于上脘，而脾为之运化。此穴乃脾经入胸之始，而脾气受而化之，故曰食窦。

脾之肺病：胸胁支满，膈间雷鸣，常有水声，膈痛。

注：此脾气自下而上，逆于胸也，非水也，乃气作声，取此穴以泄肠中上逆之脾气。

脾经第十八穴天溪

穴在胸乡下一寸六分陷中，去胸中行各六寸，仰而取之。《铜人》：针四分，灸五壮。

注：体之高处则名曰天，脉之行处名曰溪。脾经自隐白入胸至此穴，可谓高矣，故曰天溪。

脾之肺病：胸中满痛，贲膺，咳逆上气，喉中作声，妇人乳肿，癀痈。

注：脾上行之穴至肺，直上与[①]肺之云门、中府相值，而胸又为肺之府，故所治皆胸中气逆之病，以与肺近也，亦取金旺则泄其土母之义。贲膺者，言其气塞于胸臆也，取此穴以散胸臆之气。妇人乳病，乳之中正为胃经，乳之外旁为脾经，此穴近乳旁，故取而治妇人乳病。

脾经第十九穴胸乡

穴在周荣下一寸六分，去胸中行各六寸，仰而取之。《铜人》：

---

① 与：原作"于"，据陈本改。

针四分，灸五壮。

注：此穴在乳之上旁，正为胸之部分，以上有邑聚之象，故曰乡。

脾之肺病：胸胁支满，引胸背痛，不得卧，转侧难。

注：此穴在乳上旁，前则近胸，后则近背，侧则近胁，故胸胁背痛，不可动转反侧，皆气逆于其中也，则责此穴，以泄胸中之滞。

脾经第二十穴周荣

穴在中府下一寸六分，去胸中行各六寸，仰而取之。《铜人》：针四分。

注：穴名周荣者，以土生金，而上与中府相近。土有四经，有周义焉，上生肺经之金，故曰荣。

脾之肺病：胸胁满不得俯仰，食不下喜饮，咳唾秽脓，咳逆。

注：胸中气逆则食不能下，食者，有形阻碍，故难下，饮之物软可以下，故喜饮。咳唾稠黏，肺有热也，泄土近肺之穴，以弱其母。咳逆皆气阻于上也，泄此穴以散上逆之气。

脾经第二十一穴大包

穴在胆经渊[①]腋下三寸宛宛中，布胸胁之九肋间，为脾之大络，总统阴阳[②]诸络，由脾灌溉五脏[③]之络也。《铜人》：针三分，灸三壮。

注：穴名大包者，以五脏以土为主，土为坤象，无所不载，

① 渊：原脱，据陈本补。
② 阴阳：原作"阳阴"，据陈本删。
③ 五脏：原脱，据陈本补。

无所不容，脾以此络而灌注五脏以润周身，故曰大包。

脾之肺病：胸胁中痛，喘气，实则身尽痛，泄之，虚则百节皆纵，补之。

注：胸胁中痛，乃气逆于中也，泄此穴以散其中之逆气。实，邪气之实也，邪客之故身尽痛，宜泄此穴。虚，正气之虚也，百节无所资助，故纵而不收，宜补此穴。

奇穴

足大指爪甲穴

《千金翼》云：治卒中邪魅，足大指爪甲，令艾炷半在爪上，半在肉上，灸七壮，不止，十四壮，炷如雀矢。又第三次下针，刺其足大指爪甲下入肉二分，穴名鬼垒。又治小便数而少且难，男辄失精，此方甚验，灸足大指爪角肉际三壮，三日一报之。又治癫病阴肿，令并足合两拇指爪甲，以一艾炷灸两爪端方角上七壮。

手少阴心经

手少阴心经总论

下膈当脐上二寸之分络小肠；其支者，从心系出任脉之外，上行而挟咽系目焉；其支者，复从心系直上至肺脏之分，出循腋下，抵本经之极泉，自极泉下循臑内后廉，行手太阴肺经、手厥阴心主二经之后，历本经之青灵穴，下肘内廉抵本经之少海穴，自少海而下循臂内后廉，历本经之灵道穴，本经过手少①阴络之通里穴，至掌后兑骨之端，经本经之阴郄、神门穴，入掌内廉至本经之少府穴，循小指端本经之少冲穴而终，而不假别络，而直交于手太阳小肠之经焉。盖以心为君主之官，示尊于他脏，故其交经授受不假支别云。是动病为咽干，以脉上挟咽也。渴而欲饮，心火内炎也。又为臂气逆而上行，以脉循臂而上肘臑腋也，是皆心所生之病也。又为目黄②，脉系目系也。为胁痛，以脉出腋下也。为臑臂③内后廉痛，以脉循臂臑内后廉也。为掌中热痛，心包络之病与心同也。如寸口较人迎之脉大者二倍④而躁，则心经为实，

---

① 少：原作"太"，详通里穴乃手少阴络穴，故据改。

② 黄：原作"横"，据陈本与《灵枢·经脉》改。

③ 臂：原作"背"，据陈本与《灵枢·经脉》改。

④ 倍：原作"部"，据陈本与《灵枢·经脉》改。

当泄，而小肠经为虚，当补也。如寸口校人迎之脉小者二倍[①]而不躁，则心经为虚，当补，而小肠为实当泄也。

手少阴经筋

手少阴之筋，起于手小指之内侧少冲穴，结于掌后锐骨端之神门，上结肘内廉之青灵，上入腋间，以交于手太阴，挟乳里结于胸中，循臂下系于脐。其病当为内急及心承伏梁，下为肘网。凡筋所经过者为肢转筋，而筋则痛。如其已成伏梁而吐血不止者，当死不治。大凡经筋之病，寒则反折筋急，热则筋必弛纵不收，阴痿不用。且寒急有阴阳之分，背为阳，阳急则反折。腹为阴，阴急则俯不伸。故制焠刺者，为其寒也，热则筋纵不收，不用燔针。

心经第一穴极泉

穴在臂内腋之下筋间，动脉入胸。《铜人》：针三分，灸七壮。

注：心，至尊者也，故曰极，其脉之发源第一穴，故曰泉，臂之内，腋之下，筋之间，有动脉入胸，此处无他穴，有动脉处是穴。

心之心病：臂肘厥寒，四肢不收，心痛干呕，烦渴目黄，胁满痛，悲愁不乐。

注：臂肘皆本经所行部分，厥寒而四肢不收，心脉弱甚，宜补此穴，以生臂肘[②]四肢之气。心痛干呕，目为之黄，胁为之满痛，悲愁不乐，皆心气郁之所致也，宜泄此穴，以通胸胁之气，气散则诸症自息。

---

① 倍：原作"部"，据陈本与《灵枢·经脉》改。
② 肘：原作"胁"，据陈本改。

心经第二穴青灵

穴在肘上三寸，伸肘举臂取之。《铜人》：灸七壮。《明堂》：灸三壮，禁针。

注：心主神明，故曰灵。曰青灵者，如青天之称，亦清净无为之象，且本穴不载针分，以心之尊不可经刺耳。

心之心病：目黄胁痛，头痛振寒，肩臂不举，不能带衣。

注：心气郁于下，目黄而胁为之痛，宜灸此穴，以温其气，而使之行。头痛振寒，亦心气之怯也，亦宜灸以温之。肩臂不举，不能带衣，则本经之气不至于肘臂也，宜灸以温之。

心经第三穴少海（一名曲节）

穴在肘内廉节后大骨外，去肘端五分，屈肘向头取之，手少阴心经所入为合水。

《铜人》：针三分。甄权云：针五分，不宜灸。《甲乙》：针二分，留三呼，泄五吸，不宜灸。《资生》：非大急不灸。

注：穴名少海者，海之象，取本经所入为合水也。凡骨节过经之所，皆以池、泽、海名之者。以经至其他，必存聚蓄潴，而方能过骨节曲折之处，此乃少阴之合水穴，故曰少海。其曰不宜灸者，恐火热伤心神也。

心之心病：心痛手颤，健忘瘰疬。

注：心痛有寒热虚实之殊，以手颤健忘证之，则心虚而神昏矣。手为本经所行之部分，颤者，气不足也，宜补此水穴以降心火。瘰疬虽为足少阳之症，而有生于腋下者，则本经之部分也，且诸疮皆属心火，宜补心之水穴以制火。

心之肺病：脑风头痛，气逆噫哕。

注：心气过肺而上及于头，脑为之痛，以气逆噫哕证之，乃

知心气之盛也，宜补其水穴以降心气。

心之脾病：齿龋痛，呕吐涎沫，齿寒。

注：凡齿痛皆属胃火，心火有余，下移于胃，而有是症，宜补此水穴以制心火。呕吐涎沫乃脾有湿也，宜泄心之水穴以去脾湿。齿寒，则亦泄此水穴以生胃火。

心之肝病：寒热，目眩发狂，项不得回顾，肘挛，腋胁下痛，四肢不得举。

注：寒热本肝经症，而取此穴者，本经属火而为热，本穴属水而属寒，且补且泄以分寒热。目眩发狂，心之系上通于目，有热邪以干之，则目为之眩而发狂，心火盛，故宜补水穴以制心火。项不得回顾，肘挛，小肠之经，上至于项，心与小肠为表里，小肠之经有病，用心穴以泄之，手肘皆本经所行部分，而此穴乃上下曲折关节之所，故取此穴以散其滞。腋胁亦本经所行①部分，有滞气而作痛，故取此穴泄之。四肢不得举，亦心气之不通也，亦宜泄此穴。

心经第四穴灵道

穴在掌后一寸五分，手少阴心脉所行为经金。《铜人》：针三分，灸三壮。

注：心主神灵，此穴②为心经所行，故曰灵道，走而不守也。

心之心病：心痛干呕，悲恐，相引瘲疭，肘挛，暴暗不能言。

注：心痛而干呕，乃心气之逆也，悲恐乃心气之虚也，相引瘲疭，心为一身神明之主，而邪乘之，故有是症，肘挛乃本经所行之部分也，暴暗不能言，乃心气不至于舌也。以上症皆心经所

---

① 行：原脱，据陈本补。
② 穴：原作"经"，据陈本改。

行部分，责之以通其滞。

心经第五穴 **通里**

穴在掌后一寸陷中，手少阴心脉之络，别走太阳小肠经。《铜人》：针三分，灸三壮。《明堂》：灸七壮。《神农》：治目眩头痛，可灸七壮。

注：前穴为灵道，道，路也。此穴为通里，里亦路也。以此穴别通于手太阳，必有路以通之，故曰通里。为手少阴之别，去腕一寸，别而上行，循经入于心中，系舌本，属目系，实则支膈，虚则不能言，取之本穴。

心之心病：头痛目眩，热病卒心病，先不乐，数日懊侬，数欠频呻悲，面热无汗，头风，暴喑不能言，目痛心悸，肘臂臑痛，苦呕。

注：热邪干于心者，头痛而目为之眩，以心之系通于目也。热病卒心病，先不乐，懊侬，数欠频呻悲，面热无汗，皆热邪干心之所致也，宜泄心之络穴以散其邪，而汗自出。头风、暴喑不能言者，心气虚不能至于舌也，宜补此络穴使心气充足。目痛而心为之悸，亦心虚而邪乘所致，亦宜补其络穴。肘臂臑痛，皆邪气滞于本经所行之部分也，宜泄以通其滞气。心气逆上则苦呕，宜泄以降其上逆之气。

心之肝病：指伸不能屈。

注：经云：邪客于臂掌之间，刺通里，以手按之痛，乃刺之，以月生死为数。注云：以心包之邪，而刺心经之络，正以心为五脏之主，与别经不同，故其所以刺者，非左右互取之谓也。

心之肺病：喉痹，支满膈肿。

注：喉痹虽为肺症，实心火上凌之故也，宜泄以降其火。支

满膈肿，皆心气之实也，宜泄以散其滞。

心之肾病：少气遗溺，妇人经血过多，崩中。

注：心之系，下由脊里而通于肾，肾司二便，心虚气不降于肾，而肾气脱，故有遗溺、崩中之症，宜补之以提其下脱之气。

心经第六穴**阴郄**（一名[①]少阴郄）

穴在掌后脉中，去腕五分。《铜人》：针三分，灸七壮。

注：穴名阴郄者，指少阴经而言也。郄者，空也。前有门，后有通里，此有动脉，故以郄名。又《内经》注云：手少阴之郄穴，乃手少阴发脉之处。

心之心病：霍乱胸中满，心痛厥逆，惊恐。

注：霍乱胸中满，则气之滞于胸，取其郄之动脉处，泄之则气散。心痛厥逆、惊恐，心虚而为邪所干也，泄其郄而散其邪。

心之肺病：衄血吐血，洒淅畏寒。

注：衄血吐血，宜责肺。而洒淅畏寒，心火虚也，宜补其郄。此必久有血症，而后有畏寒之症。若血症初作，则宜泄之。

心经第七穴**神门**（一名兑冲。一名中都）

穴在掌后锐骨端陷中，手少阴心脉所注为腧土，心实泄之。《铜人》：针三分，留七呼，灸七壮。

注：心者，神明之主。心经有病，独取此穴者，以心经之[②]腧土，为心火之所生，有病则泄其子也。曰门者，以本经初离腕而入掌，在锐骨之端动脉处，有门象焉，故曰神门。

心之心病：心痛数噫，面赤喜笑，掌中热而哕，狂悲狂笑，

---

① 一名：原脱，据陈本补。

② 之：原作"为"，据陈本改。

心性痴呆，健忘恐悸，少气不足，手臂寒，心积伏梁。

注：心痛数噫，心气郁也，泄其火之土以散其郁。面赤喜笑，心火有余也。掌中热而哕，本经之火见于外也。狂悲狂笑，皆心火之有余也。心性痴呆，心有痰也。健忘，心血不足也。不足者补之，有余、有痰者泄之。恐悸、少气不足、手臂寒，气弱也，宜补之。心积伏梁，凡积之属于五脏者，皆由于脾气之弱也，宜责心之土穴以散之。

心之脾病：疟，心烦，甚欲得冷饮，恶寒则欲虚温中，咽干不嗜食，呕血吐血。

注：疟而心为之烦，寒欲处温，热欲饮冷，寒热之极也，更① 咽干不嗜食，皆心火干脾之所致也，宜泄此穴。呕血吐血虽胃症，而亦宜泄火之土穴。

心之肺病：喘逆身热，振寒上气，遗溺失音。

注：喘逆身热，肺症也，心火上逆于肺，而身热上气，宜泄以降之。肺为水之上源，肺为火克不能下收其水，又肺主声音，火克之而失音，皆宜泄此火。

心之肝病：目黄胁痛，大小人五痫。

注：心系上通于目，有热焉而目为之黄，心气滞于胁，而胁为之痛，宜泄此穴，以降其气。痰上逆迷心，而痫作神昏，泄此穴使邪散而神明。

心经第八穴少府

穴在手小指本节后骨缝陷中，直劳宫，手少阴心脉所溜为荥火。《铜人》：针二分，灸七壮。《明堂》：灸三壮。

注：少者，指少阴经而言也。府者，藏物之名。以火经而遇

---

① 更：原作"哽"，据陈本改。

火穴，有藏物之象焉，故曰少府。

心之心病：烦满少气，悲恐畏人，掌中热，手卷不伸，太息，臂酸，肘腋挛急，胸中痛。

注：烦满者，气滞也，少气者，气弱也，先泄之以通其滞，再补之以复其气。悲恐畏人，正气怯也，宜补之以复其正气。掌中乃本经所行之部分，泄之而热方息。手卷不伸，亦气弱也，宜补。太息，心气郁也，宜泄。臂酸、肘腋挛急、胸中痛，气不足也，宜补。

心之脾病：痎疟久不愈，振寒。

注：此症乃火衰之甚也，亦补。

心之肾病：阴挺出，阴痒遗溺，偏坠，小便不利。

注：心有系通肾，妇人阴挺出、阴痒痛，肝病也，而亦责心之火穴。心肾有相通之系，宜泄其有余之火。遗溺则当补火以生土，而治其下脱也。小便不利乃心火下遗也，宜泄此火穴。

心经第九穴少冲（一名经始）

穴在手小指内侧，去爪甲如韭叶，手少阴心所出为井木，心虚补之，以木生火也。《铜人》：针一分，灸三壮。《明堂》：灸一壮。

注：少冲云者，以本经为手少阴，故曰少。以井为木，故曰冲。木有上腾之象，火有[①]上炎之义，故以少冲名之。

心之心病：热病烦满，上气咽干渴，臂臑内后廉痛，胸中痛，痰气悲惊，寒热，肘痛不伸。

注：热病而烦满，邪干于心也，宜泄其母。上气咽干渴，心火有余也，臂臑内廉乃本经所行部分，邪乘之故痛，亦宜泄。肘

---

① 有：原作"亦"，据陈本改。

痛不伸，气滞也，宜泄以通其气。痰气干于心，而有悲惊之症，亦宜泄而散其痰。

心之肝病：目黄，前阴臊臭。

注：心气上通于目，火盛而目黄，泄之以散火。治前阴臊臭，泄肝之行间穴以治其本，又泄此穴以治其标，以此穴为井木也。

手太阳小肠经

手太阳小肠经总论

思莲子曰：手太阳小肠经，与少阴心为表里，有腑有经。其经起于手小指外侧，去爪甲角如韭叶之少泽穴，受手少阴心经之交也，由是循小指外侧本节前陷中之前谷穴，又历小指外侧，腕前起骨下陷中之腕骨穴，又历手外腕中锐骨下陷之阳谷穴，遂过腕骨后一寸陷中之养老穴，直上循臂骨下廉，腕后五寸之支正穴，乃本经之络别走少阴者，遂出肘内侧大筋之间，肘外大骨外，去肘端五分陷中，曲肘向头取之之小海穴，遂上循臑外廉，行手阳明、手少阳之外，上曲胛，下两肩[1]解间肩髃后陷中之肩贞穴，遂过挟肩髎为手阳明穴后大骨下，胛前廉陷中，举臂取之之臑俞穴，遂过本经秉风穴后大骨下，脚前廉陷中之天宗穴，又过手少阳经天髎穴外，肩上小髃后，举臂有空，为手阳明、手足少阳及本经四脉所会之秉风穴，遂向肩中央曲胛陷中，按之应手而痛之曲垣穴，又上肩胛上廉，去脊三寸陷中之肩外腧穴，又向肩胛内廉，去脊二寸陷中之肩中腧穴，乃上会督之大椎穴，左右相交于两肩之上，自交肩下入缺盆，循肩向腋下行，当膻中之

---

① 肩：原作"骨"，据《灵枢·经脉》改。

分，络心循胃系下膈，过上脘抵胃，下行任脉之外，当脐上三寸而属小肠焉；其支者，从缺盆上循颈大筋间前，曲颊下扶突穴后，动脉应手之天窗穴，又上耳下曲颊后之天容穴，遂上颊抵面鸠骨下廉锐骨端陷中，手少阴与本经相会之颧髎穴，至目锐眦，过瞳子髎，却入耳中，循耳中珠子大如赤小豆，为手少阳、足太阳及本经三脉相会之听宫穴而终；其支别者，循颊上䪼抵鼻，至目内眦太阳经睛明穴，络于颧而交足太阳也。是动病则为咽痛，为颔肿不可回顾，以本经脉循咽循颈上颊也。为肩似拔而痛，以脉出肩解绕肩胛也。为臑似折而难举，以脉循于臑也。又为耳聋，以脉入耳中循听宫也。又为目黄，以支脉[1]入目之锐眦、内眦也。为颊肿，以支脉上颊。为颈颔肩臑肘臂外后廉痛，皆经脉所过之处也。虚则补，实则泄，寒则久留针，脉陷下者灸之，不盛不虚，则止取本经，而不必取手少阴心经矣。如人迎较寸口之脉大者二倍而躁，则本经为实当泄，而补手少阴。如人迎较寸口之脉[2]小者二倍而不躁，则本经为虚当补，而手少阴为实，当泄也。

与别经会穴

一会支正穴，乃本经络别走少阴之处。二会臑俞穴，乃奇经阳维、阳跷与本经相会之处。三会秉风穴，乃手阳明、手少阳、足少阳与本经相会之处。四会颧髎穴，乃手少阳与本经相会之处。五会听宫穴，乃手少阳、足少阳与本经相会之处。

---

① 脉：原作"肢"，据陈本改。

② 之脉：原作"脉之"，据陈本乙转。

手太阴经筋

手太阳[1]之筋，起于手小指之上少泽穴，结于手外侧之腕骨、阳谷、养老等穴，循臂廉结于肘内锐骨后之小海穴，以手而弹[2]之，则应在手小指之上，入结于腕下；其支行者，后走腋[3]之后廉，上绕肩胛，盖由肩贞、臑俞、天宗、秉风、曲垣、肩外俞以入肩中俞，循颈走手太阳之前；结于耳后之完骨；又其支者，入于耳中；又其支者，出于耳上，下结于颔，上属于目之外眦。及其为病，则为小指支肘内锐骨后廉[4]痛，又其筋循臂阴入腋下，故为腋下痛，又为腋后廉痛，又为绕肩胛引颈痛，其颈痛应耳中鸣而痛，其头痛又引于颔而痛，且其痛时，目瞑良久，乃得开视，其颈筋如急，则为筋瘘[5]，为颈肿，其颈筋如有寒热。凡筋之为本支者，上曲牙，又循耳前，属于目外眦，上颔以结于耳角，其痛，当所过之处则为肢转筋。

小肠经第一穴少泽（一名小吉）

穴在手小指外侧，去爪甲角[6]下一分，手[7]太阳小肠脉所出为井金。《素》注：灸三壮。《铜人》：针一分，灸一壮，留二呼[8]。

注：泽者，水之所聚也。以其在小指之端，而又为小肠之井，

---

① 太阳：原作"小指"，据《灵枢·经筋》与前后文例改。
② 弹：原作"强"，据陈本改。
③ 腋：原作"胛"，据陈本改。
④ 廉：原脱，据陈本改。
⑤ 瘘：原作"痿"，据陈本与《灵枢·经筋》及《针灸大成·十二经筋》改。
⑥ 角：原脱，据陈本补。
⑦ 手：原脱，据陈本补。
⑧ 留二呼：《铜人》无"二"，陈本作"一"。

故名少泽。

少泽之本病：喉痹舌强，臂痛瘰疬，颈项急不得回顾，目生肤翳覆瞳子，疟寒热汗不出，口干烦心，咳嗽，口中涎唾，头痛。

注：喉、舌、目、肩、颈、项，皆本经所行部分，本经为火，病则火盛，宜泄之。惟疟无小肠疟，本经纯火，本应无寒，但太阳寒水在上，小肠火在下，又与手少阴心经为表里，故有寒热之症。《内经》云：心疟者，令人烦心，甚欲得清水，寒多不甚热。又载：刺心疟者，取之神门穴，未载刺此穴也。口干心烦、咳嗽，皆火盛也，亦宜泄此穴。

小肠经第二穴前谷

穴在手小指外侧本节前陷中，手太阳小肠脉所溜为荣水。《铜人》：针一分，灸一壮，留三呼①。《明堂》：灸三壮。

注：谷者，水之所行也。以本穴在指本节前，故为前谷。

前谷之本病：头项肿，喉痹，颊肿引耳后，耳鸣，臂痛不得举，痎疟，妇人②无乳③。

注：前症皆本经所过部分，有火与风，故取之。疟，解见前。妇人无乳，乃血少也，本穴④为水穴，水者血也，宜补之。

前谷之心病：癫疾，咳嗽吐衄。

注：前症皆心经火盛所致，宜补此穴之水以治心火。

前谷之肺病：鼻塞不利，热病汗不出。

注：鼻塞不利，肺有火也，宜取此穴。热病汗不出，泄之以

---

① 留三呼：《铜人》无。

② 妇人：原脱，据陈本与此后注文补。

③ 无乳：原作"乳无"，据陈本乙转。

④ 穴：原作"经"，据陈本乙转。

去火，而汗自出矣。

小肠经第三穴后溪

穴在小指外侧，本头后骨缝陷中，紧握拳尖取之，手太阳小肠经所注为腧木。《铜人》：针一分，灸一壮，留二呼[1]。

注：谷溪皆水过之称，以本节前为前谷，所以本节后为后溪，与奇经督脉相通。盖足太阳在督脉之两旁，而此经自肩上与督横交，故与督脉相通。

后溪之本病：目赤生翳，鼻衄，耳聋，胸满，寒热疟，痂疥，头项强[2]痛，不得回顾，肘臂挛痛，癫疾。

注：目、鼻、耳、项、胸、肘、臂，皆本经部分也，有寒邪客之而致病，宜责此穴。癫病则火盛也，宜泄之。痂疥亦火症也，宜泄此生火之穴。

小肠经第四穴腕骨

穴在手外侧腕前起骨下陷中，手太阳小肠所过为原，小肠虚实皆拔之。《铜人》：针二分，留三呼，灸三壮。

注：穴在腕骨之前，故曰腕骨。

腕骨之本病：头痛烦闷，颈项肿，耳鸣，目冷泪生翳，偏枯，肘不得屈伸，惊风瘛疭，五指掣。

注：头、颈、颊、耳、目、指、肘，皆本经所过部分，有邪客之而病，故责之。

腕骨之内腑病：胁下痛不得息，寒热痎疟，热病汗不出，狂惕。

注：胁下痛，肝症也，以本经有循肩向腋，下行向膻中之

---

[1] 留二呼：《铜人》无。

[2] 项强：原作"强项"，据陈本乙转。

脉，故胁痛亦责之。狂惕乃心病也，以本经与心相表里，故责之。

小肠经第五穴阳谷

穴在手外侧腕中锐骨下陷中，手太阳小肠脉所行为经火。《素》注：针二分，灸三壮，留三呼。《甲乙》：留二呼。

注：阳指太阳经而言也，谷指本经离腕而上臂，至锐骨之前，经脉过之有空，似水从谷出之象也，故曰阳谷。

阳谷之本病：耳聋耳鸣，目眩，齿龋痛，颈颔肿，寒热胁痛，臂外侧痛不举，吐舌戾颈，妄言，左右顾，癫疾狂走，热病汗不出，小儿瘛疭，舌强不嗍①乳。

注：前症皆本经所过部分火盛之症，本经为火，本穴又为经火，故前症之火致而然者，必责此穴，乃为正治也。项痛不可回顾，胸痛不得息，俯仰肩弛，肘废目痛，痂疥生疣，瘛疭头眩，不得息，头颔肿，手腕痛，泄风汗出至腰，以上症皆此穴主之。

小肠经第六穴养老

穴在腕骨后一寸陷中，手太阳郄。《铜人》：针三分，灸三壮。

注：命名之义不可解，其所治之症，皆老人之病也。

养老之本病：肩臂酸重，肩背痛，肩如折，臂如拔，手不能上下，目视不明。

注：前症乃风寒客于肩臂所致，此穴在臂之外，故取之以去风寒。目视不明，其症颇多，如责此经以泄火为义耳。

小肠经第七穴支正

穴在腕后五寸，手太阳络脉别走手少阴。《铜人》：针三分，

① 嗍（suō）：《集损》：同"欶"。《说文》："欶，吮。"

灸三壮。

注：此络之别者，上走肘，络肩髃，经之别行者曰支，以过于心经，故曰正。《内经》注云：支正上手腕五寸，内注于手少阴心经，以心与小肠为表里也；其别行者，上走于肘，络手阳明大肠经之肩髃穴。如邪气实，则节弛肘废，泄之。虚则生疣小如指、痂疥，补之。

支正之本病：肘臂挛难屈伸，手不握，十指尽痛，疣目风虚，热病先腰颈酸，喜渴，强项。

注：前症乃本经病，有风寒客之，故取其络穴。

支正之心病：惊狂悲愁，五劳，四肢虚弱。

注：前症皆本经病也，以本经之络通焉，故责之。

小肠经第八穴小海

穴在肘外大骨外，去肘端五分陷中，屈肘向头取之，手太阳小肠脉所入为合土，小肠实则泄之。《素》注：针二分，留七呼，灸三[①]壮。

注：此穴为小肠脉所聚，故曰小海。

小海之本病：耳聋目黄，颊肿，颈、颔、肩、臑、肘、臂外后廉痛，齿龈肿，风眩颈项痛，颔肿[②]不可回顾，肩似拔，臑似折。

注：前症皆本经症，故取本经之土穴而泄之。

小海之内腑病：小腹痛，痫发羊鸣，戾颈，瘛疭狂走，寒热，疡肿振寒。

注：本经之脉下膈属小肠，小腹痛宜泄其土穴。痫疾无有不由于火者，故泄小肠之土穴。疡肿振寒，乃火盛也，宜泄其土穴。

---

① 三：《素问·气穴论》王注作"五"。

② 肿：原脱，据《针灸大成·手太阳经穴主治》补。

小肠经第九穴肩贞

穴在曲胛下两骨解间，肩髃后陷中。《铜人》：针五分。《素》注：针八分，灸三壮。

注：肩髃者，手阳明大肠①经穴，在肩端臑上陷中，斜举臂取之。此穴在肩髃之后陷中，当在肩之后下陷中也，以其将离肩也，故曰肩贞。

肩贞之本病：耳聋耳鸣，缺盆肩中热痛，风痹，手足②麻木不举，伤寒寒热。

注：耳、缺盆，皆本经所行部分，有火客焉，自应责之。风痹手不举，责之是也。其言足不举者，互文也。伤寒寒热亦责之何也？此经虽行身之侧，与足少阳、奇经阳维会，故寒热亦责之也。

小肠经第十穴臑俞

穴在挟肩髎后大骨下，胛上廉陷中，举臂取之，乃奇经阳维、阳跷与本经相会之处。《铜人》，针八分，灸三壮。

注：肘之上为臑，此穴紧在臑尽处，故为臑俞。阴维之会于此穴也，乃上行会手足少阳、足阳明于肩井之后，遂入肩后会手太阳、阳跷于臑俞是也。阳跷之会于此穴，乃阳跷直上循骨外廉，循胁后胛上，会手太阳、阳维于臑俞是也，故曰此穴乃三经相会之所。

臑俞之本病：臂酸无力，肩痛引胛，寒热气肿，胫痛。

注：臂、肩、胛，本经之所行也，穴在肩下胛上③故责之。

---

① 手阳明大肠：原作"手少阳三焦"，据陈本改。
② 足：原脱，据此下注文补。《针灸大成·手太阳经穴主治》正有"足"字。
③ 肩下胛上：原作"肩上胛下"，据陈本乙转。

寒热病责之者，以在身之侧会阳维也，阳维之病为寒热也。胫[①]痛者，乃阳跷之病也，以此穴与阳跷会，故病在下者取之上也。

小肠经第十一穴天宗

穴在秉风后大骨下陷中。《铜人》：针五分，灸三壮，留六呼。

注：自少泽而至此穴，可谓高矣，故曰天宗。

天宗之本病：肩背酸痛，肘外后廉痛，颊颔肿。

注：前症于本经部分所得之病，故[②]取此穴。

小肠经第十二穴秉风

穴在天髎外肩上小髃后，举臂有空取之，手阳明、手少阳、足少阳与本经相会之所。《铜人》：针五分，灸五壮。

注：穴在肩之下，正为风之自外来者所中，故曰秉风。天髎乃手少阳三焦经穴，在肩缺盆中，毖骨际陷中央，缺盆上有起肉处是穴。小髃，当作肩髃可也，此处穴中无小髃穴。手阳明虽此穴，而手阳明经自上循臑外[③]之前廉，遂历肘髎、五里、臂臑，以上肩之肩髃穴，出髃骨之前廉，循巨骨穴而上出天柱骨之会，会于大椎，无乳肩后秉风之络，其载会手阳明者，未祥考也。手少阳循臑外上肩，而交出足少阳之后，遂入缺盆，亦无入肩外之络，其载会于此穴者，亦未祥考也。足少阳之会于此穴者，乃足少阳过天牖，行手少阳之前，下至肩上循肩井，却左右交出手少阳之后，过大椎、大杼、秉风，当秉风者前，入缺盆之外者，过秉风而与本经会于此穴，则三经之会本经，惟此可考耳。

秉风之本病：肩痛不能举。

---

① 胫：原作"颈"，据此上正文改。

② 故：原作"而"，据陈本改。

③ 外：原脱，据陈本补。

注：此乃本经本穴部分，有风寒客之，而有是症，自应责且此穴也。

小肠经第十三穴曲垣

穴在肩中央曲胛陷中，按之应手痛。《铜人》：针五分，灸三壮。《明堂》：针九分。

注：以其骨形如垣而曲，故曰曲垣。

曲垣之本病：肩臂热痛，气注肩胛，拘急痛闷。

注：上症乃本经本穴部分之病，故应责之者也。

小肠经第十四穴肩外①俞

穴在肩胛上廉，去脊三寸陷中。《铜人》：针六分，灸三壮。《明堂》：灸一壮。

注：以穴在肩之外也，故名之。

肩外俞之本病：肩胛痛，周痹寒至肘。

注：此症乃本经本穴部分，有寒客之，而有是症，宜取此穴。

小肠经第十五穴肩中俞

穴在肩胛内廉，去脊二寸陷中。《铜人》：针三分，留七呼，灸十壮。《素》注：针六分，灸三壮。

注：肩之所以负重者，以骨会大杼也，此穴近大杼，故曰肩中俞。

肩中俞之肺病：咳嗽上气，唾血。

（注：背者，肺之室也，此穴在肩之里，近乎肺，本经又为

---

① 肩外：原作"外肩"，据陈本乙转。

火，前症皆肺中有火之症也，宜泄之。）

肩中俞之胆病：寒热，目视不明。

注：胆经由肩井横交大椎入缺盆者，本经直上入颈，而胆经横过之于此穴，故寒热与目病者责之。

小肠经第十六穴天窗（一名窗笼）

穴在颈大筋间前曲颊下，扶突穴后，动脉应手陷中。《铜人》：针三分，灸三壮。《素》注：针六分。狂邪鬼语，灸七壮。瘿疹，灸七壮。

注：此穴在颈之侧，如室之有窗，在室之侧也，故名天窗。扶突为手阳明大肠，在胃经气舍上一寸五分，在颈当曲颊下一寸，去胃经人迎穴后一寸五分，此穴又在扶突后也。

天窗之本病：痔漏头痛，肩痛引颈不得回顾，耳聋颊肿，喉中痛，暴喑不能言，齿噤中风。

注：火邪①上颈，凡所及部分，所过部分，有火客之而盛者，应泄其上行之火。

小肠经第十七穴天容

穴在耳下②曲颊后③。针一分，灸三壮。

注：耳下曲颊后，乃颈侧最上之所，衣领所以不能蔽人之容，于此呈露之处，故曰天容。

天容之本病：喉痹寒热，咽中如梗，瘿，项痛不可回顾，不能言，胸痛胸满不得息，呕逆吐沫，齿噤，耳鸣耳聋。

注：前症皆火热在颈、郁气在胸之症，宜泄此穴。耳病乃本

---

① 邪：原作"经"，据陈本改。
② 下：原作"后"，据陈本、《针灸大成·手太阳经穴主治》及此后注文改。
③ 后：原作"下"，据《针灸大成·手太阳经穴主治》及此后注文改。

105

经近耳之穴，故责之。

小肠经第十八穴颧髎（一名兑骨）

穴在面鸠骨下廉，锐骨端陷中，手少阳、太阳之会。《铜人》：针二分。《素》注：针三分。

注：此穴在颧骨下，故曰颧髎。手少阳之会本经于此穴也，乃手少阳之支行者，从膻中而上，出缺盆之外，上项过大椎，循天牖上耳后，经翳风、瘛脉、颅息，直上[①] 由耳上角至角孙，过胆经悬颅、悬厘、颔厌及过阳白、睛明，曲屈耳颊至颥，与本经会于此穴也。

颧髎之本病：口㖞，面赤目黄，眼睑动不止，颥肿齿痛。

注：口㖞乃足阳明胃经之症，以本经在面，入足阳明经部分而有火，故责此穴。面赤亦面有火，故赤，目黄，目有火则黄，眼睑动亦火也，颥肿亦火也，齿痛亦火也，故均责此穴。

小肠经第十九穴听宫（一名多所闻）

穴在耳中珠子大如赤小豆，手、足少阳与本经相会之所。《铜人》：针二[②]分，灸三壮。《明堂》：针一分。《甲乙》：针三分。

注：此穴在耳门之上，有圆珠是穴，非在耳内之中也。手、足少阳，皆入耳出耳，故与本经会于此穴。

听宫之本病：耳鸣耳聋，如物填塞无闻，耳中嘈嘈㤪㤪如蝉鸣，失音，癫疾，心腹满。

注：三火俱会于耳之中，故此穴专治耳症。失音、癫疾、心腹满，皆三经火盛所致也，故于其共会之穴取之，以泄其火。

---

① 直上：原作"上直"，据陈本乙转。
② 二：《铜人》作"三"。

奇穴

手足小指尖头

灸手小指尖头随年壮，男左女右，治食注。灸足小指尖头，左灸右，右灸左，七壮，治癞疝。手足小指尖头，灸随年壮，又灸膀胱俞横三寸间，亦随年壮，治消渴，五日一报之。

两手研子骨

豌豆疮，灸两手研子骨尖三壮，男左女右。

手髓孔

穴在腕后尖骨头宛宛中，主痿退①风半身不遂，灸百壮。

肘尖

《千金》云：治肠痈，屈两肘尖骨头，各灸百壮，下脓血则愈。又云：正灸肘头锐骨。

---

① 痿退：亦作"瘘瘅"。《集损》："瘘瘅，风病，或从委。"《千金》卷八、《千金翼》卷二十六并作"猥退"。

足太阳膀胱经

足太阳膀胱经总论

思莲子曰：足太阳为一身之巨阳，其经之在外向上直行者，起于目内眦头外一分宛宛中，本经之睛明穴，受手太阳之交，而实为手足太阳膀胱经、小肠经、足阳明胃经、阴跷、阳跷五脉相会之所，遂上额循本经二眉头陷中之攒竹穴，又过本经直眉头上神庭、曲差之间眉冲穴，遂由目上而过①督经神庭穴旁一寸五分入发际之曲差穴，又上过督脉经上星之旁一寸五分之五处穴，五处穴上寸五分为本经之承光穴，承光后一寸五分为本经之通天穴，再一寸五分为本经之络却穴，再一寸五分为本经之玉枕穴，而经之行于巅者毕。自是而挟项后发际大筋外廉陷中，为本经之天柱穴，自是而下项入背，为项后第一椎下两旁，去脊各一寸五分之大抒穴，乃中行督脉别络手太阳小肠经、足少阳胆经及本经交会之地也。自是而下，为二椎下两旁②，各去脊一寸五分之风门穴，又下行为三椎下两旁，各去脊一寸五分之肺俞穴，又下为四椎下两旁，各去脊一寸五分之厥阴③俞穴，又下为五椎下两旁，

① 过：原作"下"，据陈本改。
② 旁：原脱，据陈本补。
③ 厥阴：原作"肺"，据陈本改。

各去脊一寸五分之心俞穴，又下为七椎下两旁①，各去脊一寸五分之膈俞穴，八椎下无穴，又下为九椎下两旁，各去脊一寸五分之肝俞穴，又下为十椎下两旁，各去脊一寸五分之胆俞穴，又下为十一椎下两旁，各去脊一寸五分之脾俞穴，又下为十二椎下两旁②，各去脊一寸五分之胃③俞穴，又下为十三④椎下两旁，各去脊一寸五分之三焦俞穴，又下为十四椎下两旁，各去脊一寸五分之肾俞穴，又下为十五椎下两旁，各去脊一寸五分之气海俞穴，又下为十六椎下两旁，各去脊一寸五分之大肠俞穴，又下为十七椎下两旁，各去脊一寸五分之关元俞穴，又下为十八椎下两旁，各去脊一寸五分之小肠俞穴，又下⑤为十九椎下两旁，各去脊一寸五分之膀胱俞穴，又下为二十椎下两旁，各去脊一寸五分之中膂俞穴，又下为二十一椎下两旁，各去脊一寸五分之白环俞穴，自是而抵腰中，入循膂而络内肾，而下属膀胱，至是而前之自睛明穴上行直行者尽；其支别之行于项上者，从项上督经之百会穴，有别络横过于胆经耳上入发际寸半之率谷穴，耳后入发际一寸之浮白穴，完骨上，枕骨下，动摇有孔，为手、足少阳所会之窍阴穴，而本经支别者皆过之，所以散养于筋脉也。向下之直行者，既入腰络肾，而腰中之支别者，即从入腰处循腰髋下挟脊，历第一空挟脊陷中，乃足太阳、足少阳之共络处，为上髎穴，下行为挟脊第二孔之次髎穴，又下行挟脊第三孔，为足厥阴肝经自下而上行者，足少阳胆经自上而下行者，二经所结之会，为中髎穴，又下行挟脊第四空陷中，为下髎穴，又下行为阴尾尻骨两旁之会

---

① 两旁：原脱，据陈本补。

② 两旁：原作"旁两"，据陈本乙转。

③ 胃：原作"三焦"，据陈本改。

④ 三：原作"四"，据陈本改。

⑤ 下：原作"去"，据前后文例改。

肠穴。而腰中之支别者，离腰而下贯臀，至臀下横纹中之承扶穴，又下过本经浮郄穴下三寸之殷门穴，又下过委阳上一寸，本经之浮郄穴，又下过承扶下六寸，足太阳之前，足少阴之后，出于委中外廉两筋间，手少阳三焦经下输辅腘，为足太阳之别络委阳穴，而遂入于膝后横纹动脉陷中，为本经所入之合土委中穴。而肩上之支别者，为挟脊第二行，相去各三寸之诸穴，自项上本经之大杼穴，而下从膊内左右别行，下贯胛膂，各去中行三寸之诸穴，如附分在二椎下，与里行之风门对，魄户在三椎下，与里行之肺俞对，又下四椎下一分，五椎上二分，四肋三间之膏肓俞，与里行之厥阴俞对，又①下行五椎下，与里行之心俞相对之神堂穴，又下行肩膊内廉，挟六椎下，与里行督俞相对之谚嘻穴，又下行七椎下，与里行膈俞②相对之膈关③穴，又下行九椎，与里行肝俞相对④之魂门穴，又下行十椎下⑤，与里行胆俞相对之阳纲穴，又下行十一椎下⑥，与里行脾俞相对之意舍穴，又下行十二椎下⑦，与里行胃俞相对之胃仓穴，又下行十三椎下⑧，与里行三焦俞相对之肓门穴，又下行十四椎下⑨，与里行肾俞相对之志室穴，此下十五椎下⑩里行，尚有气海俞，十六椎下，尚有大肠俞，十七椎

---

① 又：此上原有"又下行五椎下与里行之厥阴俞对"十四字，与下重出，据陈本删。

② 膈俞：原脱，据陈本补。

③ 关：原作"俞"，据陈本改。

④ 肝俞相对：原作"相对肝俞"，据陈本乙转。

⑤ 下：原脱，据陈本与前后文例补。

⑥ 下：原脱，据陈本与前后文例补。

⑦ 下：原脱，据陈本与前后文例补。

⑧ 下：原脱，据陈本与前后文例补。

⑨ 下：原脱，据陈本与前后文例补。

⑩ 下：原脱，据陈本与前后文例补。

下，尚有关元俞，十八椎下，尚有小肠俞，外行与此四①穴，皆②无以配之，至十九椎下③，始有胞肓俞穴，与里行十九椎下膀胱俞对焉，二十椎下，有秩边穴，与里行之中膂俞对焉，而支别在背之穴，自附分而下，至此而尽。遂下历尻臀，过胆经髀枢之里，承扶之外，一寸五分之间，而下于前腰中支别之入委中者合，下行循本经膝后约纹下三④寸之合阳穴，贯腨内，历腨肠中央之承筋穴，又下历腨肠锐下分肉间陷中之承山穴，又下历外踝上七寸，足太阳之络脉，别走少阴之飞扬穴，又下历外踝上三寸之附阳穴，遂离股而至足外⑤踝后五分，根骨上动脉应手，足太阳所行为经火之昆仑穴，又过足跟骨下陷中，为阳跷之本仆参穴，又前行过外踝下五分陷中，阳跷脉所生之申脉穴，又下行外踝下少后，由胆经丘墟穴后，本经申脉穴前，本经之郄，阳维之别属金门穴，又前循金门穴前⑥行，循足外侧大骨下，赤白肉际陷中，本经脉所过为原之京骨穴，又前循足小指外侧本节后，赤白肉际陷中，本经所注为腧木之束骨穴，又前行足小指外侧本节前陷中，本经所溜为荣水之通谷穴，又前行足小指外侧，去爪甲角如韭叶，本经所出为井之至阴穴，而乃交于足少阴肾经也。是动病则为邪气冲头而痛，以本经上额交巅入络于脑也。又为目似脱，以本经起目内眦也。又为项如拔，以本经还别下项也。又为脊痛，以本经脉挟脊也。又为腰似折，以本经脉抵腰中也。又为髀不可以屈，以本经脉过髀枢也。又为腘如结，以本经脉入腘中也。又

---

① 四：原脱，据陈本补。

② 皆：此上原有"外行于此穴"五字，与上文重，衍，据陈本删。

③ 下：原脱，据陈本与前后文例补。

④ 三：原作"五"，据后"合阳穴"条与《针灸大成·足太阳经穴主治》改。陈本与《甲乙经》《铜人》均作"二"。

⑤ 外：原脱，据陈本补。

⑥ 前：此上原有"又"字，乃涉上衍，故删。

为腨如裂，以本经脉贯腨内。由是皆外踝脉气所过之所，其气厥逆上行，而生诸病也，是为踝厥。所生病为痔，以本经之脉贯臀也。为疟，以疟中有太阳之疟也。为狂癫疾，以太阳为一身之巨阳，癫狂篇有刺太阳经者。为头囟项痛，以本经上额交巅际入脑下项也。为目黄，为泪出，以脉起目内眦也。为鼽衄，以目眦近鼻也。又为项、背、腰、脊、尻、腘、腨、脚皆痛，小指不用，此皆本经^①脉气所经之处也。至于按脉，人迎较寸口之脉大二倍，则本经为实，而肾经为虚。如人迎之脉较寸口小二倍，则本经为虚而肾经为实。虚补之，实泄之。

与别经会穴

足阳明胃、手阳明大肠、阴跷、阳跷会于睛明，此会之初也。在顶则通天穴，乃斜行左右，交于督之百会。又从百会有支行者，抵耳角上，散于足少阳胆经之率谷、浮白诸穴，而与足少阳会。在背则大杼穴与督经、手少阳三焦经、足少阴胆经、手太阳小肠经共四经，而与本经会。在腰则上髎穴与足少阳胆经会，中髎与足厥阴肝经、足少阳胆经会。在股则委阳穴，为手少阳三焦下辅输^②，与手少阳三焦经会。在膝之下则飞扬穴，为足太阳络，而与足少阳会。附阳穴为阳跷之隙，而与阳跷会。在足仆参穴，为阳跷之本，而与阳跷会。申脉穴为阳跷脉所生，而与阳跷会。金门穴为阳维别属，而与阳维会。

---

① 本经：原脱，据陈本补。
② 辅输：原作"输辅"，据陈本与《甲乙》卷三第三十五乙转。

足太阳经筋

足太阳之筋，起于足小指外侧之至阴穴，由通谷、束骨、京骨、金门、申脉，结于踵跟之仆参、昆仑，又上循跟，出于外踝，由附阳、飞扬、承山、承筋、合阳，结于腘中央之委中穴。其别者，从飞扬络穴，于腘中相并而行委阳、浮郄、殷门等穴，以上结于臀，上会阳、下、中、次、上四髎、白环腧，直至大椎，计二十一穴，开中行寸五分，挟脊上于项之天柱、玉枕等穴。其直者，自睛明为目上纲[①]，下结于目下之颧。又其支者，从腋后外廉，结于手阳明经之肩髃。又其支者，入于腋下，上出于缺盆，斜上出于目下之颧。及其为病，则足小指支肿膝痛，为腘中筋挛，为脊中反折，为项筋急[②]，为肩不举，为腋支缺盆中痛，不可左右摇。

膀胱经第一穴睛明（一名泪孔）

穴在目内眦头外一分宛宛中，手足太阳、阳[③]明、阴跷、阳跷五脉之会，针一分半，留三呼，雀目者可久留针，然从速出针，禁灸。

注：睛之所以明者在瞳仁，而何以此穴为睛明？盖目[④]虽为五脏之所俱属，而目独为肝之窍，然心犹为目之本也，目眦乃心之部，故以此穴为睛明。禁灸者，恐火气熏目也。此穴所治，皆治目病。

---

① 纲：《灵枢·经筋》作"网"。
② 筋急：原作"急筋"，据陈本乙转。
③ 阳：原脱，据陈本补。
④ 目：原脱，据陈本补。

睛明之目病：目远视不明，恶风泪出，憎寒头痛，目眩，内眦赤痛，䀮䀮无见，眦痒，淫肤白翳，大眦攀睛，胬肉侵睛，雀目，瞳子生障，小儿疳眼，大人气眼冷泪。

注：此穴为五经之所聚，而实为本经发源之所，五经所聚之处，气血必盛，目之为症，多从热起，此穴一泄，而诸经之火泄；诸经之火泄，而目明矣。

膀胱经第二穴攒竹（一名始光。一名光明。一名圆柱。一名夜光）

穴在两眉头陷中。《素》注：针二分，留六呼，灸三壮。《铜人》：禁灸，针一分，留三呼，泄三吸，徐徐出针。宜以细三棱针刺之，宣泄热气，三度刺，目大明。《明堂》：宜细三棱针针三分出血，灸一壮。

注：此穴两眉一蹙，有攒竹之形，故曰攒竹。禁灸者，恐火气蒸于头也。

攒竹之目病：目䀮䀮视物不明，泪出目眩，瞳子痒，目瞢[1]。眼中赤痛及睑瞤动不得卧，风眩嚔。

注：泄此穴之火而不及于目，别目之诸症自愈矣。睑者，目上下纲之别称也，睑动即俗所谓眼跳也，亦火之所致而然，切宜泄此穴以散火。

攒竹之脾病：颊痛，面痛。

注：颊面痛，足阳明经所行之部分也，有火有风，皆能致痛。然阳明至睛明而交太阳，泄太阳穴之火，使不下散于面。

攒竹之心病：尸厥癫邪，神鬼狂魅。

注：以上皆火症也，泄太阳之火，而邪自息，以太阳之别，

---

① 瞢（méng 盟）：或作"瞢"。《集损》："瞢，《说文》：不明也。或作瞢。"

有直入心者故也。

膀胱经第三穴眉冲

穴在直眉头上，督经神庭穴、本经曲差穴两穴之间。针三分，禁灸。

注：眉冲者，其穴直在眉之上也，为本经上冲至额之所，故曰眉冲。

眉冲之本病：五痫，头痛鼻塞。

注：一切风痫瘈疭，皆督脉之病也，以膀胱经紧挟督脉而下，故所治病有与督同者。头痛鼻塞，皆本经直上冲头而鼻塞，乃本经受风，故均取此穴，以泄其火而散其风。

膀胱经第四穴曲差（一名冲鼻）

穴在神庭旁一寸五分，入发际。《铜人》，针二分，灸三壮。

注：穴名曲差者，自眉冲而上，乃直行也，自督经中行神庭平处，乃横折一寸五分，其形曲，故曰曲差。

曲差之肝病：目不明。

注：以脉下注晴明穴，故目不明者责此穴。

曲差之肺病：衄衊鼻塞。

注：以脉下注山根，与鼻相通，故鼻病责此穴。

曲差之本病：心烦满，汗不出，头顶痛，项肿身烦热。

注：此穴初为本经上头之始，故头顶痛。项肿者，及身体热[1]而汗不出者，皆本经巨阳有病之所致也。邪之初入人也，先从太阳经始，故取此穴，以出汗而解热清烦。

---

[1]　体热：原作"热体"，据陈本乙转。

膀胱经第五穴五处

穴在督经上星旁一寸五分。《铜人》：针三分，留七呼，灸三壮。《明堂》：灸五壮。

注： 此穴之后有四穴，并此穴为五穴，皆直行相去一寸五分，至天柱，则挟项后发际大筋外廉陷中，而不在头矣，故名五处，以志之也。

五处之本病：脊强反折，瘛疭癫疾。

注： 此督经病，以本经挟脊下行，与督相近，故督经病亦责之。

五处之肝病：头风热，目眩目不明，目上戴不识人。

注： 太阳经绝者，目上戴不识人，此太阳经本病也，以本经自睛明穴发脉，故上戴不识人，责此穴。

膀胱经第六穴承光

穴在五处穴后一寸五分。《铜人》：针三分，禁灸。

注： 承者，以下承上之象，光者，指百会穴而言也。百会在人顶上，有人君北辰 ① 之象，此穴在其左右之下，有人臣侍君之象，故曰承光。禁灸者，恐火气通脑也。

承光之本病：风眩头痛，呕吐心烦。

注： 本经受风而目为之眩，头为之痛，取此穴而散其风。烦心呕吐，皆风气之所致也，风散而呕吐自已，心烦自清。

承光之肺病：鼻塞不闻香臭，鼻多清涕。

注： 本经下注山根而上行，上受风则下见病于鼻，故鼻病责之。

---

① 北辰：原作"上辰"，据陈本改。《尔雅·释天》："北极，谓之北辰。"

承光之肝病：目生白翳。

注：翳自内眦生者，此太阳经病也，故责此穴，而绝其下生之源。

承光之脾病：口㖞。

注：口㖞乃足阳明经病，而责此穴者，以太阳经有与阳明相通处，故责此穴而散太阳之风，恐其侵阳明也。还取阳明经穴为正。

膀胱经第七穴通天（一名天臼）

穴在承光后一寸五分。《铜人》：针三分，留七呼，灸三壮。

注：此穴在督之百会左右，乃太阳经横络入足少阳胆经诸穴，养筋脉之所也，又为左右交督经之所，故曰通天。天者，指督之百会而言，本经至此穴以通之也。

通天之本病：头旋尸厥，头重暂[①]起僵卧。

注：本经受风邪，故头为之旋。尸厥者，风之极也。故取此穴，以散其风。头重僵卧，亦风之为也，并责此穴。此亦督经之病，故亦责太阳。

通天之肺病：鼻衄鼻疮，鼻窒，鼻多清涕，喘息。

注：以上症虽为肺病，而实为太阳[②]经在背者、在额者，受风邪而致，故责此穴，以散前后所受之风邪。

通天之肝病：颈项转侧难，气瘿瘤瘿。

注：颈项转侧难虽为太阳之病，而实为足少阳两经共受之邪，故取此通少阳之穴而并治之。气瘿气瘤虽为足阳明胃经之病，而足少阳亦有病此者，当详其部分而定其经，此乃太阳之旁通过少阳之络也。

---

① 暂：《广雅·释诂》："暂，猝也。"

② 太阳：原作"大肠"，据陈本改。

通天之脾病：口喎。

注：此症乃胃经病，而责此穴者，以二经有相通者，故治之。

膀胱经第八穴**络却**（一名强阳。一名脑盖）

穴在通天后一寸五分。《素》注：针三分，留五呼。《铜人》：灸三壮。

注：穴名络却者，以本经至通天，乃在顶际，此则却行向后，故曰络却。

络却之本病：头旋耳鸣，狂走瘛疭，恍惚不乐。

注：此症皆督经病也，督、太阳同治，故取此穴。此穴又名脑盖，正在脑髓之上，脑受风邪，而有是病，故责之。

络却之肝病：青盲内障，目无所见，腹胀。

注：此穴下将近目系，上则近督脉、肝脉，会于巅之所，故取此穴，以治目内障也。前之穴治目，皆治外症，此向后行，故治目内症。腹胀虽为脾之病，而此穴所治者，乃肝症[1]也，取此穴乃泄肝之上行会巅者。

膀胱经第九穴**玉枕**

穴在络却后一寸五分，挟中行督经脑户平一寸三分，起肉枕骨上入发际[2]二寸。《铜人》：灸三壮，针三分，留三呼[3]。

注：玉枕者，以穴在枕骨上也。

玉枕之本病：头风痛不可忍。

注：风入脑遂有是症，故取此穴以散风。

---

① 症：此上原有"治"字，据陈本删。

② 际：原脱，据陈本补。

③ 针三分，留三呼：《铜人》无。

玉枕之肝病，目痛如脱，不能远视，内连系急。

注：此正前通目系处，故前有病而求之后。

玉枕之肺病：鼻窒不闻。

注：头后受风为病，宜取此穴。

膀胱经第十穴天柱

穴在挟项后发际大筋陷中。《铜人》：针五分，得气即泄。《明堂》：针二分，留三呼，泄五吸，灸不及针，日七壮至百壮。《下经》，灸三壮。《素》注：针二分，留六呼。

注：天者，指首而言也。此穴紧在两大筋之旁，以载夫首，有柱之象，故曰天柱。

天柱之本病：足不任身体，肩背痛欲折，脑痛如脱，项如拔，项强不可回顾，头旋脑痛，头风。

注：以上症皆邪入本穴部分，故责此穴。

天柱之肺病：鼻不知香臭。

注：此穴入风上通于鼻，而有是症，故责之。

膀胱经第十一穴大杼

穴在项后第一椎下两旁，相去脊中各一寸五分陷中，正坐取之。督脉别络、手太阳小肠经、手少阴三焦经、足少阳胆经、并本经相会于督脉之所。《铜人》：针五分，灸七壮。《明堂》：禁灸。《素》注：针三分，留七呼，灸七壮。《资生》云：非大急不灸。

注：此本经离项入背之始。《难经》曰：骨会大杼①。疏云：骨病治此。袁氏曰：肩能负重，以骨会大杼也。东垣曰：五脏气乱在于头，取之天柱、大杼，不补不泄，以导气而已。又杼之名义

---

① 杼：原作"椎"，据陈本与《难经·四十五难》改。

即梭也，乃经之持纬者，此下肋枝皆横列于背，而太阳经脉从此穴直行而下，次第纬之，有梭纬经之象，故名大杼。乃背上诸穴之始，一有火而下行诸穴甚速，故[①]《资生》云：非大急不灸。

大杼之本病：僵卧不能久立，筋挛癫疾，身蜷急大[②]，伤寒汗不出，腰脊痛，胸中郁郁，热甚不已，头风振寒，项强不可俯仰。

注：本穴为骨之所会，故有不能久立之病，筋挛癫疾之病，身蜷急大[③]之病，伤寒腰脊痛之病，以及头风头旋，项强不可俯仰之病，应责此穴而泄之，以去其邪而出其汗。

大杼之肺病：痃疟劳气，咳嗽身热。

注：背中风遂致前症，故治太阳始入背之穴。

大杼之肝病：目眩。

注：此穴间近目系，外受风而目为之眩，故取此穴以散风。

大杼之脾病：腹痛，烦满里急，身不安。

注：此症乃内有邪也，而取此穴者，引之而散于外也。

膀胱经第十二穴风门一名热府

穴在第二椎下两旁，相去脊中各一寸五分，正坐取之。《铜人》：针五分。《素》注：针三分，留七呼。《明堂》：灸五壮。

注：天之邪风中人也，多在于上，而人之背尤易中风，然必有窍焉，以招其中。故在督之中行，于项之侧，足少阳之经，则曰风池，与此经之在背者，则又有风门焉。其入风最易，犹开门以受风者，故曰风门。风之中人，皮毛先受之，肺主皮毛，故此穴之下，而肺俞紧接焉。皆自然之理也。古人云：若频刺此穴，

---

① 故：原脱，据陈本改。
② 大：陈本作"火"。
③ 大：陈本作"火"。

泄诸阳热气，背永不发痈疽。盖以本经为一身之巨阳，而此穴又在诸腧穴之上，此穴一泄，而诸腧穴之热俱泄，风热去则毒气解，而痈疽何由生哉。

风门之本病：伤寒头痛，项强目瞑，胸中热，卧不安。

注：此伤寒中太阳经初发之症也。寒从风门入，还责本穴，以散风寒。

风门之肺病：发背痈疽，身热，上气喘急，咳逆胸背痛，风劳，呕吐多嚏，鼻鼽出清涕。

注：以上皆肺中热而有各症。背者，肺之府也，穴在背之部分，故所生皆肺症。

膀胱经第十三穴肺俞

穴在第三椎下两旁，相去脊一寸五分。《千金》云：对乳引绳度之。甄权云：以搭手，左取右，右取左，当中指末是穴，正坐取之。《甲乙》：针三分，留七呼，得气即泄。甄权：灸百壮。《明下》①：灸三壮。《素》戒云：刺中肺，三日死，其动为咳。

注：五脏六腑皆系于背，乃系于背之挟脊脂络中，其腧穴，按脏腑之高下而定焉，实脏腑至要之处，为脏腑之本也。太阳一经，历主其②穴，所谓巨阳者，盖一身之脏腑无所不统也。各腧即统其原于挟脊之两旁，而各腧脏腑之余，本经背上二行之支别者，又再分按其部而主之，故脏腑外受之邪，无不取于本经在背之穴也。肺处五脏最高之所，故肺俞首取之，乃系肺之原本处也。仲景曰：伤寒太阳与少阳并病，头项强痛或眩冒，时如结胸，心下痞者，当刺足太阳肺俞、肝俞。又诸腧穴，皆为脏腑至要之所，针之深断不可过三分，故古人著戒有中肺、中心、中

---

① 《明下》：即《明堂下经》。

② 其：陈本作"各"，义长。

膈之戒，非真中肺、中心也，谓中其系肺、系心之本也。所谓前边深似井，言在腹诸穴也，后边薄似饼，言在背诸穴也，可不慎哉！

肺俞之本病：肺痿咳嗽，肉痛皮痒，呕吐支满，不嗜食，腰脊强痛，背偻，肺中风偃卧，胸满短气，督满汗出，百毒病，食后吐水，痨瘵，口舌干，劳热上气，寒热，喘满虚烦，傅尸骨蒸，瘿气，小儿龟背。

注：喘、嗽二症，所得之始虽不同，而成病未有不伤肺者，故宜责此穴，以散肺之火与风。呕吐支满，气全上逆也，取此穴以散上逆之气。腰脊强痛，气逆在下也，肺统一身之气，取腧穴以散下逆之气。背者，肺之室也，先气郁在内，而后背为之偻，故先泄此穴，以散其中郁之气。肺中风于内，而气滞偃卧，则肺叶闭塞而气不通，遂胸满气短矣，故取此穴以散其中郁之风。肺伤风则汗出督而且闷，皆风气为之，宜泄此穴。食后吐水，气逆载水而上也，泄此穴以散上逆之气。痨瘵口舌干并上气，热上蒸而气逆极矣，泄此穴以散肺中之火与气。倏寒倏热，此肺受邪也，而又喘满虚烦，则肺中之邪甚，审其虚实而补泄之。傅尸而至骨蒸，此病极矣，先泄此穴，后更别治。瘿气①者，肺气之郁也，泄此穴以散肺气。小儿龟背，乃肺气之弱也，宜补此穴以生其肺气。

肺俞之胃病：黄疸。

注：胃有湿热，蒸为黄疸，泄此穴以散胃之热，更宜解胃之湿热。

肺俞之心病：狂走欲自杀。

注：此火迷心而逆上之病也，泄此穴以散逆上之火。

---

① 气：此上原有"有"字，据陈本及此前正文删。

膀胱经第十四穴厥阴俞（一名厥俞）

穴在第四椎下两旁，相去脊各一寸五分，正坐取之。《铜人》：针三分，灸三^①壮。

注：厥阴，心包也；俞，输也。心包之气血，输于此穴也。

厥阴俞之本病：心痛，胸满呕吐，留结烦满。

注：心不主事，心之病责手厥阴，故心痛者，责此穴以泄之。胸满呕吐亦责此穴者，胸为心肺之室，亦心包络之室也，故亦责之。有留有结，皆气之不舒，而留结则有滞血矣，心厥阴主血者，故责此穴以散留结之邪，而烦闷愈矣。

厥阴俞之胃病：咳逆牙痛。

注：上症皆胃气上逆而然，而亦责此穴者，心厥阴主火，火上逆而是症亦作，泄此穴以散下逆之火。

膀胱经第十五穴心俞

穴在第五椎两旁，相去脊中各一寸五分，正坐取之。《铜人》：针三分，留七呼，得气即泄，不可灸。《明堂》：灸三壮。《资生》：刺中心一日死，其动为噫，岂可妄针。《千金》：中风心急，灸心俞百壮，当权其缓急可也。《神农》：小儿气不足者，数岁不能语，可灸五壮，艾炷如麦大。

注：心俞乃脊内系心之要所，不可轻针是也，用此穴以灸为是。

心俞之本病：偏风半身不遂，心气乱恍惚，心中风，偃卧不得倾侧，汗出唇赤，狂走发痫，语悲泣，心胸闷乱，咳吐血，健忘，小儿心气不足，数岁不能言语。

---

① 三：《铜人》作"七七"。

注：风症而至于心气乱恍惚，固为邪气之盛，然亦心气之虚也，灸以补心气。中风偃卧、不得倾侧，痰气滞于心也，灸以开心之痰。汗出唇赤，汗者，心之液也，赤者，火之色也，故取此穴。狂走发痫、语悲泣，皆痰气之上冲迷心也，亦灸以开之。心胸闷乱，心气为痰所迷也，亦宜灸此穴。健忘乃心气之不足，灸以补之。小儿心气不足，不能语，宜灸此穴以补心气。

心俞之肺病：咳吐血，鼻衄。

注：二症皆心火上凌肺也，灸此穴，拔心火使出外，亦从治之法也。

心俞之肝病：目瞤目昏。

注：二症皆心火之上逆也，灸此穴，使火外出而不上凌。

心俞之脾病：黄疸，呕吐不下食。

注：胃有湿热，蒸为黄疸，乃取心俞者何也？所以撤心之火，不使助胃而上蒸也。呕吐不下食，乃胃气上逆也，何以取心俞？气上逆故从上以散之也。

膀胱经第十六穴督俞

穴在六椎下两旁，相去脊中各一寸五分，正坐取之，灸三壮。

注：太阳之在人身也，为一身之巨阳，凡一身脏腑督任，无所不统。在督则有督俞，在任则有关元、气海俞。心俞之下即为督俞者，以督之内通于心也。

督俞之心病：寒热心痛。

注：以督之通心，故寒热心痛，取此穴灸之，以散入心之逆气。

督俞之脾病：腹痛，雷鸣气逆。

注：督通阳而主气，气逆于腹而痛，至于雷鸣，则气之逆可

知，灸此穴以散督气之入腹。

膀胱经第十七穴膈俞

穴在七椎下两旁，相去脊各一寸五分，正坐取之。《铜人》：针三分，留七呼，灸三壮。《素问》：针中膈，皆为伤中，其病虽愈，不过一岁必死。

注：膈之为形，前齐鸠尾，后齐十一椎，所以遮隔中、下二焦之浊气，使不得上熏心肺者也。《难经》曰：血会膈俞。疏曰：血病治此。盖上则心俞，心生血，下则肝俞，肝藏血，故膈为血会。

膈俞之胃病，吐[①]食翻胃，四肢怠惰嗜卧，痎癖，咳逆呕吐，膈胃寒痰，食饮不下，身常湿，不能食，食则心痛，心痛肿胀，胁腹满。

注：膈周匝环胃而生，饮食之上下，皆历膈而出入，故吐食翻胃，咳逆呕吐者必责之，气不逆于膈，则前症可愈。凡经络之自膈而上，自腹而下，属络各脏腑者，无不贯膈而上下焉。四肢怠惰嗜卧，虽为脾病，而膈之为形，统属一身之经络，故前症亦责之。肠胃之痎癖积聚，而亦责膈者何也？膈以下乃有形积聚之所，膈之上无焉，取此穴以通肠胃之气而散之。胃膈有寒痰，乃积于胃脘之上，正当膈处，宜灸以散之。身常湿，则汗也，汗久则胃之津液少，食下则胃燥，而不能容而化之，故痛非心痛，宜灸此穴以温胃，暴逆于胸胁之间，遂有肿胀腹痛之病，宜取此穴，以散胁腹之气。

膈俞之心病：心痛，自汗盗汗，热病汗不出。

注：非心痛也，乃胃痛也。膈有滞气而胃痛，责其环胃之穴，

---

① 吐：原作"呕"，据陈本、《针灸大成·足太阳经穴主治》及此后注文改。

而散膈中之气。汗者，心之液也，自汗盗汗之久，所失者皆血也，宜补此穴以闭之，乃血会膈俞故也。荣气不和，汗不通于外而热。荣者，血也，故责血会之穴而通其汗。

膈俞之肾病：周痹骨蒸。

注： 风、寒、湿三者，齐于人之身而为痹。周痹者，一身尽痛也，膈统一身经络之上下，故责之。骨蒸，热甚也，血不足也，补血会之穴而生血。

膀胱经第十八穴肝俞

穴在九椎下两旁，相去脊各一寸五分，正坐取之。《铜人》：针三分，留六呼，灸七壮。《素问》：刺中肝五日死，其动为欠。

注： 解见前。

肝俞之本病：热病后目暗泪出，及食五辛，目暗目眩，目上视，筋寒热，胫筋急，相引转筋，入腹将死，肝中风，踞坐不得低头，绕两目连额上微青，多怒。

注： 肝之窍通于目，热病余热未尽，或正气未复，及食五辛太早，五辛之味昏目者也，及目眩目上视，皆肝之本症也，故取此穴而泄之。肝之用在筋，寒热之症，有为筋寒热，其症寒热而胫筋急转筋等病，故责此穴以治筋。肝属木，其令为风，其色为青，其部分在目，肝中风①而踞坐不得低头者，乃风伤筋，故责此穴以散肝之风。肝之性为怒，多怒则肝气有余矣，宜泄此穴。

肝俞之肺病：鼻酸，气短咳血，咳引两胁急痛不得息，转侧难，撅肋下与脊相引②而反折，目戴上，目眩循两眉头，衄衄，起则目䀮䀮，生白翳，咳引胸中痛，唾血短气，积聚。

注： 鼻者，肺之窍也，而酸者，乃肝之病也，故责此穴，以

---

① 风：原脱，据陈本补。

② 相引：原脱，据《针灸大成·足太阳经穴主治》补。

散肝之邪，勿上凌于肺。短气而咳血者，气滞也，宜责此穴，以散滞气。咳者，肺之症也，而引两胁急痛等症，则肝之气上逆于肺，而有是症，宜泄此穴，以降肝上逆之气。瞂眐者，肺症也，而目眊眊生白翳，则血虚而病肝矣，宜责此穴，审其虚实而补泄焉。咳者，肺症也，引胸中痛，则宜降肝①之上逆以宽肺气。唾血短气，则气之弱也，宜责此穴以补气。积聚在左者，乃肝之积也，可责此穴。若非左，尚非正治。

膀胱经第十九穴胆俞

穴在十椎下两旁，相去脊中各一寸五分，正坐取之。《铜人》：针三②分，留七呼③，灸三壮。《明堂》：针三分。《下经》：灸五壮。《素问》：刺中胆一日半④死，其动为呕。

注：胆在肝之短叶间，藏精汁三合，《资生经》四花穴，即肝俞与胆俞四穴。主血，故取之以治瘰瘵。

胆俞之本病：头痛振寒，汗不出，腋下肿脉，口苦舌干，咽痛干呕，目黄。

注：头痛必在头之侧，而兼腋下肿胀，口苦咽痛，皆足少阳胆经所历部分患有之症。宜责此穴以泄少阳之火。目黄，胆之症也，胃移热于肝也，肝与胆为表里，故应责此穴。

胆俞之肾病：骨蒸劳热，食不下。

注：骨蒸之热，热极矣，少阳之相火，亦所当泄者，取此穴以泄少阳之火。食不下而亦取此穴者，防木之克土也，泄此穴以弱土。

---

① 肝：原脱，据陈本补。
② 三：陈本、《铜人》及《针灸大成》无。
③ 留七呼：《铜人》无。
④ 半：原脱，据《素问·刺禁》与《针灸大成·足太阳经穴主治》补。

膀胱经第二十穴脾俞

穴在十一椎下两旁，相去脊各一寸五分，正坐取之。《铜人》：针三分，留七呼，灸三壮。《明堂》：灸五壮。《素问》：针中脾十日死，其动为吞。

注：晓南曰：脾形如镰刀。越人谓：有散膏半斤。即胰子也。

脾俞之本病：善欠不嗜食，水肿气胀引脊痛，痰疟寒热，泄利，腹胀引胸背痛，多食身瘦，痃癖积聚，胁下满。

注：脾主化饮食者也，善欠不嗜食，水肿气胀，脾弱不能运水也，先泄而后补之。无痰不作疟，胃有积痰，乃脾之不能运化所致也，宜责此穴。泄利，有热者，有寒者，察其虚实而补泄之。腹胀引胸背痛，则脾之滞极矣，宜泄此穴以舒脾气。多食身瘦，中焦之火热经矣，宜泄此穴以舒脾气，脾健则无积聚痃癖矣，宜先补而后泄之。胁下满乃肝症也，而宜责此穴者，当补之，恐木之克土也。

膀胱经第二十一穴胃俞

穴在十二椎下两旁，相去脊各一寸五分，正坐取之。《铜人》：针三分，留七呼，灸随年壮。《明堂》：灸七[①]壮。《下经》：灸三[②]壮。

注：胃之上通于咽，下通于阑门，形如一袋，脾俞在十一椎下，而胃俞即在十二椎下，脾胃两脏腑之相为表里，如肝之与胆皆相并为一处，非若心肺在膈之上，而大肠、小肠在膈之下，相去甚远也，如肾与膀胱相为表里，亦俱在下焦也，故太阳之按脏腑而分穴，原以脏腑所居之部分上下而定，知太阳经定穴之理

---

① 七：陈本与《针灸大成·足太阳经穴主治》并作"三"。

② 三：陈本与《针灸大成·足太阳经穴主治》并作"七"。

由，即知太阴脉寸、关、尺三部之所属之理由，而左心、小肠、肝、胆、肾，右肺、大肠、脾、胃、命门①之说，可不辨而自明矣。

胃俞之本病：霍乱胃寒，腹胀而鸣，翻胃呕吐，食不下，多食羸瘦，目不明，小儿羸瘦，不生肌肤。

注：霍乱者，胃中之气挥霍混乱也，宜取此穴，以调其乱气，而从取其上下之症②而补泄焉。胃寒腹胀而鸣，宜补此穴，以生胃火，而后泄其寒气。胃而至翻、呕吐不受食则胃之逆极矣，宜泄此穴，以降胃气。多食羸瘦、至于目不明，乃胃中有火也，宜取此穴以泄之。小儿羸瘦、不生肌肤，能食则为热，宜泄，不能食则为寒，宜补。

胃俞之肝病：腹痛，胸胁支满，脊痛③筋挛。

注：此肝病也，而取此穴者，宜补之以御肝木之旺。

膀胱经第二十二穴三焦俞

穴在十三椎下两旁，相去脊各一寸五分，正坐取之。《铜人》：针二④分，留七呼，灸三壮。《明堂》：针三分，灸五壮。

注：太阳经于一身之脏腑无所不统。手厥阴既有腧在上，则三焦自有腧在下，三焦之原，根于两肾中间一条白膜，十四椎下为肾俞，十三椎下为三焦俞，督之十三椎为悬枢，枢所以主开闭者在乎中，而三焦之俞即在乎旁，观此，则三焦之气化可见一斑矣。

三焦俞之本病：上焦病，伤寒头痛，饮食吐逆，目眩头痛。

---

① 门：原脱，据陈本补。
② 症：原作"正"，据陈本改。
③ 痛：原作"动"，据《针灸大成·足太阳经穴主治》改。
④ 二：陈本与《铜人》及《针灸大成·足太阳经穴主治》均作"五"。

中焦病，脏腑积聚，胀满羸瘦，不能饮食，肩背急，腰脊强不得俯仰。下焦病，谷不化，注泄下利，腹胀肠鸣。

注：上焦如雾，乃气之所蒸也，前症乃上焦之气滞而然也，故泄此穴，以降逆上之气。中焦如沤，气之化也，前症乃中焦之气不化而然也，宜泄此穴，以调中焦之气。下焦如渎，气之决也，前症泄注下利，乃气决太速，宜补此穴。腹胀肠鸣，乃气滞不决，宜泄此穴。

膀胱经第二十三穴**肾俞**

穴在十四椎下两旁，相去脊中各一寸五分，前与脐平，正坐取之。《铜人》：针三分，留七呼，灸随年壮。《明堂》：灸三壮。《素问》：刺中肾六日死，其动为嚏。此穴主泄五脏之热，与五脏俞同。

注：此穴前与脐平，前有脐，后有两肾，所以，脐之中为神阙，乃中间空处，人身至要之地也，后之胗处，又人身至处之地，肾为人藏精之所，而此穴又肾气之所输也，宜暖不宜寒，多灸少针。

肾俞之本病：虚劳羸瘦，耳聋肾虚，水脏久冷，胀热小便淋，少气溺血，小便浊，出精梦泄，肾中风，踞坐而腰痛，五劳七伤虚惫，腰寒如冰，女人乘经交接羸瘦，寒热往来。

注：肾之外窍为耳，虚劳而至于耳聋，则肾之虚极矣，宜灸以补之。水脏者肾也，久冷者亦宜灸以补之。胀热、小便淋而浊及便血，皆肾热之症，宜泄此穴以除其热，但不可针深。出精梦泄，亦宜灸者，必先针而后灸。肾中风、踞坐而腰痛，必灸以除肾之风。五劳七伤虚惫，亦宜灸以温之。腰寒如冰者，肾之寒也，宜灸以温之。女人乘经交接之症，亦肾中风之症也，亦宜灸之。

肾俞之脾病：心腹膜满胀急，两胁满引小腹急痛，食多羸瘦，面黄黑肠鸣，洞泄食不化，身肿如水，女人积冷气成劳，膝中四肢淫泺，消渴。

注： 心腹膜满，至于两胁下及少腹，乃通腹之气滞也，虽为脾症，肾亦主之，宜泄此穴，以散小腹之滞气，气散于下，则满消于上矣。食多而羸瘦，有火以消之也，宜泄肾之命火，以消逆下之热。面黄而黑，黄者脾之色，而黑则肾之色矣，在内则肠鸣，宜泄此穴。洞泄食不化，肾司二便者也，此肾之虚也，宜灸以补之。女人积冷气成劳，此症小腹必寒，宜灸以温之。膝中四肢淫泺，乃火盛也，宜取此穴，以泄肾之火。消渴之症，肾水虚之症也，宜补此穴，更以药以滋肾水。

肾俞之肝病：目视𥉂𥉂。

注： 目虽肝之窍，𥉂𥉂亦肾水不足之症也，宜补此穴。

肾俞太阳本经之病：头重身热，战慄。

注： 头重身热，此太阳经病也，而又战慄，则又至少阴肾矣，宜补此穴以出汗。

膀胱经第二十四穴气海俞

穴在十五椎下两旁，相去脊各一寸五分，针三分，灸五壮。

注： 气海穴乃任经脐下第二穴也，去脐之下寸半，乃男女生气之海也。太阳于人身脏腑经络之要无所不统，气海在任脉，为人身至要之穴也，故在后亦有穴也，有此腧及关元俞，而太阳之经又统乎腹中之任矣。

气海俞之肾病：腰痛，痔漏。

注： 腰者，肾之府也，气滞焉亦作痛，宜取此穴，以散腰中之滞气。痔漏而亦取此穴者，此症为大肠积热之症，此穴之下即为大肠俞，直前正大肠之所，宜灸此穴，以散大肠之滞。

膀胱经第二十五穴大肠俞

穴在十六椎下两旁，相去脊各一寸五分，伏而取之。《铜人》：针三分，留六呼，灸三壮。

注：论脏腑高下前后之位，则胃在上，胃之下口，乃小肠上口，小肠之下口，乃大肠上口，应小肠俞在下，大肠俞在下，为大、小肠上下之位次，然肺在心之上，肺与大肠相表里，则又宜在小肠俞之上矣。考足阳明胃经，上巨虚亦属大肠在上，下巨虚亦属小肠在下，亦以心肺之上下分属，而不以大、小[1]肠之上下分属焉。

大肠俞之本病：脊强不可俯仰，腰痛，腹中气肠，绕脐切痛，多食身瘦，肠鸣，大小便不利，洞泄食不化，小腹绞痛。

注：脐之虚，正为大肠之虚也，胀而绕脐切痛，乃大肠之气滞也，后则腰痛，前则绕脐痛，此大肠气滞也，宜责此穴，以泄大肠之滞气而腰痛愈。多食身瘦、肠为之鸣，乃病在大肠也，急泄此穴。大小便不利，正大肠之气不化也，小腹绞痛，正大肠之本症也，宜审其寒热而补泄之。

膀胱经第二十六穴关元俞

穴在十七椎下两旁，相去脊各一寸五分，伏而取之。此穴未载针灸。关元俞名奇穴，一云：各二寸，刺三分，留六呼，可灸，治法同。

注：关元乃任经穴，在脐下三寸，为小肠之募，乃足三阴肾、肝、脾与任脉相会之处，其下则为石门，一名丹田，一名命门，乃任经至要之穴也，故太阳亦有穴统之，此腧在大肠、小肠之间，为最要之腧，不可缺者。

---

① 小：原脱，据陈本补。

关元俞之本病：风劳腰痛，泄利虚胀，小便难，妇人瘕聚。

注：风劳腰痛，乃腰肾中风寒也，宜灸此穴以温之。泄利虚胀，乃气滞下焦也，先针泄，而后灸以温之。小便难乃气滞，灸以通其气。妇人瘕聚诸疾在脐下者，宜灸此穴以散之。

膀胱经第二十七穴小肠俞

穴在十八椎下两旁，相去脊各一寸五分，伏而取之。《铜人》：针三分，留六呼，灸三壮。

思莲子议曰：此膝按上下之部位，应在大肠俞之上，而反在大肠俞之下，历考诸图皆同，其前之部位虽在上，而系于脊之原本，则反在下[①]。

小肠俞之本病：小便赤不利，淋沥遗溺，小腹胀满疗[②]痛，妇人带下。

注：小肠之热移于膀胱，而小便赤不利，宜泄此穴之热。淋沥遗溺，小肠之气不足也，宜补此穴。小腹胀满疗痛，气郁在小肠也，宜泄以散其气。妇人带下，小肠湿热也，宜泄此穴，而去其热，而用药以导其湿。

小肠俞之膀胱病：膀胱、三焦津液少。

注：前症乃小肠有热，移于膀胱也，宜泄此穴。

小肠俞之大肠病；大、小肠寒热，泄利脓血，五色赤痢，下重肿痛，脚肿，五痔。

注：大、小肠而作寒热，当按其寒热之多少而补泄之。泄利脓血至于脚肿，则小肠之火下凌大肠极矣，宜泄此穴，以散小肠之火。痔为大肠病，亦小肠之火下移也，亦宜泄此穴。

小肠俞之胃病：消渴，口干不可忍。

---

① 思莲子议曰……则反在下：此段文字原脱，据陈本补。

② 疗（xiǔ朽）："疗"俗字。《说文》："疗，腹中急痛也。"

注：小肠之热下移则为痢，上凌于胃则为消渴，宜泄此穴，而降其上凌之火。

膀胱经第二十八穴膀胱俞

穴在十九椎下两旁，相去脊一寸五分，伏而取之。《铜人》：针三分，留六呼，灸三壮。《明堂》：灸七壮。

注：足太阳之正，行入腰中，循脊络肾，下属膀胱矣，而膀胱之腑气，又输于此，为膀胱俞。

膀胱俞之本病，小便赤黄，遗溺，阴生疮。

注：小便乃膀胱之本司也，赤黄者，热也，宜泄之。遗溺者，寒也，宜补之。阴生疮虽肝经之病，而膀胱之溺由此出，宜泄此穴，以散其热。

膀胱俞之大肠病：腹满大便难，泄利腹痛，女子瘕聚。

注：大便难乃大肠之病也，然膀胱之气滞而腹痛，遂致大便阻滞而弊，故宜泄此穴，而散膀胱之气，以消腹满，则大便自行。泄利亦大肠病也，而腹痛则气滞所致，亦宜泄膀胱之气。女子瘕聚，多在小腹，必气滞而瘕聚始生，故泄此穴，而使气之在小腹者行，行则无滞矣。

膀胱俞之本经病：风劳脊急强，少气胫寒拘急，不得屈伸，脚膝无力。

注：脊急强，太阳经之所司也，泄此穴以去风劳。足胫脚膝，皆太阳之部分也，寒而无力，宜灸此穴以温补之。

膀胱经第二十九穴中膂俞

穴在二十椎下两旁，相去脊各一寸五分，挟脊①伸②起肉，伏

---

① 脊：原脱，据陈本补。

② 伸：通作"肿"。

而取之。《铜人》：针三分，留十呼，灸三壮。

注：膂者，挟脊两旁肉也，在内则为挟脊之脂络，在外则为挟脊之膂，内以系各脏腑，外以载各穴，亦在背之至要者也，故有腧焉。《明堂》云：腰痛脊里痛，上下按之应者，从项至此穴，病皆宜灸。

中膂俞之本病：腰脊强不能俯仰。

注：宜灸此穴。

中膂俞之肾病：肾虚消渴。

注：肾有水、火二司，肾水不足而火独旺，上蒸于胃，此消渴之源也，宜泄右穴之火，而补左穴之水，方为宜。

中膂俞之大肠病：肠冷，赤白痢。

注：赤白痢，大肠之热，而曰肠冷，必利之久，方有是症，宜灸此穴以温之。

中膂俞之肝病：疝病，汗不出，腹胀胁痛。

注：疝病乃肝气滞也，责此穴者，亦以此穴在后而下，灸以温其冷耳。汗不出而腹胀胁痛，皆肝气之滞也，皆宜灸此穴以温之。

膀胱经第三十穴白环俞

穴在二十一椎下两旁，相去脊各一寸五分，伏而取之。一云：挺伏地端身，两手支额，纵息，令皮肤缓，乃取其穴。《素》注：针五分。得气则先泄，泄讫[①]多补之，不宜灸。《明堂》：灸三壮。

注：此精之下孔也，此孔上通脑髓，下过溺管，与督脉并行，而在督之内，太阳两脉挟之，乃人生死之关。太阳于身之脏

---

① 讫：此下原有"后"字，义重出，《针灸大成·足太阳经穴主治》无。

腑经络无所不统，岂如是至要之形器，而不统之乎。曰白者，精之色白也；环者，督、任二脉如环之无端也。

白环俞之本病：腰脊痛，腰脊冷痛，不得久卧，劳损虚气，腰背不便，筋挛臂缩，腰髋痛，脚膝不遂，手足不仁，大小便不利，虚热闭塞，温疟。

注：纵欲之人，未有不腰脊痛者^①，宜补此穴。腰脊冷痛，不得久卧，皆纵欲之病也，宜补之。劳损虚气，腰脊不便，筋挛臂缩，腰髋痛，脚膝不遂至于手足不仁，皆纵欲之过也，皆宜补之。大小便不利，虚热闭塞，宜泄此穴之火。温疟，纯热无寒，亦水不足之症，亦宜泄之。

膀胱经第三十一穴上髎

穴在第一空腰踝下一寸，挟脊陷中，足太阳、少阳之络。《铜人》：针三分，灸七壮。

注：此穴注未载明，照图详考，当在十六椎督经阳关穴之下，再一椎为十七椎，紧挟脊骨两旁，本经关元俞之内，其挟脊陷中，乃其所也。

上髎之胃病：呕逆。

注：此症宜责胃，而取此穴者，在下之气泄，则不能上逆矣。

上髎之肺病：鼻衄。

注：此肺病也，责此穴者，泄此穴之火，不使上逆也。

上髎之胆病：膝冷痛，寒热疟。

注：足少阳之经，由此下行于膝，故膝冷痛^②，宜灸此穴以温

---

① 者：原脱，据陈本补。

② 故膝冷痛：原脱，据文义及此前正文补。

之。足少阳所主者，寒热也，故寒热疟，责此穴而泄其邪^①。

上髎之肾病：大小便不利，妇人阴挺出，白沥绝嗣。

注： 肾司二便，不利者，乃肾气滞也，此穴近肾，泄之以通肾气，散滞气。阴挺出，肝病也，此穴在下焦，与肝近，责之所以泄肝也。白沥，即白带也，久则下焦寒，何以有嗣，宜灸此穴以温之。大抵左右四髎，总治腰痛。

膀胱经第三十二穴次髎

穴在第二空挟脊陷中。《铜人》：针三分，灸七壮。

注： 此穴紧挟十八椎下，小肠俞之内，止云第二空，亦未详明。

次髎之肾病：小便赤淋，肠鸣泄注，疝气下坠，小便赤，心下坚胀，腰痛不得转摇，急引阴器，痛不可忍，腰以下至足不仁，足清气痛，背膝寒，妇人赤白带下。

注： 小便赤淋，肾有火也，宜泄此穴，肠鸣注泄，下焦有火也，宜泄此穴。疝气下坠，肝病也，此穴近肝，宜泄以散其气，又宜灸以温之。腰痛不得转摇、急引阴器，肾气逆而滞极矣，宜泄。小便赤而心下坚胀，气逆于上也，宜泄。足清气痛，寒之至也，宜灸以温之。背膝寒，背之两旁寒也，宜灸以温之。妇人赤白带下，始以湿热，又为湿寒，初宜针泄，继以火灸。

膀胱经第三十三穴中髎

穴在三空挟脊陷中，足厥阴肝经、足少阳胆经所结之会。《铜人》：针二分，留十呼，灸三壮。

注： 此穴在十九椎下，紧挟脊空中，在膀胱俞之内，止云三

---

① 邪：原作"心"，据陈本改。

空，尚未详明。足厥阴肝经自下而上者，入腹正当脾经冲门、府舍之分，而入阴毛中，左右相交，环绕阴器，抵小腹而上会曲骨，会任脉之中极、关元，复循脾经箕①门、冲门至肝经章门②、期门，挟胃属肝，下日月之分，而络于胆，无有脊旁之络，而此云与肝经会，俟再考之。

中髎之本经病：大小便不利，大便难，小便淋沥，大便飧泄，腹胀下利，五劳七伤六极，带下，月水不调，绝子。

注： 中髎所主之病，皆二便之病，或泄利，或便难，当察其利泄便难而补泄之。五劳七伤六极之病，终岁药饵，或不可救，非针灸之所能及也。带下绝子，灸之以温其寒冷。

膀胱经第三十四穴下髎

穴在四空挟脊陷中。《铜人》：针二分，留十呼，灸三壮。

注： 此穴在二十椎下挟脊陷中，在中膂俞之内，止云四空，亦未详明。

下髎之本病：寒湿内伤，大便下血，大小便不利，肠鸣注泄，腰不得转，痛引卵，女子下苍汁不禁，阴中痛，引小腹急痛。

注： 寒湿内伤者，其始也，久燮为热，乃始下血，宜灸之，以散下焦之湿热。大小便不利，下焦之气滞也，宜泄之。肠鸣注泄，大肠有火也，宜泄之。腰痛不得褥，痛引转，气逆也，宜泄之。女子下苍汁不禁，久必小肠寒，而又引小腹急痛，寒极矣，宜灸之。

---

① 箕：原作"章"，据陈本改。

② 章门：原脱，据陈本补。

膀胱经第三十五穴会阳（一名利机）

穴在阴尾尻骨两旁。《铜人》：针八分，灸五壮。

注：穴名会阳者，乃太阳左右四行，俱会于此尾尻之两旁，而有是名也。太阳直行之穴，紧挟脊者，至此穴而尽，又复从二椎而载其支别之穴焉。

会阳穴所主，皆下焦之病。腹寒热气，冷气，泄泻，肠癖下血，肠气虚乏，久痔，阴汗出。

注：腹中寒，热气，冷气，皆阳气之虚也，宜多灸，以补太阳之气。泄泻久而下焦必寒，亦宜灸以温之。肠癖下血，久则下焦必寒，灸以温之，初起则针以泄之。阳气虚乏，宜灸以补之。中行之长强，为痔根本，此穴紧在长强之旁，故灸以散之，亦宜针以泄之。前阴汗湿，乃湿热在下，亦肾虚之症也，宜灸以燥之。

膀胱经第三十六穴附分

穴在二椎下，附项内廉两旁，去脊各三寸，正坐取之，手太阳小肠经并本经相会之处。《铜人》：针三分。《素》注：针八分，灸五壮。

注：穴名附分者，此太阳支别之络下行者也。本经自项上天柱穴，而下分为两歧，直行①向下为背左右第二行之大杼、风门等穴，至会阳穴止；一在外，而分为第一椎附分等穴，下行至秩边穴止，两行俱统会于尾尻之会阳穴。其名附分者，内行既为各脏腑之正腧穴在内矣，而各脏腑之腧，所主不尽者，又按各脏腑诸腧之部分而命名，以志其处焉，故曰附分。附者，对正而言也；分者，歧之义。言自此穴，而太阳经又分为两行，而

---

① 行：原脱，据陈本补。

下行于背也。

附分之肺病：肘不仁，肩背拘急，风冷客于腠理，颈项不得回顾。

注：肘不仁，乃气滞而受风寒也，宜灸此穴以温之。肩背拘急，乃背受风邪也，宜灸以去其风。风冷客于腠理、头项不得回顾，皆风邪之伤也，先针以泄之，而后灸以温之。

膀胱经第三十七穴魄户

穴在直附分穴下三椎下两旁，相去脊各三寸，正坐取之。《铜人》：针五分，得气即泄，又宜久留针，日灸七壮至百壮。

注：穴名魄户者，肺藏魄者也，此穴横直肺俞，内穴为系肺之原，此穴乃肺之户也，其主皆肺病。

魄户之肺病：背膊痛，虚劳肺痿，三尸走注，喘息咳逆，项急不得回顾，呕吐烦满。

注：以上症皆风邪、火邪、寒邪所致，或针以泄之[1]，或灸以温之[2]，俱宜表之也。

膀胱经第三十八穴膏肓俞

穴在四椎下一分，五椎上二分两旁，各去脊三寸，四肋三间，正坐屈脊伸两手，以臂着胸前，令端直，手大指与乳头齐，以物支肘，勿令摇动取之。《铜人》：灸百壮，多至五[3]百壮，当觉[4]窄窄然似水流之状，亦当有所下，然无停痰宿欲，则无所下

---

① 之：原脱，据陈本补。

② 之：原脱，据陈本补。

③ 五：《铜人》作"三"。

④ 觉：此下《铜人》有"下"字。《针灸大成·足太阳经穴主治》有"气下"二字。

也。如病人已困，不能正坐，当令侧卧，挽上臂取穴灸之，又当灸脐下气海、丹田、关元、中极，四穴中取一穴，及足三里穴，以引火气下行。

注：穴名膏肓者，凝者为脂，释者为膏。肓者，膈也。又心下为膏，乃连心脂膏也。四椎之下，五椎之上，正心与包络二脏之处。凡羸瘦虚损之症，其始也，无不从心血伤起，心血伤而神明无主，则脾肾失其化生之机，饮食不为脂膏，日渐羸瘦，而百病生矣。故骨蒸虚损之症，莫不以灸此穴而愈。然人年过二旬，方可灸此穴，仍针、灸胃经三里穴，引火气下行，故患者灸此穴，须针泄三里，更清心绝欲，而疾始瘳也。

膏肓之本经病：羸瘦虚损，传尸骨蒸，梦中失精，上气咳逆，发热健忘，痰病。

注：以上诸症，解见前。

又取穴捷要法：令病人两手交在两膊上，灸时亦然，胛骨遂开，其穴立见，以手摸索第四椎下两旁，各开三寸，四肋三间之中，按之酸痛处，乃是真穴。然云第四椎者，除第一椎小骨不算也，若连第一椎数下，则是在五椎下矣。又云两旁各开三寸者，除脊骨一寸不算也，若连脊骨，则共折作七寸，分两旁者是。《千金》云：立点立灸，坐点坐灸，卧点卧灸。

膀胱经第三十九穴神堂

穴在五椎下两旁，相去脊各三寸陷中，正坐取之。《铜人》：针三分，灸五壮。《素》注：针五①分。《明堂》：灸三壮。此穴主泄五脏之热，与诸脏腧同。

注：此穴横与心俞平直，心藏神者也，故其横旁之腧，则曰

---

① 五：《素问·气府论》王注作"三"。

神堂。

神堂之本病：腰脊背强急，不可俯仰，洒淅恶寒，胸满，气逆上攻，待嚏。

注：腰脊背急，此太阳经及督经中风寒之症也，而本穴所处部分正在背，故宜灸此穴，以去风寒。洒淅恶寒，肺症也，宜灸此穴者，以其与肺相近也。胸满者，肺气逆也，穴与肺近，宜取此穴以泄肺气。气逆上攻，有肝气焉，有冲脉焉，有胃气焉，泄之以散其气。时嚏，间未常嚏，乃气病也，泄之以散胸中之滞。

膀胱经第四十穴譩譆

穴在肩膊内廉，挟六椎下两旁，相去脊各三寸，正坐取之，以手重按，使病人大言譩譆譩譆，则穴应手，方是其处。《素》注：针七[1]分。《铜人》：针六分，留三呼，泄五息，灸二[2]七壮，止百壮。《明堂》：灸五壮。

注：此穴横与督腧穴平直，在内则心之下膈之上，空虚处也，故内言而外应手。细核譩譆之声，纯用喉音，不用舌、齿、唇作响，惟用喉之空虚处作声，故内作音而外应之也。

譩譆之肺病：背闷气满，胸中痛，引腰背腋拘，胁痛，衄血，喘逆，背膊内廉痛，不得俯仰，大风汗不出，劳损不卧，寒、温疟。

注：背膊闷痛及胁痛，皆肺气之逆也，宜泄此穴。衄者，肺之火也，此穴近肺，取之以泄肺火。喘逆，肺气滞也，取此穴以通肺气。背膊内廉痛，肺行经络之滞也[3]，伤风者多汗，今大风而

---

① 七：《素问·气府论》《素问·骨空论》王注并作"六"。

② 二：《铜人》作"三"。

③ 也：原脱，据陈本补。

汗不出者，肺气闭塞也，兼之劳损不得卧，以肺气滞于内，卧则肺胀也，宜泄之以舒其气。寒、温疟，皆暑邪、风邪自风府而入肺所致也，俱宜泄之。

噫譆之脾病：腹胀气眩，小儿食[①]时头痛，五心热。

注： 脾气不舒，则腹为之胀，取此穴者，令气上散也。不食则不头痛，食则痛，乃热越在上也，宜泄之以散上越之热。脾主四肢，两手心、两足心及心中热，谓五心热，泄之以散胸心之气，而热自息。

噫譆之肝病：目眩头痛。

注： 目眩头痛，虽为肝病，上焦之火泄，而二症亦除。

膀胱经第四十一穴膈关

穴在七椎下两旁，相去脊各三寸陷中，正坐取之。《铜人》：针五分，灸三[②]壮。

注： 此穴与膈俞横平相直，俱在七椎下，故曰膈关。膈之关于上下经络脏腑者甚重。脏腑之经络，除足太阳自腰中入络肾外，其余阳明胃经之支别者，自足少阴俞府穴之外，下贯膈；足少阳胆经，其支者下胸中，自心包络天池穴之外，下贯膈；足厥阴肝经，自本经期门穴而上贯膈；足太阴脾经，直行者，由本经腹哀穴而上贯膈；足少阴肾经，直行者，循本经幽门穴而上贯膈；是足之二阳三阴，无不历上下于膈中也。至手之太阴肺经，起于中焦，下络大肠之后，还从胃口上贯膈；手少阴心经，自心中出，下贯膈，络小肠；手厥阴心主之经，起于胸中，出属心包，下贯膈，历络三焦；手阳明大肠经，自大椎而下入缺盆，循足阳明经外，络绕肺脏后，下当膈，当天枢、缺盆之外，而下属大肠；手

---

① 食：原脱，据陈本、《针灸大成·足太阳经穴主治》及此后文义补。

② 三：《铜人》作"五"。

太阳小肠经，自交肩下缺盆，循肩向腋下行，当膻中之分，络心肺，循胃系，下贯膈；手少阳三焦经，过肩井，下入缺盆之后，由足阳明胃经之外，而交会于膻中之上焦，散布络绕于心包络，乃下贯膈，入络膀胱，以约下焦，附右脊而生，手足之三阴三阳，无不上下贯膈中也。则膈关系脏腑经络者，何如其重，可不有腧以统之乎。膈俞之旁，横直者，应名为膈关也，是膈为脏腑上下之关，而膈关尤为膈之关也。

膈关之本病：饮食不下，呕吐多涎唾。

注：饮食不下之症，皆知责胃，而不知膈中有痰，环胃久而干滞，则饮食不下矣。

膈关之肺病，大便不节，小便黄。

注：肺通大肠，心通小肠，二者皆在膈之上下，有病责之上下之关，不节者补，黄者则泄。

膀胱经第四十二穴魂门

穴在九椎下两旁，相去脊各三寸陷中，正坐取之。《铜人》：针五分，灸三壮。

注：此穴横直平与肝俞等，肝藏魂者也，故此穴亦肝俞之部分，而名曰魂门。曰门、曰关、曰户、曰舍、曰室，若有宅焉。以藏五脏，而此其外见者也。

魂门之本病：尸厥走注。

注：此症与魂相关者也，责此穴。

魂门之肺病：胸背连心痛，饮食不下，腹中雷鸣，大便不节，小便赤黄。

注：肝之支，从期门属肝处，别贯膈，行食窦之外，本经之里，上注肺，下行注中焦，挟中脘之分，故肝之病，有肝肺干胃

者，应泄此穴。肺[1]主身之气者也，肝气有余，则亦能上逆于肺，反动腹中之气而鸣。大便、小便皆肺之司也，而责肝者，以肝在下亦司者也，故责之。

膀胱经第四十三穴阳纲

穴在十椎下两旁，相去脊各三寸，正坐开肩取之。《铜人》：针五分，灸三壮。《下经》：灸七壮。

注： 此穴横直与胆俞平，胆为少阳，乃三阳之始，故曰阳纲。

阳纲之脾病：肠鸣腹痛，饮食不下。

注： 肝木旺而土气亏，遂有此症，宜泄肝木之火[2]。

阳纲之肾病：小便赤涩，腹胀身热。

注： 火热于下焦，而小便赤涩，至于腹胀身热，宜泄少阳之火，故责此穴。

阳纲之大肠病：大便不节，泄利黄赤，不嗜食，怠惰。

注： 大肠有火，泄利赤黄，久则不嗜食怠惰矣，责此穴者，泄少阳在下之火也。

膀胱经第四十四穴意舍

穴在十一椎下两旁，相去脊各三寸，正坐取之。《铜人》：针五分，灸五十壮至百壮。此穴主泄五脏之热，与五脏俞同。

思莲子议曰：此穴与脾俞相对，横直相平，脾藏意，故曰意舍。各经灸之多少，悬绝不同，然脾恶湿而喜燥，多灸亦无碍也[3]。

---

① 肺：原作"肝"，据陈本改。
② 火：原作"合"，据陈本改。
③ 思莲子议曰……多灸亦无碍也：此段文字原脱，据陈本补。

意舍之本病：腹满虚胀，大便滑泄，小便赤难，饮食不下，呕吐消渴，身热目黄。

注：前症除消渴为胃中火甚，宜泄此穴以清胃火，余皆胃之湿热也，宜灸以燥之。

意舍之肺病：背痛，恶风寒。

注：背受风寒而痛，背中之穴治者甚多，而亦责此穴者，以脾土生肺金也，灸以上温肺寒。

膀胱经第四十五穴胃仓

穴在十二椎下①两旁，相去脊各三寸，正坐取之。《铜人》：针五分，灸五十壮。

注：此穴与胃俞横直平对，故曰胃仓。

胃仓之本病：腹满虚胀，水肿，饮食不下。

注：此症乃胃之寒也，宜灸以温之。

胃仓之肺病：恶寒背痛，不得俯仰。

注：此症责胃仓，亦土生金之意，乃肺病也，亦宜灸以温之。

膀胱经第四十六穴肓门

穴在十三椎下两旁，相去脊各三寸陷中，正坐取之。《铜人》：灸三十壮，针五分。又云：与鸠尾相直。夫膈之为形，前齐②鸠尾，后齐十一椎，此穴已在十三椎下矣，何得与鸠尾齐也。

注：此穴与三焦俞横平直对，而曰肓门者何也？肓者，膈也。膈非三焦也，而何曰肓门？盖以膈之上为上焦，膈之下为中焦，一膈而焦之上中分焉。至于下焦，则在脐之下，其易知者，

---

① 下：原脱，据陈本补。

② 齐：原作"起"，据陈本改。

而在肾经则有肓俞，肓既为膈，脐之旁又乌有膈焉，而曰肓俞，前后互见之义耳。

肓门之本病：心下痛，大便坚，妇人乳疾。

注：气滞于膈上，为心下痛，泄此穴以散膈上之气。大便坚，非疾也。《铜人图经》云：心下痛，大便坚，则与理为顺。妇人乳疾，乃胃经病，而责此穴者何也？以病在胸之上，亦在膈之上，膈之气滞亦有是症也，取此穴以散膈中之滞。

治痞疾，患左灸右，患右灸左，左右俱有，左右俱灸。

膀胱经第四十七穴志室

穴在十四椎下两旁，相去脊各三寸陷中，正坐取之。《铜人》：针九[①]分，灸三壮《明堂》：灸七壮。此穴主泄五脏之热，与五脏俞同。

注：此穴与肾俞穴横直平对，肾藏志者也，故曰志室。

志室之本病：阴肿阴痛，梦遗失精，淋沥，饮食不消，腹满背痛，腰脊强直，俯仰不得，吐逆，两胁急痛。

注：阴肿阴痛，肝病也，然必肾有邪火，而后有是症，宜泄之。梦遗失精，肾失藏也，然肾有无火者，有有火者，诊其尺脉，而定其虚实，实则针泄，处则火灸。淋沥者，肾气之虚，宜灸以温之。消饮食者，脾胃也，肾寒则食亦难消，亦宜灸以温之。背痛脊强，肾虚也，宜灸之而去寒湿之邪。吐逆、两胁急痛，肝病，然此为冲脉上逆之症，冲脉与督脉，同自下行上[②]而入腹，亦泄此穴，以降下逆之气。

志室之胃病：霍乱。

注：前症乃上下之气淆乱而不顺其正也，宜泄之以降下气，

---

① 九：《铜人》作"五"。

② 上：原脱，据陈本补。

下气降则上气顺，而不淆乱矣。凡霍乱，刺志室穴五痏，及胃仓、意舍并刺之。

膀胱经第四十八穴胞肓

穴在十九椎下两旁，相去脊各三寸陷中，伏而取之。《铜人》：针五分，灸五七壮。《明堂》：灸三七壮。

注：此穴横平与膀胱俞相对，为足太阳本经脉气所发。胞者，指膀胱而言也；实者，膈也。膀胱有下口无上口，亦犹上之膈膜，不与上下相通之义同。其溺乃用下焦之气以渗入者，故亦曰肓也。此穴主渗入之原本，故曰胞肓也。

胞肓之本病：肠鸣淋沥，不得大小便，癃闭下肿，腰脊急痛，食不消，腹坚急。

注：大小便乃膀胱所主，大小便闭，乃气滞于中也，下肿，乃便闭之故也，宜泄之以通滞气。腰脊急痛，乃气滞于下而逆于上之症。气滞于下而二便闭，而腹坚急，久则腹胀而食恶能下哉，宜泄之以散滞气。

膀胱经第四十九穴秩边

穴在二十椎下两旁，相去脊各三寸陷中，伏而取之。《铜人》：针五分。《明堂》：针三分，灸三壮。

注：此穴横与中膂俞相对，中膂者，乃挟脊两行肉也，督脉行于脊之正中，而两旁膂肉挟之。内为挟脊两行之脂膜，所以裹系诸脏腑。外所列太阳左右两行各脏腑腧穴，左右秩秩然[1]成行列，而下至此穴，而太阳在背之穴尽，故名曰秩边，命名之义昭然矣。自此而下上之支别，下历尻臀，横过足少阳胆经之髀枢穴，

---

[1] 秩秩然：有序貌。《诗·小雅·斯干》："秩秩斯干，幽幽南山。"《集传》："秩秩，有序也。"

即环跳穴是也，又循直经之支别，行上、中、次、下髎者，承扶穴之外一寸五分之间，而下与直支之入委中者合焉。

秩边之本病：五痔发肿，腰痛，小便赤。

注：此穴去会阳、长强不远，二穴皆治痔之要穴，故痔之肿者，亦责此穴。此穴去腰俞不远，故腰痛亦责之，小便赤，下焦有火也，泄之。

膀胱经第五十穴承扶（一名肉郄。一名阴关。一名皮部）

穴在尻臀下[①]，阴股上阴纹中，又曰尻臀下陷纹中。《铜人》：针七分，灸三壮[②]。

注：此穴乃上、次、中、下四髎之支别者，下行过尻臀之下阴纹之正中也。承者，以在阴纹之中，承上臀垂之义；扶者，臀垂下垂，此穴在下，有扶之之义，故曰承扶，非背者次行之支别。所扶之穴，背上支别之脉，已入足少阳髀枢穴，而在承扶之外、髀枢之里一寸五分而下行矣。

承扶之肾病：腰脊相引如解。

注：邪气滞在腰脊，而成前症，宜泄此穴，而散腰脊之滞。

承扶之大肠病：久痔，尻臀肿，大便难。

注：前症，热结大肠也，此支别之脉，由肛门而下行，宜泄之，以降肛门之火。

承扶之膀胱病：阴包有寒，小便不利。

注：小便之行，全借下焦之气化，热则成闭，寒亦不行，宜灸以温之。

---

① 下：原脱，据《针灸大成·足太阳经穴主治》补。
② 灸三壮：《铜人》无。

膀胱经第五十一穴殷门

穴在浮郄下三寸。《铜人》：针七分。

注：此穴本在浮郄之下，而先言此穴者，以此脉先下结此穴，而后上结浮郄，再下而结委阳，故曰浮郄下三寸也。是此穴在承扶下六寸，所以歌云：浮郄扶下方六分，委阳扶下寸六数，殷门扶下六寸长也。名殷门者，太阳经至此下行大盛，殷者，盛也，而此穴其门也，乃本经血甚盛之所也。

殷门之本病：腰脊不可俯仰，举重，恶血，泄注，外股肿。

注：血滞于腰脊间，不可俯仰，刺之以散滞血。举重有恶血滞于腰腹间者，亦刺此穴以散之。泄注、外股肿，气皆下注也，宜刺此穴，以散下注之气。

膀胱经第五十二穴浮郄

穴在委阳上一寸，展膝取之。《铜人》：针五分，灸三壮。

注：殷门在下，此穴反浮在上，故曰浮郄。

浮郄之胃病：霍乱转筋。

注：大肠之经，为一身之巨阳，腹中之气滞，而上下淆乱，应入膀胱者，不入膀胱而入大肠，内有病而及于外，故太阳所主之筋，在后者亦欲转而在前，外之形欲随内之气变也，取其穴以正前后欲动之乱。

浮郄之肾病：小肠热，大肠结。

注：此膀胱有火也，泄之以散其火。

浮郄之肝病：筋急髀枢不仁。

注：此少阳胆经病也，以太阳经有络抵髀枢，故泄此穴。

膀胱经第五十三穴**委阳**

穴在承扶下六寸，足太阳之前，足少阳之后，出于腘中外廉两筋间。《素》注：针七分，留五呼，灸三壮。

此穴为三焦下辅俞，三焦之络，有下行者，至此合于太阳，所以三焦与膀胱，其厚薄、缓急、直结，同征于皮之腠理疏密也。委，犹旁也。以本经之支，直行者结殷门，此穴乃溢而上，既结浮郄之穴，而又下结此穴，有委之之义，故曰委阳。

委阳之肝病：腋下肿痛，胸满膨胀，筋急身热。

注： 前症乃肝病也，以此穴在少阳之后，而本经横过髀枢之支，将与此会，故责此穴，以泄肝、胆二经之热，且肝之在上会四髎者，其气亦泄也。

委阳之肺病：痿厥不仁。

注： 此肺症也，太阳为一身之巨阳，此穴乃三焦之别络，周身之气调，而痿厥起矣。

委阳之心病：飞尸遁注，小便淋沥。

注： 飞尸之病，先中乎心，而后及于五脏，此穴乃三焦之别络，太阳统一身之脏腑，阳气盛则邪不能克，故取此穴以灸之。小便淋沥，膀胱寒也，亦三焦之气不能化，灸此穴以通三焦之气，而温膀胱之寒。

膀胱经第五十四穴**委中**（一名血郄）

穴在腘中央约纹动脉陷中，面挺伏地卧取之，足太阳膀胱脉所入属合土。《素》注：针五分，留七呼。《铜人》：针八分，留三呼，泄七吸。《甲乙》：针五分，禁灸。《素问》：刺委中中大脉，令人仆脱色。

注： 太阳直行者，入络肾矣，其直之支别，由四髎而下行

者，同在背二行之支别，横入髀枢者，皆合于此穴。膝后两筋之间为腘，故曰委中，指其处而命名也。太阳气少而血多，支、别、直脉，俱合于此所，故曰血郄。大风发肩堕落，刺此穴出血，以散周身血邪。

委中之本病： 膝痛及小拇指，腰挟脊沉沉然，遗溺，腰重不能举，小腹坚。

注： 膝痛及①足小拇指，乃太阳下行部分。腰挟脊，乃太阳上行部分，腰重不能举，及腰脊沉沉，皆内有风湿之邪，及血滞于腰脊之内，一泄此穴，气血邪热之在上者，尽泄于下矣。

委中之肝病： 满体风②痹，髀③枢痛，可出血，瘤疹皆愈。

注： 支别之由髀枢下合于此穴者，髀枢有邪，泄此穴可愈。至风中遍体为瘾疹，由此穴以泄之，周身之风热邪血，由此可散。

委中之肺病： 伤寒四肢热，热病汗不出，取其经血立愈。

注： 太阳为周身之巨阳，其所行皆在背，乃肺部分也，寒邪初中之，刺此经出血于下，则汗作于上矣，出血多，不汗亦愈。

膀胱经第五十五穴合阳

穴在委中约纹下三寸，入膝骨之下。《铜人》：针六分，灸五壮。

注： 太阳直行之支别者，旁行过髀枢之支别者，俱合委中，过膝之后而下行，故曰合阳，以太阳两脉合而得名也。

合阳之肾病： 腰脊强引腹痛，阴股热，腨酸肿，行步艰难，寒疝阴偏痛，女子崩中漏下。

---

① 及：原脱，据陈本补。

② 风：原作"气"，据《针灸大成·足太阳经穴主治》与此后文义改。

③ 髀：原脱，据陈本及此后注文补。

注：腰脊强引腹痛，太阳与肾相为表里，此太阳寒水之邪溢于肾矣，股腨皆肾经所行之部分，宜泄此穴，以去太阳、少阴之寒邪，而复灸以温之。寒疝，肝病也，必肾中寒邪，方有此症，灸之以温其邪。女子崩中漏下，太阳之经血不盛，气脱于下，而有此症，宜灸此穴，而复补之。

膀胱经第五十六穴承筋（一名腨肠。一名直肠）

穴在腨肠中央陷中，胫后从脚跟量上七寸。《铜人》：灸三壮。

注：膝后有大筋二条，下膝合于腨肠之中，而此穴承之，故曰承筋。宜灸不宜针者，恐伤筋也。

承筋之本病：腰背拘急，胫痹不仁，腨酸腰痛，脚跟急痛，痔疮，霍乱转筋。

注：上症皆本经所行部分，有风寒客之，故有是症，宜灸以温之。痔疮虽大肠病，而太阳经去肛门而下合于委中以下诸穴，故宜灸以撤其热，而使之下行。此穴所主者筋也，故霍乱转筋之病，亦责此穴而灸之。

承筋之肺病：大便秘，鼻鼽衄。

注：三焦下通膀胱，气不下行，则大便秘，宜灸之以通其气。鼽衄，肺热也，而太阳经发睛明穴，亦致此症，灸之以撤太阳上行之热。

承筋之肝病：腋肿。

注：腋者，少阳经部分也，太阳经属水，水能生木，灸之，太阳之气泄，则不能上生肝木，而腋肿可愈矣。

膀胱经第五十七穴承山（一名鱼腹。一名肉柱。一名肠山）

穴在锐腨肠下分肉间陷中，一云腿肚下分肉间。《针经》云：取穴须用两手高托，按壁上，两足指离地，用足大指尖竖起，看足锐腨肠分肉间。《铜人》：灸五壮[①]，针七分。《明堂》：针八分，得气即泄，速出针，灸不及针，止六七壮。《下经》：灸五壮。

注：此穴在腿肚之下上，视腿肚之隆，而高有山象，又有下垂之象，故曰承山。《千金》云：灸转筋，随年壮，神效，霍乱，灸百壮。

承山之本病：脚气膝肿，胫酸，脚跟痛，筋急痛，转筋，痔肿，战慄不能久立。

注：此穴与承筋所主筋病多同，以在下而统诸筋者也，痔肿已解见前，战慄不能久立，宜针以泄之，灸以温之。

承山之大肠病：大便不通，急食不通，伤寒水结。

注：此穴与在前之上巨虚、下巨虚前后相对，故亦主胃病、大肠病。大便不通，下焦之气不化也，灸之以通下焦之气。急食不通，伤寒水结，病皆在胃脘也，泄下之气，而上之气自降。不通者可下，而水结亦愈矣。

膀胱经第五十八穴飞扬（一名厥阳）

穴在外踝骨上七寸，足太阳之络脉别走足少阴。《铜人》：针三分，灸三壮。《明堂》：灸五壮。

注：此穴乃太阳之络，别交于足少阴者。太阳在足之后，此穴不在承山直下，而以在下之外踝上七寸为度，其离足少阴[②]之经，尚有所隔，而此络将往通之，有飞扬之象，故曰飞扬。实则鼻窒，太阳中风也，头背痛，泄之[③]，虚则鼻衄，不独灸也，补之。

飞扬之本病：体重不能起坐，步履不收，脚腨酸重，战慄不

---

① 壮：原作"分"，据陈本与《铜人》改。

② 阴：原作"阳"，据陈本及此处文义改。

③ 头背痛，泄之：原脱，据陈本补。

能久坐久立，足指不能屈伸，历节风，逆气颠疾，寒疟。

注：上症皆太阳、少阴二经部分之病，宜先泄其寒湿之邪，而后灸以温之。历节乃膝头独大之症，此穴在下，取之以泄膝上之邪气。逆气颠疾，皆太阳同督脉之病，泄之以降逆上之气。寒疟乃纯寒而无热，少阴症也，宜灸太阳之络，以温其寒。

膀胱经第五十九穴附阳

穴在外踝上三寸，太阳前，少阳后，筋骨之间，阳跷脉郄。《铜人》：针五分，灸三壮，留七呼[①]。《素》注：针六分，留七呼，灸三壮。《明堂》：灸五壮。

注：此穴将近少阳，已有附阳之义，而阳跷之脉，又以为郄而上行，故曰附阳，言阳跷附太阳之穴而生也。

附阳之本病：腰痛不能久立，坐不能起，髀枢、股、腨痛，痿厥，风痹不仁，霍乱转筋。

注：前症皆本经过少阳部分应有之症，穴近少阳，故取之。霍乱转筋，则太阳之[②]欲转而前，此穴在筋骨之间，针以止之，亦以此穴为阳跷之郄，跷者，动也，取此穴以针之，则不能妄动也。

附阳之胆病：头重额痛，时有寒热，四肢不举。

注：此少阳胆经症也，以本经上通少阳之髀枢穴，而此穴又近少阳之经，故责此穴，以降少阳之邪。

膀胱经第六十穴昆仑

穴在外踝后五分，跟骨上陷中，细脉动应手，足太阳膀胱所行为经火。《素》注：针五分，留十呼。《铜人》：针三分，灸三壮。

① 留七呼：《铜人》无。
② 之：此下疑脱"筋"字。

妊娠刺之落胎。《千金》云：胞衣不出，针足太阳入四分，在外踝下后一寸宛宛中者，意必是昆仑穴也。

注：中国之山，无大于昆仑者，太阳自睛明而下，所过之穴，其骨而峙起者，无如外踝之大也，既至小指之至阴为井而上行，亦无大于外踝者，故名以昆仑焉。凡《内经》不言名，而止言取大肠之经者，即此穴也。

昆仑之本病：腰尻脚气，足腨肿不能立地，腘如结，踝如裂，肩背拘急，腰脊内引痛，伛偻，小儿发痫瘛疭，头痛。

注：前症皆太阳部分，有风、有痰、有火而致。太阳为一身之巨阳，故泄其经火。头痛亦太阳正病，亦宜泄本经之火穴。

昆仑之肺病：咳喘满[①]，衄，疟多汗。

注：泄太阳之经火，使不上逆于肺，而咳满之病息。衄，肺症也，太阳经由睛明而上行，亦干于鼻，泄之以降太阳之火。疟多汗，肺伤于风也，然必火以蒸之，而后有汗，泄太阳之火，而汗自敛。

昆仑之肾病：阴肿痛。

注：此乃肾有火也，太阳为肾之表，宜泄其经火，而不使助肾邪。

昆仑之肝病：目眩痛如脱。

注：太阳睛明穴，乃治目之总穴，此症乃本经火上炽所致，宜泄之。

昆仑之心病：心痛与背相接。

注：心痛当在前，与背相接，乃邪干太阳经矣，宜泄此穴。

昆仑之膀胱病：妇人孕难，胞衣不出[②]。

注：妇人孕难，胞衣不出，膀胱痛而作胀；则孕难育，胞衣

---

① 满：原脱，据陈本、《针灸大成·足太阳经穴主治》及此后文义补。

② 昆仑之膀胱病：妇人孕难，胞衣不出：此段文字原脱，据此后注文补。

为膀胱之胀者所碍，故不得出也，泄此穴以消本经之火，膀胱之胀消，胞始得下[1]。膀胱之胀，以用力之太早，用力之太过遂胀，非溺也，乃气也。

膀胱经第六十一穴仆参（一名安邪）

穴在足跟骨陷中，拱足取之，阳跷之本。《铜人》：针三分，灸七壮。《明堂》：灸三壮。

注： 此穴紧在脚跟，主在前，而仆参在后，仆之所视，主之跟脚也，故曰仆参。参犹立则见其参于前也之义。取此穴可以治狂言见鬼之病，又名曰安邪。

仆参之本病：足痿失履不收，足跟痛不得履地，脚气膝肿，尸厥癫痫，狂言见鬼，霍乱转筋。

注： 穴在足跟，故足痿不能收之病责之。脚气责之，以泄膝中之郁。尸厥癫痫，太阳经病也，泄此穴以降上逆之火。昼发者灸申脉，申脉者阳跷也，此穴又阳跷之本，故亦宜灸之。狂言见鬼，乃火逆上极矣，宜灸此穴以降火。此穴乃太阳经筋结处，霍乱转筋者，取此穴以定其欲转之筋。

仆参之胃病：吐逆。

注： 周身之气上逆，而后有此症，取此穴者，使气下降，不上逆耳。

膀胱经第六十二穴申脉（即阳跷）

穴在外踝下五分陷中，容爪甲白肉际，前后有筋[2]，上[3]有踝

---

[1] 胞始得下：原脱，据陈本补。

[2] 前后有筋：原脱，据陈本与《针灸大成·足太阳经穴主治》补。

[3] 上：原作"前"，据陈本与《针灸大成·足太阳经穴主治》改。

骨，下①有软骨，其穴居中，阳跷脉所生。《铜人》：针三分，留七呼，灸三壮②。

注：太阳标为巨阳，本为寒水，故曰在上则为阳，在下则为水。水之长生在申，故此穴在足踝之下，以申脉名之，言其水所生之源也，其下穴即曰金门，亦金生水之义也。

申脉之本病：痫病昼发，风眩，腰脚痛，胻酸不能久立，如在舟中，劳极，冷气逆气，腰髋冷痹，脚膝屈伸难③。

注：阳跷主一身变动之根，乃痫病之原，昼为阳，病发于阳者，灸此穴使火气下行，而不上逆。腰、脚、胻、髋，皆本经脉所行部分，风冷之邪中焉，故病，灸此穴以温在内之风寒。妇人气滞，血凝于经络作痛，亦宜灸此穴，以过其气而行其血。

膀胱经第六十三穴金门（梁关）

穴在外踝下少后，丘墟后，申脉前，足太阳郄，阳维别属。《铜人》：针一分，灸三壮，灸炷如小麦大④。

注：此穴名金门之义，已解见前。又为阳维别属，乃阴维发脉之始。阳维者，维于诸阳之经者也。自金门而上行，上外踝上七寸，斜属太阳、少阴之间，会足少阳胆经之阳交穴，循膝之外廉，上髀厌，抵小腹侧，会少阳胆经之京⑤门穴下八寸⑥，监骨上陷中之居髎穴，又循胁肋，斜会手阳明经、手太阳经并本经于肋上七寸，两筋隙陷中之臂臑穴，又过肩前，与手少阴经会于肩前

① 下：原作"后"，据陈本与《针灸大成·足太阳经穴主治》改。
② 留七呼，灸三壮：《铜人》无。
③ 伸难：原作"难伸"，据陈本与《针灸大成·足太阳经穴主治》乙转。
④ 灸炷如小麦大：原在此后"小儿张口摇身反折"句下，据《铜人》与《针灸大成·足太阳经穴主治》移于此。
⑤ 京：原作"章"，据陈本补。
⑥ 寸：此下陈本有"三分"二字。

廉，去肩端三寸宛宛中臑会穴，又过缺盆上，匙骨际陷中央之天髎穴，却会手阳明、足阳明肩上陷中，缺盆上大骨前[1]一寸五分之肩井穴，遂入肩后，复会手太阳、阳跷于肩后大骨下，胛上廉陷中臑腧穴，遂上耳后，会手、足少阳经于风池，遂上胆经之脑空、承灵、正营、目窗、临泣，下颊与手、足少阳、阳明五脉，会于眉上之阳白穴，循头入耳上，至本神穴而终。此阳维上行，维于诸阳，主表，所历诸阳之会者各穴，而其源则发于金门也。

金门之本病：尸厥癫痫，小儿张口摇头身反折。

注：前症，邪在阳维、阳跷则发痫，痫动而属阳，阳脉主之，上胆经之阳白，下太阳之金门也。

金门之肝病：霍乱转筋，暴疝，膝胻酸，身战不能久立。

注：阳维循胁肋上行，所历多少阳胆经部分，肝主筋，故灸此穴。暴疝之症，亦责此穴者，以膝胻酸、身战不能久立，亦筋病也，故责阳维[2]之源穴。

膀胱经第六十四穴京骨

穴在足外侧大骨下，赤白肉际陷中，按而得之。小指本节后大骨，为京骨，其穴在骨下，足太阳脉所过为原，膀胱虚实皆拔之。《铜人》：针三分，留七呼[3]，灸七壮。《素》注：灸三壮。

注：物之大者，多以京称之，小指后之骨，无有大于此者，故曰京骨，而膀胱之原穴在其下，故指京骨以志其穴。阳经多原穴，本经虚实之症，皆取原穴也，阴经则以腧穴代之。

京骨之本病：头痛如破，腰痛不可屈伸，筋挛，足、胻、髀枢痛，身后侧痛，颈项强，腰背痛不可俯仰，伛偻。

---

① 前：原脱，据陈本补。

② 维：原作"经"，据陈本改。

③ 留七呼：《铜人》无。

注：以上症皆本经所过部分，如邪中之，应有之症，故皆责此穴。

京骨之肝病：目赤烂，目内眦始，白翳挟内眦反白，目眩。

注：太阳经始于目内眦，此皆有火邪所致之症，宜责原穴而泄之。

京骨之肺病：鼻衄不止。

注：此亦睛明穴过鼻，而郁热结上之症，泄下之原穴，则热除而衄止。

京骨之心病：心痛目眩。

注：心痛而目不眩，则不责太阳，心痛而目眩，以太阳之经，始于目内眦，故责其原，使厥气下降，而不上逆于心也。

京骨之肝病：疟发寒热，喜惊不饮食。

注：寒热之疟，五脏皆有，而性喜惊不饮食，则邪干少阳矣。本经之原穴，在足之侧，乃足少阳部分，故责之。

膀胱经第六十五穴束骨

穴在足小指外侧本节后，赤白肉际陷中，足太阳所注为腧木，膀胱实则泄之。《铜人》：灸三壮，针三分，留三呼 [①]。

注：此穴在足之外侧本节后，足之各指骨，在内者碎而多，在外者无以束之，则散而不敛，太阳为一身之巨阳，下行至此，而在外束敛诸骨，故曰束骨。本经为水，木为其子，腧为其木，故曰本经实则泄之也。

束骨之本病：腰脊痛如折，髀不可曲，腘如结，腨如裂，癫狂，头囟顶痛，头不可回顾，发背痈疽，背生疔疮，疟，痔。

注：前症皆风寒火邪之在太阳经者，实则泄之，正取此经

---

① 留三呼：《铜人》无。

也。疟有太阳之疟，宜取此穴以泄之。痔亦太阳之病，亦宜泄此穴。

束骨之肾病：耳聋，恶风寒。

注：此症乃肾经有热也，宜泄。

束骨之肝病：目眩身热，目黄泪出，内眦赤烂。

注：太阳经始穴，发自睛明，故目病则俱泄其子穴，所以降太阳之热也。

束骨之大肠病：肠澼。

注：肠澼下血，热郁于下焦也，宜泄膀胱之子，所以除下焦之热。

膀胱经第六十六穴**通谷**

穴在足小指外侧，本节前陷中，足太阳脉所溜为荥水。《铜人》：针二分，留五呼①，灸三壮。

注：谷者，水流之处；通者，水之初流未畅，资此窍以通之也。太阳为寒水，此其本也。井为金，以生本水，水流于谷而渐通。论太阳之正行，自上而行下也，然以井、荥、输、原、经、合言之，则又为自下而上行也。盖下者未有不上，而上者未有不下，乃气血循环之正理也。

通谷之本病：头重目眩，善惊，引鼽衄项痛，目眴眴。

注：上症皆邪入太阳经之病，宜泄此穴。

通谷之胃病：留饮胸满，食不化，失矢。

注：留饮上溢于胸，胃湿甚矣，食何能化，泄太阳经之水，所以去胃之湿也。失矢，乃大肠之气脱也，宜补此穴。

---

① 留五呼：《铜人》无。

膀胱经第六十七穴至阴

穴在足小指外侧，去爪甲角如韭菜，足太阳脉所出为井金，膀胱虚则补之。《铜人》：针二分，灸三壮。《素》注：针一分，留五呼。

注：以其在最下也，故曰至阴。以其将传于少阴经也，亦曰至阴。

至阴之本病：风寒从小指起，脉痹土下，带胸胁痛无常处，转筋。

注：清湿之邪中于下，而上行于经络之间，而有是症，宜灸以温之。

至阴之肝病：目生翳，目痛，大眦痛。

注：泄太阳之井，去上热，目病自除，但道远，不如直泄睛明，为效速耳。《根结篇》云[①]：太阴根于至阴，结于命门，命门者目也。

至阴之肺病：鼻塞头重，寒疟汗不出；烦心足下热，小便不利。

注：太阳经被风，而鼻塞头重，宜泄井穴，以去上受之风邪。疟有太阳之疟，烦心足下热、小便不利，皆太阳部分之症，宜泄之，以去其寒邪。

奇穴

巨阙俞

《千金翼》云：第四椎名巨阙俞，主胸膈中气，灸随年壮。

浊浴

《千金翼》云：挟胆俞两旁行，相去五寸，名浊浴，主胸中

---

① 《根结篇》云：原脱，据陈本补。

胆病，恐畏多惊，少气，口苦无味，灸随年壮。

腰眼

其法令病人平眠，以笔于两腰中点二穴，各灸七壮。治痨瘵已深难治者。

挟脊穴

《千金翼》云：治霍乱转筋，令病者合面卧，伸两手着身，以绳横牵两肋间，当脊间绳下，两旁相去各一寸半，灸百壮，无不差者。

脚髓穴

在外踝后一寸宛宛中，半身不遂，灸百壮，胞衣不出，针四分。

内昆仑

在足内踝后陷中，主治转筋，刺入六分，气至泄之。

太阳穴

在外踝后一寸宛宛中，胞衣不出，刺入四分。

独阴

在足趾下横纹中。捷法云：当是足小指。主治干呕吐，小肠疝气，死胎，胎衣不下。一云：独阴在足第二指横纹中，灸五壮，治同。又云：治女人干哕呕，吐红，经血不调。张文仲云：治妇人横产，手先出，为灸右脚小指尖三壮，立产，炷如小麦。

足少阴肾经

足少阴肾经总论

思莲子曰：肾经为足少阴，气多而血少，与膀胱为表里。其经起于足小指之下，斜趋足心之涌泉穴，转出内踝前起大骨之下然谷穴，下循内踝后之太溪穴，别入足跟中之大钟，又前行内踝下之照海，又斜行太溪下之水泉，乃折自大钟之外，上循内踝，上行足厥阴、足太阴两经之后，经本经复溜、交信二穴，过脾经之三阴交，上足之腨内，循筑宾，出腘之内廉，抵阴谷，上股内后廉，贯脊，会足太阳于督之长强，还出于前，上小腹，循本经之横骨、大赫、气穴、四满、中注凡五穴，皆挟中行一寸而上行，同冲脉并上于腹，至脐旁肓俞之所，脐之左右，仅挟脐五分，属内肾，下脐过任脉之关元、中极，而络膀胱焉，其直行者，从肓俞属肾处，复同冲脉，挟中行仅五分而上行，循本经之商曲、石关、阴都、通谷贯肝，上循幽门上膈，历步廊，挟中行各二寸，而上行入肺中，循神封、灵墟、神藏、彧中、俞府，而上循喉咙，并人迎，挟舌本而终；其支者，自神藏别出绕心，注胸之膻中，以交于手厥阴心包络经也。冲脉之上行者，既自横骨穴，同足少阴经出于颃颡，渗诸阳，灌诸经，而又有一歧下行，自横骨注于少阴之大络大钟穴，起于肾下，出于气街，循阴股内廉，斜入委中，伏行骭骨内廉，并少阴之经入足下；其支者，并于少阴，渗三阴，斜入踝，伏行出属附属，下循跗上，入大指之间，渗诸络而温足胫肌肉，故其脉常动，别络结则跗上不动，不动则厥，厥则寒矣。又冲脉为十二经之海，其腧上出在于大杼，下出与巨虚之上下廉。又冲为血海，有余，常想其身大，怫然不知其所病，不足，亦常想其身小，狭然不知其所病。是动病则为饥而不欲食，盖虚火盛也，饥不欲食者，脾气弱也。面黑如炭色，则肾之色黑，形于外也。咳唾则有血，以脉入肺中，则为咳而唾中有血，则肾主有损矣。喝喝而喘者，脉入肺中，循喉咙，挟舌本，火盛则水亏之症也。坐而欲起，阴虚不能安静也。目䀮䀮无所见，水亏肾弱也。心悬若饥，脉之支者，从肺出络心也。气不足则善恐，心惕惕然如人将捕之者，肾在志为恐，恐伤肾也。此皆肾主骨，骨之气逆而厥，是为骨厥。所生病为口热，为舌干，为咽肿，为上气，为咽干及痛，盖以脉循喉咙，挟舌本，而生是病也。又为烦心，为心痛，以脉从肺络心也。又为黄疸，乃为女劳疸也。又为肠澼者，以肾之脉至脐下，为挟脐，乃大肠之所也。为脊后内廉痛，脉所经处也。为痿，乃骨痿也。为厥，乃气弱不至足也。为嗜卧，骨痿则嗜卧也。为足下热而痛，脉起足心涌泉穴也。以上诸病，邪气盛则泄[①]，正气虚则补。热盛则疾去针以泄之，寒取久留针以温之。脉陷下者灸之，若不盛不虚，则止取本经，不必求取于太阳膀胱经也。如寸口较人迎之脉大者二倍，则少阴肾经为实当泄，太阳膀胱为虚当补。如寸口较人迎之脉小者二倍，则肾经为虚当补，膀胱为实当泄。冲脉与肾脉，分上下而同行，故冲脉之为病，并应责之少阴焉。冲脉为病，气逆里急，刺膺中陷者与胸下动脉。腹痛，刺脐左右动脉，按之立已，不已

---

① 则泄：原脱，据陈本补。

刺气街，按之立已。为厥逆，其症气上冲咽不得息，而喘息有音不得卧。又为痿厥，痿者，四肢痿软也，厥者，四肢如火或如冰也。若湿热成痿，乃不足中之有余也，宜泄；若精血枯涸成痿，乃不足中之不足也，宜补。

足少阴经筋

足少阴之筋，起小指之下，并足太阴之经，斜走内踝之下，结于踵，与太阳之筋合而上结于内辅之下，并太阴之筋，上循阴股，结于阴器，循脊内挟膂，上至项，结于枕骨，与足①太阳②之筋合。其为病转筋，及所过而结者皆痛。又疾在外者不能俯，在内者不能仰。

肾经第一穴涌泉（一名地冲）

穴在足心陷中，屈足卷指宛宛中，白肉际，跪取之，非在足中心也。足少阴肾脉所出为井木。实则泄之。《铜人》：针五分，无令出血，灸三壮。《素》注：针三分，留十③呼。

注： 穴名涌泉者，此穴受太阳、少阴之交，而趋足心，又将上行，肾为水也，故为泉，自足下上行，有涌之象也，故曰涌泉。又少阴之井为木，木性有上行之意，乃一身最下之处，而为人之根本。凡气之上行而逆者，此穴一泄可下，故曰宜则泄之，无令出血，不宜太深也，取气而不取血之。《素》注：针三分，酌乎中矣。

肾之本病：足下热，五指尽痛，足胫寒而逆，足下冷至膝，

① 足：原脱，据陈本补。
② 阳：原作"阴"，据《灵枢·经筋》与《针灸大成·足少阴经穴主治》改。
③ 十：《素问·气穴论》王注与《针灸大成·足少阴经穴主治》并作"三"。

股内廉痛，尸厥，面黑如炭色，头痛癫癫然。

注：足下热者，水少火偏胜也，刺此穴立愈。五指尽痛者，清湿之气中此穴也，宜泄之。足胫寒而逆，中寒邪而逆也，宜针以去寒，更灸以温之。足下冷至膝者，中清湿之气也，宜泄以去其清湿。股内廉痛，乃肾经上行之气有郁也，宜泄此穴。尸厥、面黑如炭色，乃肾气全郁于下，并太阴之气亦郁，遂尸厥不知人事矣，故取此穴方活。头痛癫癫者，乃少阴头痛也，病在上，泄下以治之。

肾之舌咽病：舌干咽肿，上气咽干，喉闭舌急失音，咽中痛不可纳食，喑不能言，头痛，身项痛而寒且酸。

注：舌干咽肿，火气上升也，宜泄此穴。上气咽干，火气有余而上行也，宜泄此穴。喉闭舌急至于失音，气郁之极也，宜泄之。咽中痛不可纳食，乃气逆而热极所致，宜泄。喑不能言，乃肾气不足，不能上通于舌，针泄其火，更宜用补肾之药。头痛乃肾气有余也，宜泄此穴。身项痛而寒且酸者，亦肾气之滞也，泄之以舒其气。

肾之肺病：咳吐有血，鼻衄不止，渴而喘，喘而脊胁相引，悲欠，咳嗽身热，风疹，胸胁满闷，少气寒厥，痿厥嗜卧，舌干引饮。

注：咳吐有血，水亏火有余也，针泄其火，更用药以补肾水。鼻衄不止，乃肺气上逆也，宜泄。渴而喘、喘而脊胁相引，水不足，气有余也，宜泄。悲欠，悲者，肺症也，子有病及其母也；欠者，精不足也，故取此穴。咳嗽身热，水不足，火有余也，宜泄。风疹乃肺中风邪，及于皮毛也，母有余则泄其子。胸胁满闷，肾气上入肺者，逆而急也，宜泄。少气寒厥，乃清湿之气重也，取此穴以泄清湿之气。痿厥嗜卧，阳明症也，泄肾之火，即所以泄冲脉之火，而解阳明之热也。舌干引饮，水不足而火上逆

也，宜泄。

肾之肝病：坐欲起，目䀮䀮无所见，善恐，如人将捕之，风痫。

注： 坐欲起，魂不定也，邪入肾，则瞳人为邪所蔽，而目无所见，宜泄之。善恐、如人将补之，胆怯也，胆系于肝，宜资肾以养肝，肾不足，则肝病及胆，而有是症也。风痫，痰火积于命门，而及于肝也，宜泄此穴。

肾之心病：烦心心痛，心中结热，卒心痛，癫病挟脐痛，忽忽喜忘。

注： 烦心者，肾气有余，上逆于心也，宜泄。心痛，亦肾气上逆于心也，宜泄。心中结热，气火有余也，取此穴以泄之，心中之火自消。卒心痛，素无心痛，而忽有是症，非同于[①]胃脘痛也，此为急症，宜急取此穴以泄之。癫病，阴病也，挟脐痛，乃肾脉所行之地也，故亦泄此穴。忽忽喜忘，志不足也，肾水不足，乃有此症，虽当泄，还宜用药以补之。

肾之肾病：转胞不得溺，腰痛大便难，小腹急痛，泄而下重，男子如蛊，如娠，妇人无子，肠癖，肾积奔豚，风入肠中，小腹痛，腰痛，腹胀不饮食。

注： 肾司二便，转胞不得溺、腰痛大便难，急取此穴，以调其气。小腹急痛、泄而下重，亦取此穴。气积于脐下，而有胀满之形，如蛊如娠焉，宜泄此穴，再取足跗上血络盛虚，皆出出血。妇人无子，肾脉郁而滞也，取此穴以通其气。肠癖而亦责肾者，以肠在脐下肾之部分，取此穴，气流通则无积矣。肾积奔豚者，气积也，宜泄肾之逆气。风入肠中、小腹痛，亦肾气之有余也，泄此穴。腰痛、腹胀不欲食，清湿之气入于腹也，泄此穴。

---

① 于：原作"与"，据陈本改。

肾之脾病：黄疸，霍乱转筋。

注：黄疸者，多因醉饱行房所得，饮食在腹，脾不能运化，遂成湿热，发黄在面。黄者，土色也，克肾之色也，急调肾之本源，使肾气上行，小便下降，以去湿热，此药中治黄，必用茵陈利小便之义。霍乱，气乱也，转筋，则筋之在后者，势欲在前，股之筋在后者，肾之所主也，故取此穴，以降其邪而顺其气。

肾经第二穴然谷（一名龙渊）

穴在内踝前起大骨下陷中，一云内踝下在前一寸，别于足太阴之郄，肾脉所溜为荥火。《铜人》：针三分，灸三壮，留五呼。不宜见血，令人立饥欲食。如误刺足下布络中脉，血不出为肿。

注：穴名然谷者，火之始灼曰然，此穴接涌泉之脉上行，涌泉为木，然谷为火，水之所溜为谷，故曰然谷。一名龙渊，亦象渊中有龙上腾之象。仅在内踝前大骨下，若误刺布络，则出血，血将不止；不出血，则为肿矣。

肾之本病：足跗肿不得履地，淋沥白浊，妇人无子，痿厥，腑酸不能久立，足①一寒一热，男子泄精，阴挺出，月事不调，阴痒，小腹胀，上抢胸。

注：足跗肿不得履地，肿者，湿也，湿胜者，火不足也，宜针此穴，以除其湿，更灸以温之。淋沥者，肾气不足，白浊者，肾中湿热，宜取肾之火穴，而除湿热，以调肾中之气。妇人无子，肾虚也，补肾中之火穴以滋肾。痿厥者，气不至足也，取肾火穴，以引肾中之气。腑酸不能久立、足一寒一热者，肾有二，一水一火，火少则寒，水少则热，然多左寒右热，故取此穴，以补泄其水火。男子泄精，非肾之寒而滑，即肾之热而溢，寒则补，热则

---

① 足：原脱，据陈本与《针灸大成·足少阴经穴主治》补。

泄。阴挺出，肝病也，以肾气之有余，故泄肾之火穴。阴痒，亦肾火之炽也，故泄肾火。小腹胀、上抢胸者，肾脉同冲脉上至胸，乃肾气、冲气之逆也，宜泄此穴。

肾之肝病：心恐惧，如人将捕之，寒疝，小儿脐风口噤。

注：恐惧、如人将捕之，胆怯也，肝衰也，肾败也，宜补肾之火穴。寒疝，肝病也，然必肾寒，而后有此症，宜补此穴。小儿脐风口噤，先受寒，次受热之症也，急泄肾火。

肾之脾病：消渴。

注：消渴者，火有余也，泄肾之火，再用补肾水之药。

肾之心病：舌纵烦满，心痛如刺，暴胀，胸胁支满，无积。

注：舌者，心之窍，为火，然谷亦肾之火穴，脉上注舌，气逆则舌长，宜泄。心痛如刺、暴胀、胸胁支满、无积者，邪客于足少阴之络所致，乃肾心痛之急症也，刺此穴出血立已。

肾之肺病：咽内肿，不能纳唾，不能出唾，涎出喘呼[①]少气，咳唾血，喉痹，自汗盗汗。

注：肾脉循喉咙，挟舌本，火有余，遂咽干不能出唾焉，宜泄。左取右，右取左。涎出者，肾液上溢也，喘呼少气，乃气逆在肺也，泄此穴，以下上逆之气。咳唾血，肾火盛而上克肺金也，宜泄。喉痹，亦肾脉上挟喉咙之所致，宜泄。自汗盗汗，乃肾火上逆也，泄此穴，使火不上逆，则汗不作矣。

肾经第三穴太溪（一名吕细）

穴在内踝后五分，跟骨上动脉陷中，屈足五指乃得穴。男、妇病，有此脉则生，无则死，足少阴所注为腧土。《素》注：针

---

① 喘呼：原作"呼吸"，据陈本、《针灸大成·足少阴经穴主治》及此后文例改。

二^①分，留七呼，灸三壮。

注：穴名太溪者，肾为人身之水，自涌泉发源，尚未见动之形，溜于然谷，亦未见动之形，至此而有动脉可见。溪乃水流之处，有动脉则水之形见，故曰太溪。溪者，水之见也，太者，言其渊不测也。

肾之本病：热病汗不出，默默嗜卧，溺黄，伤寒手足厥冷，大便难，消瘅。

注：热病汗不出，默默嗜卧，乃寒邪直中少阴，真少阴症也，宜补之。溺黄者，膀胱热也，肾与膀胱为表里，泄此穴以去其热。伤寒手足厥冷，寒甚矣，泄之以去其寒。大便难者，肾司二便，气化则出，泄此穴则气调，而大便出矣。消瘅者，下消也，乃房事不满欲之症，肾之邪气盛，而正气将绝，急刺此穴，以复正去邪。

肾之肝病：寒疝，胸胁痛，瘕瘕，寒热，久疟咳逆。

注：寒疝，肝病也，不宜责肾之穴。胸胁痛、瘕瘕者，胸虽为肾经、冲脉所行之部分，而胸乃肝经所行之地，取此穴以降其行之逆。寒热乃少阳胆经之病也，水不生木，故有此病，此穴为水所见行之处，取此穴以补水。久疟咳逆者，取此穴以扶脾土，而降肝上逆之气。

肾之脾病：呕吐痰实，口中如胶，善噫，痿，牙齿痛，疟癖。

注：呕吐痰实如胶，胃热极矣，泄此水中之土穴，以去胃之湿热。善噫者，脾气郁也，取此穴以去胃中之郁。痿者，宜导湿热，引胃气出行，不令湿土克肾水，其穴在太溪。牙齿痛^②者，

---

① 二：《素问·气穴论》王注与《针灸大成·足少阴经穴主治》并作"三"。

② 痛：原脱，据此前原文补。

其症宜①责肾、责胃，故牙齿痛堪治。疵癖者，冷积肾水，邪气太胜，土不能治也，故取此穴，以治积之根。

肾之心病：心痛如锥刺，心脉沉，手足寒至节，喘息者死，唾血。

注：心痛如锥刺，真心痛也，乃肾水上克心火之象，急泄此穴。嗽血责肺，唾血则责肾矣，泄此穴以降上逆之气。

肾之肺病：咳嗽不嗜食，咽肿。

注：咳嗽不嗜食，子病及母也，泄此土穴，以去土之湿热，则能食矣。咽肿，心脉上至咽喉，故泄此穴，以降上逆之火。

肾经第四穴大钟

穴在足跟后踵中，大骨上两筋间。《素》注：在内踝后，动脉应手。足少阴②络，别走太阳。《铜人》：针二分，灸三壮，留七呼。

注：穴名大钟者，言其部分之形也，其穴在内踝后，有细动脉应手，在太溪之上，其形空疵如钟，所以吸肾脉之上行③者，故曰大钟。乃少阴之别络，而走足太阳，正少阴交太阳之路也。即有别出之脉，并本经脉气之行，以上走于手厥阴心包络之经，其下者，外则贯于腰脊间也。其别之脉逆，则为烦心，邪气有余而实，则为闭癃，以肾通于二便也，正气不足而虚，则为腰痛，皆取此别脉大钟之穴以治之。

肾之本④病：腰脊痛，淋沥，腹脊强，善惊恐不乐，口中热，多寒，欲闭户而虚，闭癃。

注：腰脊痛，责此穴者，以腰为肾之府也，肾虚则腰痛，补

---

① 宜：原脱，据陈本补。
② 阴：原作"阳"，据陈本与《素问·水热穴论》王注改。
③ 行：原作"形"，据陈本改。
④ 本：原作"肾"，据陈本与前后文例改。

此穴。淋沥，责此穴者，肾气不足也，补此穴。腹脊强，腹在前，脊在后，肾气不顺则强，泄此穴。善惊恐不乐，肾之志为恐，补此穴以定肾志。口中热，热在内也，多寒，寒在外也，肾中之火上升，故口热，在下皆阴气，故多寒，欲闭户而处，则阴气太甚矣，泄之以去其阴气。闭癃者，肾气实也，宜泄此穴。

肾之脾病：呕吐，腹满便难，嗜卧。

注：呕吐者，肾气上逆也，泄之，使气不上逆。腹满便难，肾气不动则腹满，肾气不顺则便难，泄之以调肾气。嗜卧虽为脾倦之症，然精不足，则亦嗜卧，补之以养肾之精。

肾之心病：舌干。

注：舌干者，心之窍虽通于舌，而舌之下有廉泉穴，乃肾水上升之源也，肾水竭，则舌为之干，取此穴以泄肾之火，而补肾之水。

肾之肺病：肺胀喘息，少气不足，洒淅，咽中食噎不得下，喉中鸣，咳唾气逆，烦闷。

注：胸胀喘急，肾脉直行者入腹，支者从肺出络心注胸，肾气逆，则有此症，宜泄以降肾气。少气不足者，肺统一身之气，肾为肺子，子衰则母亦病，补此穴。洒淅者，肺寒也，肺寒者，子衰也，急补此穴。咽中食噎不得下者，肾脉挟喉咙，挟舌本，肾有火，故有此症，宜泄。咳而唾、气逆烦闷，肾为痰之本，气逆于肺，则烦闷，急泄此穴。

肾经第五穴水泉

穴在太溪下一寸，内踝下，少阴郄。《铜人》：针四分，灸五壮。

注：肾之脉为大钟，既吸之而上，又折而下行为水泉、为少阴郄者，以此穴受大钟下降之水，肾之脉至此而大见，故为

邪也。

肾之本病：小便淋沥。

注：上症乃肾气之不足也，补此穴以助肾气。

肾之肝病：目眈眈不能视远，月事不来，阴挺出。

注：目之所以视者，肾之水也，不能远视，肾水虚也，补之以益肾水。月事不来，肝血虚也，而实肾水之不足。补之以益肝血。阴挺出虽为肝病，取此穴以扶肾水，而不①益肝木之邪。

肾之脾病：腹中痛。

注：腹者，乃肾脉所行之部分，痛者，肾有邪也，泄此穴以去肾邪。

肾经第六穴照海

穴在内踝下四分，前后有筋，上有踝骨，下有软骨，其穴居中，阴跷脉所生。《素》注：针四分，留六呼，灸三壮。《铜人》：针三分，灸七壮。《明堂》：灸三壮。

注：穴名照海者，以此穴又折而上，俯视涌泉，水泉，有海之象焉，而穴居其上，有以上照下之义，故名曰照海。乃阴跷脉所生之源，女子以此为跷脉，盖男子数其阳，女子数其阴，正此穴也。凡痫之夜发者，则取此穴以灸之。阴跷脉起于跟中、足少阴然谷之后，同足少阴循内踝下照海穴，上内踝上之二寸，以交信穴为郄，直上入阴股，循胸里入缺盆，上出人迎之前，至喉咙，交贯冲脉，入颃内廉，上行属目内眦，与手足太阳、足阳明、阳跷五脉，会于睛明穴而上行，寸口脉后左右弹者，阴跷脉也。张氏曰：跷者，捷疾也，二脉起于足，使人跷捷也。阴跷在肌肉之下，阴脉所行，通贯五脉，主持诸里，故名为阴跷之

---

① 不：原脱，据陈本补。

络焉。

肾之本[①]病：小腹痛，小腹偏痛，淋。

注：肾脉由少腹上行，小腹痛及小腹偏痛，皆肾气之逆也，宜泄此穴，淋者，膀胱热也，肾与膀胱为表里，此穴为肾脉上行之始，宜泄其热。

肾之肝病：卒疝，不寐，大风默默不知所痛，视如见星，妇女经逆，月水不调，四肢淫泺，四肢怠惰，阴暴跳起，或痒，漉清汁，阴挺出，目赤痛自目内眦始。

注：疝者，肝病也，然未有肾不虚而有此症者，肝肾之部位相近，必两求之始当。不寐者，肾有邪也，宜泄此穴，大风默默不知所痛，乃风邪中肝之甚也，肾者，作强之官，阴跷脉闭，则身之动机全息，故默默矣，视如见星者，二跷之脉，上属于目，视如见星，阴跷之脉塞也，故取此穴，以去阴跷之滞。妇人以阴跷之脉为主，所以司其经脉之流通也，如经逆、月水不调，皆阴跷之脉上逆、及冲脉之所为也，故宜取此穴。四肢淫泺者，火胜水枯也，补此穴以济水之枯。四肢怠惰，跷脉有伤，而举动艰难也，宜取此穴。阴暴跳起、或痒、漉清汁、阴挺出，皆阴跷有伤也，宜泄此穴。目赤痛自内眦始，内眦者，睛明穴也，肾与膀胱为表里，补肾之阴，即所以退太阳之阳也。

肾之脾病：呕吐嗜卧，唏。

注：呕吐不止者，肾气上逆也，嗜卧，则跷脉有伤，而懒于动矣，但取此穴，以降上逆之气，而调举动之机。唏者，阴气盛而阳气虚，阴气疾而阳气徐，阴气胜而阳气绝所致也，当泄此穴，补申脉穴。

肾之肺病：咽干，心悲不乐。

---

① 本：原作"肾"，据陈本及前后文例改。

注：咽干者，以肾之经上循咽喉，肾火上逆则咽干，泄之。心悲不乐，乃肺之燥也，肺为肾母，母病及子，乃跷脉不上升，心肾不交，而肺有此症，补此穴以交心肾。

肾经第七穴复溜（一名伏白。一名昌阳）

穴在内踝上二寸，筋骨陷中，前傍骨，是复溜，后傍筋，是交信，二穴只隔一条筋，足少阴肾脉所行为经金，肾虚补之。《素》注：针三分，留七①呼，灸五壮。《明堂》：灸七壮。

注：此穴承照海之脉而上行，流而不居，故曰复溜。又脉绝者，取此穴则脉生，亦有复溜之义。与交信穴共居一处，止隔一条筋，亦有复溜之义，乃肾经离踝上行之第一穴也，其脉动而不休，故为经。

肾之本病：腰脊引痛，不得俯仰起坐，足痿不收履，胻寒不自温，五淋血淋，小便如散火，骨寒热，脉微细或时无脉。

注：腰脊引痛，不得俯仰起坐，乃肾气上逆，腰脊既为肾府，而又为膀胱、肾经表里之所，故泄之，以降肾经之逆，若遇春时无见血，若见血，则肾气不能复，以春木旺则水衰也，足痿不收履，胻寒不自温，皆肾气之滞而不行也，取此穴以通肾气。五淋血淋，小便如散火，肾之火热所致也，泄之以去其肾热。寒热至于骨，则病入里，非取肾之穴，不足以致之。取复溜者何也？以此穴为肾脉上行之始，有生脉之力，故取此穴，以定其寒热。脉虽属心，而所以生脉之根，乃肾为之主，此穴乃肾脉上行之始，其力甚锐，故有生脉之力，故脉微细无见，或时无脉者，则补此穴以生脉焉。

肾之肝病：目视䀮䀮，善怒。

---

① 七：《素问·气穴论》王注作"三"。

注： 目视晄晄者，肾水不足也，补此穴以益肾水。善怒者，肝有余也，子有余则泄其母。

肾之脾病： 胃热，虫动涎出，腹中雷鸣，腹胀如鼓，四肢肿，五种水病，青、黄、赤、白、黑，青取井，赤取荥，黄取输，白取经，黑取合。如白水，则取此经之经穴，泄后肿，齿龋。

注： 胃热者，肾脉挟胃气上行，气有余所致，宜泄。虫动涎出者，涎为肾之液，肾气上行，则鼓涎上溢，而胃中之虫，亦随气而动，故涎出焉，宜泄之以降肾气。腹中雷鸣、腹胀如鼓，皆肾之逆气也，泄之以降肾气，肾为水之本，白取经者，以经为金，其色白，故取经穴以泄水。泄后肿者，水气有余也，泄之。齿龋，乃阳明经症，而取此穴者，以齿为肾骨之余，泄之以降肾火。

肾之心病： 舌干多言。

注： 肾脉挟舌本，火有余则舌干，泄之以降肾火，多言者，水不足而心火胜也，补之以助肾水。

肾之肺病： 盗汗不止，肠澼，血痔。

注： 盗汗不止，阴气虚也，肾虚火动而卫热，故有此症，泄之以降肾火。肠澼，下焦之气不能运也，下焦之气主肾肝，取此穴以运肾气，而动肠中之积，使流转而不停滞。血痔虽大肠病，而实下焦之火妄动所致，宜泄此穴，以降下焦之火。

肾经第八穴交信

穴亦在足内踝上二寸，少阴前，太阴后廉，筋骨间，阴跷脉之郄。《铜人》：针四分，留十①呼，灸三壮。

注： 穴名交信者，按各经之穴，皆未有一经之穴，两穴并

---

① 十：《铜人》作"五"。

立一处者，此穴与夜溜，俱在内踝上二寸，仅隔一条筋，一在筋里，一在筋外，有交之义焉。脉之细微不见，取复溜，女人之月事不来，取交信，有信之义焉，故日交信。又为阴跷之郄。阴跷之脉，始见于照海，上内踝上二寸，而再会于此穴，直上循阴股，入阴股，上循胸里，入缺盆，上出人迎之前，至喉咙，交贯冲脉，入鸠内廉，上行属目内眦，与手、足太阳、足阳明、阳跷五脉，会于晴明穴而上行焉。

肾之本病：气淋，气热㿉，股内枢痛，大小便难，女子漏血不止，月事不来，小腹偏痛。

注：气淋及诸淋，皆肾之热也，取此穴以泄肾火而去热。气热则㿉，亦肾热也，亦宜泄此穴。股内枢，肾之部分也，被寒则痛，泄此穴以去肾之寒邪。三焦司二便，为决渎之官，右肾将之，二便难，乃肾气不调也，取此穴以调肾气。女子漏下不止，宜补此穴，以止其滑脱。月事不来，腹偏痛，乃血之凝也，又宜泄此穴，以通其滞，此穴专主女子月事者，以肾主下①焦之血也。

肾之肝病：㿉病，阴急，妇人阴挺出。

注：三症皆肝病也，而取此穴者，以肾为水母，母之邪盛，则泄母即所以泄子也。

肾之脾病：四肢淫泺。

注：上症乃水不足，而火有余也，补此穴，使水上行以救火。

肾之肺病：泄利赤白，盗汗。

注：赤白利，乃大肠瘀热也，大肠虽与肺为表里，而肾实司二便，下焦之热，亦热火有余也，泄此穴以清下焦之火。盗汗者，荣血虚，而卫气不周也，必寐中之火动，而始致之，取此穴以清

---

① 下：此上原有"上"字，据陈本删。

阴血之火。

肾经第九穴筑宾

穴在内踝上腨分中，阴维之郄。《铜人》：针三分，留五呼[1]，灸五壮。《素》注：针三分，灸五壮。

注： 足少阴肾之经，而阴维始于此，有宾之象焉。维者，所以维内[2]防出也[3]，有墙之象，有[4]集之义，故曰筑宾。又阴维由踝而上循阴分，而上胁至咽，行于荣分诸阴之交，其所会之经，则足太阴脾也，足厥阴肝也，本出之经，足少阴肾也，足阳明胃也，而俱会于脾经之府舍穴焉。府舍穴在脾经腹结穴下二寸，去中行四寸半，又上行，会足太阴于大横、腹哀。大横穴在腹哀下三寸五分，腹哀在日月下一寸五分，二穴俱去中行各四寸半。日月乃胆经穴，在期门下五分。又循胁肋，会足厥阴肝经之期门，在乳下二肋端，不容旁一寸五分，肝之募也，乃足厥阴、太阴、阴维之会。又上行胸膈挟咽，与任脉会于天突、廉泉，至项前而终。观阴维之行，始于足少阴筑宾之穴，而上会足三阴，并足阳明胃经，而上行于小腹、胁肋、胸膈，与任脉会于天突、廉泉，皆维于诸阴之脉，主乎荣，而司乎里者也。故阴维为病苦心痛，所以然者，阴维之脉，虽交三阴，而实与任脉同归，故心痛多属少阴、厥阴、任脉之经，上冲而然。按之少止者为虚，不可近者为实。又阴维[5]不能维于阴，则怅然失志。阴维之脉，从少阴斜至厥阴，是阴维脉也，诊得阴维脉，沉大而实者，苦胸中痛，胁

---

[1] 留五呼：《铜人》无。

[2] 内：原脱，据陈本补。

[3] 也：原脱，据陈本补。

[4] 有：原脱，据陈本补。

[5] 维：原脱，据陈本补。

下支满。其脉如贯珠者，男子两胁下实，腰中痛，女子阴中痛，如有疮状。《内经》云：飞扬之脉，令人腰痛，怫怫然，甚则悲以恐。王氏注云：此阴维脉也，在内踝上五寸①腨分②中，并足少阴经而上也，乃筑宾穴也。由中行而数之，任之外，为足少阴，则冲脉上行之分也，而阴跷之直行者，亦在乎此，而少阴之外，则为足阳明下行之胃经，胃经外乃足太阴上行之脾经，而阴维自肾之筑宾上行入腹者，乃同脾经而上行也，至脾之府舍与肝经会，又上行而与肝之期门会，乃绕而入里，与任之天突、廉泉会而终焉，此阴维自下而上行专部分也。

肾之本病：足腨痛。

注：足腨乃本经穴部分，阴维、肾经，受清湿则痛，泄之以去其清湿。

肾之肝病：积疝，小儿胎疝痛，不得乳，癫疾狂易，妄言怒骂。

注：凡疝病，皆不宜责肾，以肾脉由少腹上行，与厥阴肝经会，故取此穴，以泄肝木之母也。癫疾属阴，阴维所主在里，故取此穴③。

肾之脾病：呕吐涎沫。

注：阴经会脾脉于府舍，阴维有邪及于脾，故取此穴，以泄脾中之湿。

肾之心病：吐舌。

注：阴维会任之天突、廉泉，有邪及于任则吐舌，故取此穴，以泄阴维之逆。

---

① 寸：原作"分"，据陈本与《素问·刺腰痛》王注改。

② 分：原作"肉"，据陈本与《素问·刺腰痛》王注改。

③ 故取此穴：原脱，据陈本补。

肾经第十穴阴谷

穴在膝内辅骨后，大筋下，小筋上，动脉应手，屈膝乃得之，足少阴脉所入为合水。《铜人》：针四分，留七呼，灸三壮。

注：此穴为少阴经所入，冲脉由上而下行者，亦由于此。阴维脉由下而上行者，亦由于此，并本经之上行者，俱入于此穴。谷，言其深也；阴，言众阴之所聚也，故曰阴谷。又少阴为一身水之本，水之所入而合者，非谷而何。

肾之本病：膝痛如锥刺，不得屈伸，小便难，急引阴痛，阴痿，股内廉痛，妇人漏下不止，腹胀满不得息，小便黄，男子如蛊，女子如娠[①]。

注：膝痛如锥刺，不得屈伸，本穴部分受邪也，宜取此穴，以去其邪。小便难而急引阴痛，皆肾气不调，泄此穴以通其气。阴痿，肾气不足也，补此穴以助肾气。股内廉痛，亦部分之气逆也，泄之。妇人漏下不止，则肾气脱，宜补此穴，腹胀、如蛊如娠，俱肾经及阴维之气上逆，而皆聚于小腹，宜泄以舒其气。

肾经第十一穴横骨（一名下极）

穴在大赫下一寸，阴上横骨中，宛曲如仰月中央，去腹中行各一寸。《铜人》：灸三壮，禁针[②]。

注：肾经由股后廉直上，行至此穴，则横入里行，故曰横骨。始接冲脉之由胞向外，浮而上行者会。盖冲脉自胞中发源分三歧，一由脊里上行，一由胞中浮而外出，起于足阳明气冲穴，

---

① 男子如蛊，女子如娠：原脱，据陈本、《针灸大成·足少阴经穴主治》及此后文例补。

② 禁针：《铜人》无。

在小腹毛中两旁各二寸，横骨两端，动脉宛宛中，历大赫、四满、中注、肓俞、商曲、石关、阴都、通谷、幽门，至胸中而散，又会于咽喉，别而绕唇口。岐伯曰：冲脉者，五脏六腑之海也。其上者出于颃颡，渗诸阳，灌诸经①；其下者，著②于少阴之大络，起于肾下，出于气冲③，循阴股内廉，斜入腘中，伏行骭骨内廉，并少阴之经，入内踝之后，入足下；其别者，并于少阴，渗三阴，斜入踝，伏行出属跗，下④循跗，入大指间，渗诸脉而温足胫、肌肉，故其脉常动。别络结于跗上，脉不动，不动则厥，厥则寒矣。又云：冲脉为十二经之海，其输上在于大杼，下出⑤于巨虚之上下廉。冲脉又为血海，血海有余，则常想其身大，怫然不知其所病。血海不足，则常想其身小，狭然不知其所病。又云：脉来中央坚实，径至关者，冲脉也，动则苦小腹痛，上抢心。又为疝瘕遗溺，支胁烦满，女子绝孕。又云：尺寸俱牢，直上直下，此为冲脉，胸中有寒气⑥也。

肾之本病：五淋小便不通，阴器下纵，小腹满，五脏虚竭，失精。

注：五淋小便不通，气滞而热也，灸之以调肾气。阴器下纵，肝肾有邪也，灸之以泄其邪。小腹，肾之部分。满者，气滞也。灸之，腹中气响，则气散而满消矣。五盛虚竭、失精者，寒也，急灸此穴以补肾寒。

肾之肝病：目赤痛，自内眦始。

注：按足少阴经穴，自横骨上行，历大赫、气穴、四满、中

---

① 经：《灵枢·逆顺肥瘦》作"精"。
② 著：《灵枢·逆顺肥瘦》作"注"。
③ 冲：《灵枢·逆顺肥瘦》作"街"。
④ 下：原作"上"，据《灵枢·逆顺肥瘦》改。
⑤ 出：原作"在"，据陈本与《灵枢·海论》改。
⑥ 气：原作"疝"，据陈本改。

注、肓俞、商曲、石关、阴都、通谷、幽门，凡十一穴，脐上六穴，脐下五穴，无不治目赤痛、自内眦始何也？盖肾经挟任脉而上行，又同冲脉上行，目内眦部分，亦紧挟中脉之旁，故皆有治此脉之功。

肾经第十二穴大赫（一名阴维。一名阴关）

穴在气穴下一寸，去中行各一寸，横与中行膀胱之募中极对，肾、肝、脾至此，会于任之中极，足少阴冲脉之会。《铜人》：灸五壮，针三分。《素》注：针一寸，灸三壮。

注：穴名大赫者，前名横骨之穴，部分犹在骨际，至此穴，初入腹中，内之所藏，深广不侧，故曰大赫。又名阴关，以足少阴之脉，离骨入腹，有阴之象焉。又曰阴维者，以阴维之脉入腹，而特此名以示人，恐人只知少阴与冲脉在此穴，而遗阴维之脉亦在此穴也。过此穴而阴维之脉，则会足太阴、足厥阴、足阳明、足少阴于府舍，又会足太阴于大横、腹哀，循胁肋而会足厥阴于期门，不与足少阴肾脉同行矣，故于此特示人以别之。

肾之本病：虚劳失精，男子阴器结缩，茎中痛，妇人赤带。

注：虚劳失精，补此穴以治下脱。阴器结缩，乃肝肾过劳，而后总筋郁滞所致，泄此穴以通其滞，而茎中痛亦愈矣。妇人赤带，乃小肠之热下渗膀胱，此穴紧在阴器之旁，宜泄以去其热。

肾之肝病：目赤痛，自内眦始。

注：见横骨穴。

肾经第十三穴气穴（一名胞门。一名子户）

穴在四满下一寸，去腹中行一寸，横与中行小肠之募关元对，而肾经之脉至此处，与肝经、脾经会于下纪，下纪者，关元也，足少阴、冲脉之会。《铜人》：针三分，灸三[①]壮。《素》注：针一寸，灸五壮。

注：穴名气穴者，以冲脉上行，而此穴其始。曰气者，指冲脉而言也。曰胞门者，以冲脉自胞而出三歧，一由脊而上，一由股而下，一浮而出腹上行，至胸[②]而散，而此其见端也。曰子户者，妇人之孕娠，以胞为主，而此穴乃其户也。

肾之本病：奔豚气上下行，引腰脊痛，泄利不止，月事不调。

注：奔豚者，肾积也，冲脉内逆不行，积久遂生是病，其病无定处，而根在于小腹，泄之以降逆气。泄利不止，气下脱也，补之以收其气。月事不调，冲之病也，宜取此穴。

肾之肝病：目赤痛，自内眦始。

注：见横骨穴。

肾经第十四穴四满（一名髓府）

穴在中注下一寸，去腹中行各一寸，横与石门对，足少阴、冲脉之会。《铜人》：针三分，灸三壮。

注：穴名四满者，盖足少阴之经，自横骨入腹，至此穴为四，而适当小腹饱满之处，乃大肠迥叠层积之所，故曰满也。又小肠、大肠、膀胱、广肠，皆在其内，其数亦为四，故曰四满。

肾之本病：奔豚上下，月水不调，恶血疠痛，积聚疝瘕，肠癖，大肠有水，脐下切痛，振寒。

注：此穴在脐旁之下仅二寸，而在毛际横骨之上已四寸，正大肠迥叠之处，故治积聚及大小肠有水，脐下切痛、肠癖、月水不调、奔豚上下诸症，皆用此穴，以散其滞气，而破其积血也。

---

① 三：《铜人》作"五"。
② 胸：原作"胞"，详卫脉由腹上行者，至胸而散。

振寒亦用此穴者何也？水积于下，则寒生焉，取此穴以散寒水，而寒自已也。

肾之肝病：目内眦赤痛。

注：见横骨穴。

肾经第十五穴中注

穴在肓俞下一寸，去腹中行各一寸，横与中行之阴交穴对，足少阴、冲脉之会。《铜人》：针一寸，灸五壮。

注：穴名中注者，乃人腹之上下，以脐为中，肓俞仅挟脐旁一寸，而此穴乃肓俞之下，为肓俞之所注，故曰中注。中注，自上而下之名，肾经自下而上，何亦以①注名也？经无有不升降，升者其气，降者其血，故亦曰注也。

肾之本病：小肠有热，大便坚燥不利，泄气上下引腰脊痛，月事不调。

注：小肠有热，乃小肠之热不传入膀胱，而传入大肠也，取此穴以泄大肠之气，气泄则热除，而干燥病愈矣。泄气上下引腰脊痛，乃气滞于脐之后，正内肾之对，泄此穴而气散，则腰脊之痛除矣。月事乃冲脉之所司，不调者，寒热不均也，泄此穴以调其寒热。

肾经第十六穴肓俞

穴在商曲下一寸，去腹中行各一寸，横与中行之神门对，足少阴、冲脉之会。《铜人》：针一寸，灸五壮。

注：此穴仅挟脐旁，肓者，膈也，膈所以遮上下、分清浊也。膈之上为心肺，清虚之所，膈之下为水谷承化之所，而至脐

---

① 亦以：原作"以亦"，据陈本乙转。

以下，则又为糟粕运出之所。膈在上，而此其司也，乃运输生谷之精，以上行而润膈之前者，至足太阳背后所载之膈俞，又所以司膈之后，一在督之旁，一在任之旁，督主一身之气，任主一身之血。膈，前齐鸠尾，后附十一椎，有此一穴，而膈之气血始备，故曰肓俞，所以别背后之膈俞也。自下而上，属于带脉之横者，而过之上行。凡经之自下而上，自上而下，无不过于带脉者，此穴乃肾经过带脉之处。

肾之本病：寒疝，大便燥。

注：疝，肝病也，肾虚而后肝易中寒邪，未有肾不肾，而有疝症者，故肝肾之穴，疝病皆责之也。此穴以寒由脐入，腹前之寒，皆自脐入，而此穴在脐之旁，故取之。肾司二便，此穴正在小肠、大肠之余，阑门之下，故大便之症，亦责此穴，而调其气。

肾之脾病：腹切痛，腹满响响然不便，心下有寒。

注：腹切痛，冲气之逆也，取此穴以降冲之逆气。腹满响响然不便者，气滞也，泄之以降其气。心下有寒，乃胃中有寒邪也，取此穴以降寒邪。

肾之肝病：目赤痛，自内眦始。

注：见横骨穴。

肾经第十七穴 商曲

穴在石关下一寸，去腹中行各一寸五分，足少阴、冲脉之会。《铜人》：针一寸，灸五壮。

注：此穴在脐上第一穴，挟中行任脉水分穴一寸五分，正大、小肠会处，自此际渗入膀胱，而为溺便，谷之渣积，则自阑门而传送于大肠，肺属金，大肠亦属金，金为商，故曰商曲。

肾之脾病：腹痛，腹中积聚时切痛，腹中痛不嗜食。

注：腹痛者，脐之上下皆痛也，肾经同冲脉过脐之上下，其在内，皆与①胃、大、小肠相关，故腹痛取此穴，以降其逆气。腹内积聚，胃中有积也，非腹中之积，时切痛，乃气逆而不行也，取此穴以通腹之逆气。腹中痛不嗜食，乃阴阴气逆，食物不下所致，取此穴以通阑门之气。

肾之肝病：目赤痛，自内眦始。

注：见横骨穴。

肾经第十八穴石关

穴在阴都下一寸，去中行各一寸五分，挟下脘旁。《铜人》：针一寸，灸五②壮。

注：水皆下行，而肾水独上行，以成水火既济之象，肾之经至胃，下脘之旁曰幽③门者，乃胃之下口、小肠之上口也，水遇土，有关之象焉。水穿土而上行，亦有关之象。不曰土关，而曰石关，盖肾经由大肠部分而上行至此，则离大肠之金而入胃土，其曰石者，指阳明金大肠而言，肾之穴曰石关，任之穴曰石门，皆指大肠而言也。

肾之本病：脊强不利，多唾，腹痛气淋，小便黄，大便不通，妇人无子，脏有恶血④，腹痛不可忍。

注：肾之经⑤自内行者，上股内后廉贯脊，属肾络膀胱，脊强不利，乃肾气之滞也，取此穴以通贯脊之肾气。唾者，肾之液也，多唾，乃肾气之上逆，肾之直行者，上贯膈，入肺中，循喉

---

① 与：原脱，据陈本补。
② 五：《铜人》作"三"。
③ 幽：原作"贲"，详胃下口当曰幽门，故改。
④ 血：原脱，据陈本、《针灸大成·足少阴经穴主治》及此后注文补。
⑤ 经：原脱，据陈本补。

咙，挟舌本也，取此穴以降肾之湿气。腹痛气淋，乃肾有邪热，留于气分，而有是症，宜泄之。小便黄、大便不通，皆胃热也，司二便者，肾也，泄之以去肾胃之热。妇人无子，以脏有恶血，上冲腹，乃恶血在大肠，随冲脉而冲腹焉，泄之以降逆上之气，而下恶血。

肾之脾病：哕噫呕逆，心下坚满。

注：哕噫呕逆，冲脉逆上也，逆上至此而犯胃，遂有是症，宜泄之。心下坚满，亦冲脉之逆也，取此穴之义，与上症同。

肾经第十九穴阴都（一名食宫）

穴在通谷下一寸①，去腹中行各一寸五分，挟建里旁，足少阴、冲脉之会。《铜人》：针三分，灸三壮。

注：穴名阴都者，此阴乃足太阴脾也，部分乃足太阴所治之地，而少阴又过之，故曰阴都。都者，会也。一名食宫，乃胃藏食之所，故曰食宫。

肾之脾病：身寒热疟病，心下烦满，气逆肠鸣。

注：无痰不作疟，胃为注痰之器，而少阴、冲脉过于其处，有寒邪，则胃为之寒，不能运化，至其中之经，按时而发，取此穴以去胃邪。心下烦满，乃胃之所也，冲脉上行而犯胃，故气逆肠鸣，少阴有邪而胃弱，亦致此症，故取此穴，以降逆气。

肾之肺病：肺胀气抢。

注：肾经在内直行者入肺，冲脉气盛而犯之，故有此症，宜泄之。

肾之肝病：胁下烦满，目赤痛自内眦始。

注：冲脉不升而逆于肺，遂有热满之症，取此穴以升气。目

---

① 一寸：此下原有"五分"，据陈本及《针灸大成·足少阴经穴主治》删。

赤痛自内眦始，注见横骨穴。

肾经第二十穴通谷

穴在幽门下一寸，去腹中行各一寸五分，挟中脘旁，足少阴、冲脉之会。《铜人》：针五分，灸五壮。《明堂》：灸三壮。

注：谷者，水所行之地，有虚象焉，穴以谷名，正胃中脘之旁，胃属土而中虚，有谷象焉，足少阴自下而上行，同冲脉以过之，故曰通谷。

肾之本病：暴喑不能言。

注：暴喑，有肾气不上交于舌本而致者，当取此穴，以通肾气。

肾之脾病：失欠口㖞，食饮善呕，结积留饮，痃癖，胸满食不化，心恍惚善呕。

注：凡口㖞之病，皆取胃经在面之穴，而又取此穴者，以去犯上之寒邪也。食饮善呕者，气逆也，宜泄之。结聚留饮、痃癖，乃胃中脘之所司也，此穴挟中脘旁，故取此穴，以去寒，盖无寒不积也。胸满，气逆于胸也，取此穴以降胸中之逆气，气降则食化而下矣。心恍惚善呕，皆气逆之所致，亦取此穴，以降逆气。

肾之肝病[①]：目赤痛，自内眦始。

注：解见横骨穴。

肾经第二十一穴幽门（一名上门）

穴在巨阙旁各一寸五分陷中，足少阴、冲脉之会。《铜人》：针五分，灸五壮。

注：肾经至此，将入胸中清净之所，故曰幽门，言其深远难

---

① 肾之肝病：原脱，据前后文例及此处文义补。

测也。

肾之本病：小腹胀满，泄利脓血。

注：肾脉至此，不上行则胀于下，故取此穴，以升其郁。泄利脓血，乃大肠之气下脱，取次穴以升其下脱之气。

肾之脾病：呕吐涎沫，喜唾，心下烦满，胸中引痛，不嗜食，女子心中痛，逆气善吐，食不下。

注：呕吐涎沫、喜唾，胃有湿邪也，取此穴以去胃之湿邪。心下烦满、胸中引痛、不嗜食，气逆所致也，取此穴以降逆气。女子心痛、气逆善吐、不下食，冲脉之逆也，取此穴以降冲脉之逆。

肾之肺病：里急数咳。

注：气逆于内，故里急，取此穴以通内逆之气。数咳，气之逆也，降其气而咳自息。取此穴使气不逆于肺。

肾之心病：健忘。

注：健忘者，心血虚也，亦心气不清所致也，取此穴以清心气。

肾之肝病：目赤痛，自内眦始。

注：见横骨穴。

肾经第二十二穴步廊

穴在神封下一寸六分，去胸中行各二寸，与中庭横相值，仰面取之。《铜人》：针三分，灸五壮。《素》注：针四分。

注：肾经至此而入胸，胸中为清净之府，有廊之象焉，与中行任之中庭横值，庭在中，而廊在旁，自下而上，故曰步廊。

肾之肺病：胸胁支满，痛引胸，鼻塞不痛，呼吸少气，咳逆呕吐，不嗜食，喘息不得举臂。

注：胸胁支满，冲脉上逆也，痛引胸，亦冲脉上逆也，宜泄

之。鼻塞不痛，呼吸少气，皆冲脉之邪上逆，而正气不伸也，宜泄。咳逆呕吐，气之逆也，不嗜食，气逆食不下也，宜泄之。喘息不得举臂，皆气逆之症，久则传为痿，急泄此穴，以防痿。

肾经第二十三穴神封

穴在灵墟下一寸六分陷中，去中行各二寸，仰而取之。《素》注：针四分。《铜人》：针三分，灸五壮。

注：穴名神封者，盖心藏神，此穴近心，乃神藏之所，封者，界也，故曰神封。又以神藏于内，故曰神封。

肾之肺病：胸满不得息，乳痛，洒淅恶寒，不嗜食。

注：气逆于胸则满，满则不得息，取此穴以散上逆之气。乳痛虽为阳明经症，而部分则在于胸，取此穴以散胸中之毒，洒淅恶寒、不嗜食，乃肺症也，肺主皮毛，肺有寒邪，因有此症，宜泄。

肾之脾病：咳逆，呕吐。

注：咳逆者，胃中之气上冲，取此穴以散胃中上冲之气。肾之穴凡在胸者，无不治咳逆，皆以散胸中之逆气也。呕吐者，亦胃中之气上逆也，取此穴以散胃中之逆气。

肾经第二十四穴灵墟

穴在神藏下一寸六分陷中，去中行各二寸，仰而取之。《素》注：针四分。《铜人》：针三分，灸五壮。

注：穴名灵墟者，心之神最灵，此穴乃心神所致之所，故曰灵墟。

肾之肺病：胸胁支满，痛引膺，不得息。

肾之脾病：咳逆呕吐，不嗜食。

注：二条俱见前。

肾经第二十五穴神藏

穴在彧中下一寸六分陷中，去中行各二寸，仰而取之。《铜人》：针三分，灸五壮。《素》注：针四分。

注：此穴乃近心之所，而心之神藏于其内，故曰神藏。

肾之脾病：呕吐不嗜食，咳逆。

肾之肺病：喘不得息，胸满，不嗜食。

注：二条解见前。

肾经第二十六穴彧中

穴在俞府下一寸六分，去胸中行各二寸，仰而取之。《铜人》：针四分，灸五壮。《明堂》：灸三壮[①]。

注："彧"字之义，《说文》解同"郁"[②]字。又《小雅》诗：黍稷彧彧，茂盛貌。皆与此穴无关。遍考无据，俟后再详。

肾之肺病：喘息不能食，胸胁支满。

注：见前。

肾之脾病：咳逆，涎出多唾。

注：咳逆，涎出多唾，乃肾之水气上逆于胃也，宜泄此穴。

肾经第二十七穴俞府

穴在巨骨下、璇玑旁，各[③]二寸陷中，仰而取之。《素》注：针四分，灸五壮。《铜人》：针三分，灸五壮[④]。

思莲子议曰：俞者，输也。足少阴之经自涌泉而上输至此穴，

---

① 《明堂》：灸三壮：原脱，据陈本与《针灸大成·足少阴经穴主治》补。

② 郁：原作"都"，据陈本改。

③ 各：原脱，据《针灸大成·足少阴经穴主治》与文义补。

④ 灸五壮：原脱，据陈本与《铜人》及《针灸大成·足少阴经穴主治》补。

肾经之穴已尽，故曰俞府^①。

肾之肺病：喘嗽久，胸中痛，久喘，腹胀不下饮食。

注：喘嗽、胸中痛，肺气为冲脉逆也，宜泄。久喘，亦肺气为冲脉逆也，宜泄，灸七壮，甚效^②。肺与大肠为表里，肺有逆气，故腹为之胀，取此穴以泄逆上之气。

肾之脾病：呕吐。

注：见前。

奇穴

横骨

《千金翼》云：妇人遗溺，灸横骨，当阴门七壮。又治癞疝，在横骨两旁，挟茎灸之。

泉阴

在横骨旁三寸，治癞疝偏大，灸百壮。阴囊下第一横纹，治风气，眼反，口噤，腹中切痛，灸二七壮。

阴茎

当溺孔是穴，治卒癫病，灸三壮，小便通即瘥。又灸阴茎头三壮。

鬼藏

男阴下缝、女玉门头是穴，灸三壮。《千金翼》云：第十一

---

① 思莲子议曰……故曰俞府：此段文字原脱，据陈本补。

② 甚效：原脱，据陈本补。

次下针。

魂舍

在挟脐两旁，相去一寸。《千金》云：主小腹泄利脓血，灸百壮，小儿减之。

手厥阴心包络经

手厥阴心包络总论

思莲子曰：心包络，心之包也，为手厥阴经，多血少气。起于胸中，出属心下之包络，受足少阴肾经之交，由是自膻中下膈，历任之中脘穴，及脐下任脉之阴交穴，历络上、中、下之三焦；其支者，自属心包处，上循胸出腋，下腋三寸，

手心主经筋

手心主之筋，起于手中指之中冲，与手太阴之筋并行，结于肘之内廉曲泽，上臂阴以结于腋下之天泉、天池，下散于在前、在后之挟胁处；其支者，则入于腋，散于胸中，为胸痛，为息贲。

心包络第一穴**天池**（一名天会）

穴在腋下三寸，乳后一寸，着胁，直腋撅肋^①间，手厥阴心

---

① 肋：原作"筋"，据《针灸大成·手厥阴经穴主治》与《甲乙》卷三第十八及《铜人》改。

包、足厥阴肝经、足少阳胆经、手少阳[1]三焦经[2]相会之地。《铜人》：灸三壮，针二[3]分。《甲乙》：针七分。《千金》：治颈漏瘰疬，灸百壮。《素》注：在乳后同身寸之二寸。

注：此经之直者，既下膈历络三焦矣，而支者，自属心包处，上循胸，横出胁，结为此穴。虽与胆经之渊腋、辄筋，俱下腋三寸，而此穴则近乳一寸，独在前矣，乃本经初见之穴，而为本经最高之处，有大之象焉。三焦主气，此经主血，血之所行，有水象焉，故曰天池。

心包之肺病：胸中有声，胸膈烦满，上气寒热，热病汗不出、头痛、四肢不举，腋下肿，痎疟臂痛。

注：此经循胸中出，胸膈烦满，而右尺脉洪，右寸脉亦洪，乃本经之气滞于胸也，宜泄此穴，以泄胸中之热。热病汗不出、头痛、四肢不举，则周身皆受病矣，而腋下独肿，乃本经所行之部分也，上气寒热，而又近于少阳，此经与手少阳为表里，故取此穴，以去周身之热。痎疟者，肺受暑也，臂者，本经所行之部分也，宜泄此穴。

心包之肝病：目晄晄不明。

注：目晄晄不明，乃火热盛，泄此穴以降火。

心包络第二穴天泉（一名天湿）

穴在曲腋下二寸，举臂取之。《铜人》：针六分，灸三壮。

注：此穴在本经初入臂而下行，自中冲而视之，乃最高焉。天池在胸，有停水之象，故曰天池。此穴乃注水而下行，故曰天泉。

---

① 手少阳：原脱，据陈本补。

② 经：原脱，据陈本补。

③ 二：《铜人》作"三"。

心包之心病：心病，胸胁支满，咳逆，膺、背、胛间、臂内廉痛。

注：心病而至于胸胁支满，咳逆[1]，膺、背、胛间、臂内廉痛，皆此经所行之部分，心痛乃此经之正病，宜泄此穴，以泄胸中[2]之逆气。

心包之肝病：目䀮䀮不明，恶风寒。

注：目䀮䀮，肝病也；恶风寒者，肺有寒邪也。二者兼之，则寒久变而为热，宜泄此穴，以去火邪。

心包络第三穴**曲泽**

穴在肘内廉陷中，大筋内侧横纹中，动脉是穴，屈肘得之，心包络脉听入为合水。《铜人》：灸三壮，针二[3]分，留七呼。

注：水所聚者为泽，此穴乃在肘臂曲折之处，故曰曲泽。又为本经所入为合水，亦为泽象。

心包之心病：心痛善惊，身热烦渴口干，心下憺憺。

注：心包受邪，则为之痛，而善惊者，神不宁也，宜补心包之水穴，以治火。身热烦渴口干，火盛极矣，亦补此穴，以治火。心下憺憺，宜安静而反动也，宜补此穴，以治火。

心包之肺病：身热风疹，头清汗出不过肩。

注：心火外凌皮毛，而生风疹。皮毛者，肺之合也。补心包之水[4]，以治心火。汗出不过肩，乃气滞不通也，宜泄此穴，以通肩背之气。

心包之脾病：逆气呕涎血，伤寒逆气呕吐。

---

① 逆：原脱，据陈本补。

② 中：原脱，据陈本补。

③ 二：《铜人》作"三"。

④ 水：原作"火"，据陈本改。

注： 涩者，血也，皆属乎心者也，逆气上①而呕之，心火热极，宜补此穴，以治其火。伤寒逆气呕吐，此经下络三焦，气逆而有是症，宜泄此穴，以降其逆。

心包之肝病：臂肘手腕，不时②动摇。

注： 此筋受风也，而部分乃为本经所行之地，此穴又臂肘交折下下相连之处，宜泄此穴，以去风。

心包络第四穴郄门

穴在掌后去腕五寸，手厥阴心包络脉郄。《铜人》：针三分，灸三③壮。

注： 此穴乃手厥阴经之郄也，界在手少阴、手太阴两脉之间，而有郄焉，有门象，故曰郄门。

心包之心病：心痛呕哕，惊恐畏人，神气不足。

注： 心痛呕哕，而至于惊恐畏人，神气为之不足，此正气不足，而邪气有余也，宜先补正气，而后泄邪气。

心包之肺病：衄血。

注： 心火④上凌肺金，血自鼻出，宜泄此穴，以降心火。

心包之脾病：呕血。

注： 呕血者，胃有积血也，本经历络三焦，中焦乃其所历也，宜泄此穴，以降胃中之逆。

心包络第五穴间使

穴在掌后三寸，两筋间陷中，心包络所行为经金。《素》注：

---

① 逆气上：陈本作"上气逆"。
② 时：原作"能"，据陈本、《针灸大成·手厥阴经穴主治》及此后文义改。
③ 三：《铜人》作"五"。
④ 火：原作"包"，据陈本改。

针六分，留七呼。《铜人》：针三分，灸五壮。《明堂》：灸七壮。《甲乙》：灸三壮。

注：此穴在两阴经之同，而本经乃心主臣使之官，故曰间使。有病则其脉至，无病则其脉止。

心包之心病：卒心痛，多惊，掌中热。

注：心痛多惊，邪胜正也，宜先补其正，而后泄其邪。掌中热，乃本经所行之部分也，热乃火动，宜泄此穴，以去热。

心包之肺病：伤寒结胸，心中如饥，卒狂，胸中憺憺，恶风寒，呕沫。

注：胸者，肺之室。本经起于胸中，胸有邪，则致诸症，急泄此穴，以降胸中之逆。

心包之脾病：寒中少气，鬼邪霍乱，干呕。

注：中者，中脘也。寒中少气，乃不足也，宜补此穴，以生中气。中气乱，而后有霍乱之症，宜泄此穴，以分消其霍乱。

心包之肝病：中风气逆，涎上昏危，喑不得语，咽中如梗，腋肿肘挛，小儿客忤，妇人月水不调，血结成块。

注：本经历络上、中、下三焦，今气上逆而涎随之，所以昏危不语，涎不得上，所以如梗，宜泄此穴，以降三焦之气。本经循胸出腋入肘，皆其所行部分，肿而挛，皆本经郁滞之邪也，宜泄此穴，以通其滞。小儿客忤，乃正气之虚，而邪气乘之，宜先补正气，而后泄邪气。足厥阴、手厥阴，皆司血者，本经之气郁，上、中、下三焦不畅，而足厥阴之经亦郁，故有血结之病，宜泄此穴，以通三焦之气，而破其结，则经自调矣。

心包络第六穴内关

穴在掌后，去腕二寸两筋间，与三焦经外关穴相抵，手心主之络，别走手少阳三焦经。《铜人》：针五分，灸三壮。

注： 穴名内关者，第四穴名郄门，而间使穴在于其中，既过门，而复有关焉。内者，与外相对也，皆离肘而入掌骨节交经之处，有关象焉，故曰关。又手厥阴别走手少阳①之络，亦有关象。《内经》云：手心主之别，名曰内关，去腕二寸，出于两筋之间，循经以上系于心包络，心系实则心痛，虚则为头强，取之本穴。

心包之心病：失志心痛，实则心暴痛，虚则头强。

注： 失志，则心气郁而不畅，故心痛焉，急泄此穴，以通其郁。实则心痛宜泄，凡心痛，皆先责此穴，以此穴为三焦之络，泄此穴则气畅于上下，而痛立止。气虚则不能至于头，而头为之强，故补此穴，而生上行之气。

心包之肝病：目赤，支满，肘挛，手中风热。

注： 目赤者，心火盛，泄此穴以散心火。支满者，气郁也，泄之。肘挛者，气不至肘也，补之。手中风热，皆心火盛也，宜泄此穴，而去掌中之风热。此穴在八法，与奇经阴维相通，而下又与脾之公孙，主客相应。

心包络第七穴大陵

穴在掌后两筋间，手厥阴心包所注为腧土，心包络实则泄之。《铜人》：针五分。《素》注：针六分，留七呼，灸三壮。

注： 陵者，土也，以此穴为本经之腧穴，故曰陵。又其穴在掌后骨下，其上骨肉丰隆，而穴在其下，故曰大陵。

心包之心病：热病汗不出，手心热，肘臂挛痛，腋肿，善笑不休，烦心，心疢若饥，心痛掌热，善悲泣惊恐，呕哕无度，狂言不乐，病疮疥癣。

注： 因热病汗不出，而有下数症，皆本经之症也，宜泄本经

---

① 少阳：原作"阳明"，据陈本改。

之子穴，以出其汗，而症自息。心痛掌热，掌乃本经所行之处，
乃本经之气有余也，善悲泣惊恐，皆正气虚而邪盛之症，宜泄本
经之子穴。呕哕无度，心气上逆也，狂言不乐，心火盛也，亦宜
泄其子穴。瘑疮疥癣，皆属乎火，宜泄火之子。

心包之肺病：喉痹口干；身热头痛短气，胸胁痛。

注：喉痹而至于口干，肺受心火上凌也，泄火之子，所以降
心火也。胸胁皆本经所行部分，身热头痛短气，而证之以胸胁痛，
则知为本经之邪，宜泄其子，以去其邪。

心包之肝病：目赤目黄，小便如血。

注：目赤目黄，皆心火盛也，而又证之小便如血，则心火移
于小肠矣，宜泄火之子，以弱心火。

心包络第八穴劳宫（一名五里。一名掌中）

穴在掌中之后，屈中指、无名指二指至手掌，二指之间，动
脉是穴。心包络所溜为荥火。《素》注：针二[①]分，留六呼。《铜
人》：灸三壮。《明堂》：针二分，得气即泄，只一度，针过二度，
令人虚，禁灸，灸令人瘶肉日加。《千金》：心中懊憹痛，刺五分，
补之。

注：人劳于[②]思，助此穴之脉大动，盖以此穴为本经之火，
心劳则火动，火动则脉大动于此穴，故曰劳宫。禁灸者，以火济
火，而心火愈炽也。

心包之心病：热病汗不出，怵惕，胁痛不可转侧，大、小便
血，衄血不止，气逆呕哕，烦渴，食饮不下。

注：热病而汗不出者，数日，邪渐入内，怵惕者，神乱也，
胁痛不可转侧，乃本经之由腋行者气逆也，大小便血、衄血，本

---

① 二：《素问·气府论》王注作"三"。

② 于：原作"则"，据陈本改。

经属火，血被火逆，上下俱出，气逆呕哕，内不容邪也，烦渴，食饮不下，皆火逆于内所致，急泄火之子，以降火。

心包之脾病：大小人口中腥臭，口疮，黄疸目黄，小儿齿烂。

注：胃火盛而口臭及口生疮，皆胃有火也。然本经历络三焦，中焦①乃所必过之处，泄本经之火穴以解中焦之火。胃有湿热而黄疸生，目亦为之黄，泄此穴以解胃中之热也。小儿齿烂，亦胃火盛也，取此穴与前症意同。

心包之肝病：中风，善怒、悲，笑不休，手瘈，胸胁支满。

注：中风而至且怒、且悲、且笑不休，则神乱矣，急取心之火穴而泄之，以定其神。手为之瘈者，乃本经所过之部分，以是征之，而知邪在此经，故泄此穴。胸胁支满，虽为肝病，而亦取此穴者，以本经亦为厥阴，在下②而胸胁亦为本经所行之部故也。

心包络第九穴中冲

穴在手中指端，去爪甲如韭叶陷中，心包络所出为井木，心包络虚则补之。《铜人》：针一分，留三呼③。《明堂》：灸一壮。

注：穴名中冲者，以中指而得名，言心包之脉，在两阴之间，而直冲于手中指之端也，故曰中冲。

心包之心病：热病烦满，汗不出，掌中热，身如火，心痛烦满，舌强。

注：热病烦满，火郁于中也，再以掌中热征之，又身如火，急泄心包之木穴，以弱其火。心痛烦满、舌为之强，乃本经之火郁于下，而上及于心之窍也，泄其木穴，而心火散矣。

---

① 中焦：原脱，据陈本补。

② 在下：此二字与上下文义不属，疑衍。

③ 留三呼：《铜人》无。

奇穴

手掌后臂间穴

《千金》云：治疗肿，灸掌后横纹后五指许，男左女右，七壮即验。又治风牙痛，以绳量自手中指头至掌后第一横纹，折为四分，乃复自横纹比量向后于臂尽处，两筋间是穴，灸三壮，随左右灸之，两患者灸两臂，甚验。

拳尖

穴在中指本节前骨尖上，屈指得之。捷法云：穴在手腕中上侧两筋间陷中，灸二七壮，盖此以阳溪言也，观者辨之，主治五膈反胃。

手中指第一节穴

《千金》云：牙齿痛，灸手中指背，第一节前有陷处。灸七壮，下火立愈。

手少阳三焦经

手少阳三焦经总论

思莲子曰：此经有形有名，所治之部分，膈之上为上焦，乃心、肺之所居也；膈之下为中焦，乃胃、脾之所居也；脐之下为下焦，乃肾、肝、大小肠及膀胱之所治也。故曰：上焦如雾，言气之所蒸也；中焦如沤，言物之所化也；下焦如渎，言一化之物所出也，此三焦所治之部分。凡腹中上下空处，皆三焦之气，所到处则皆三焦治及之处，而尚非三焦所居之位、成形之所也。《内经》云：三焦者，决渎之官，气化则能出矣[①]。渎所藏水，决所出水，不能藏则散而不收，不能出则滞不能通矣。三焦所居之位，在两肾之下，中有脂大如掌，前对气海，此气一鼓，大小便方能出。三焦所治之部，则膈之上，脐之上下，凡有空处，皆其所治之部分也。外应毫毛腠理，其厚薄、缓急、结止，与膀胱同。其经起于手小指、次指之端外侧，去爪甲如韭叶之关冲穴，上行至小指、次指歧骨间，握拳取之之液门穴，又上行至手小指、次指本节后陷中之中渚穴，又上行至手表腕中之阳池穴，遂出臂外两骨之间，至腕后二寸两骨间之外关穴，又上腕后臂外三寸两骨

---

① 气化则能出矣：《素问·灵兰秘典论》作"水道出焉"。

间之支沟穴，又上行腕后三寸，中空一寸之会宗穴，又上行过臂上大交脉，支沟上一寸之三阳络穴，又上行过肘前五寸，外廉陷中之四渎穴，又上行肘外大骨后，肘上一寸，辅骨两筋间之天井穴，遂从天井上行，循臂臑之外，历肘上二寸伸肘举臂取之清冷渊穴，又历肩下臂外间，腋斜肘分下之消泺穴，行手太阳之里，手阳明之外，上肩前廉，在肩后三寸宛宛中，与奇经阳维所会之臑会穴，又上肩端臑上陷中，斜取之肩髎穴，又上缺盆中，恐骨际陷中央有空，起肉上，与手、足少阳、阳维所会之天髎穴，遂交出足少阳胆经之后，过手太阳小肠经，在本经天髎穴外肩上，肩髃后，举臂有空之秉风穴，足少阳胆经肩上陷中，缺盆上，大骨前之肩井穴，下入缺盆后，由足阳明胃经之外，而交合于胆经之上焦，散布络绕于心包络，乃下膈入络膀胱，以约下焦，附右肾而生；其支行者，从膻中而出缺盆之外，上项过大椎，而与足太阳、足少阳、手太阳会，又却而循本经天牖穴，上耳后尖角陷中，按之引耳中痛之翳风穴，又上耳后，鸡足青络之瘈脉穴，又上耳后间，青络脉中之颅息穴，直上出耳上角，至耳廓中间，开口有空之角孙穴，而与手太阳小肠经、足少阳胆经会，遂斜上过足少阳胆经悬厘、含厌二穴，又横过眉上，足少阳胆经之阳白穴，下至足太阳之睛明穴，曲屈至耳颊，至颊自下颔，会颧髎之分，其又支者，从耳后翳风穴入耳中，过手太阳在耳中珠子大如赤小豆之听宫穴，历本经耳前起肉，当耳缺之耳门穴，却出，直上斜至目锐眦，而与足少阳胆裂，会于胆经之瞳子髎穴，又上眉后陷中本经丝竹空，又与足少阳胆经会也。然三焦之脉，虽行于手[①]，其腑则附右肾而生，故其所附之下腧，又在于足，其脉在足小指之前，即足太阳膀胱经脉气所行，又足少阳胆经脉气之后，

---

① 手：原脱，据陈本补。

出于腘中外廉，名曰委阳穴，乃足太阳之穴，正其络脉所别，正为手少阳三焦经之下腧也。此三焦者，乃足少阳胆经，及足太阳膀胱之所将，将者，相将而行也。委阳穴既为足太阳经别行之穴，而外踝上五寸，足太阳胆经之络穴光明者，三焦经又与之别入贯腷肠，共出于委阳穴，乃并足太阳经正脉，入内络于膀胱，同约束下焦。实则为病闭癃，闭癃者，水道不利也，当泄之。虚则并遗溺，当补之，此又手少阳之别行在下者也。《内经》云：三焦合于委阳者，此之谓也。取委阳之法，屈其体以觅承扶之阴纹，伸其体以度委肠之分寸，委阳在承扶下六寸，承扶在尻臀下陷纹之中，故《内经》云：取委阳者，屈伸而索之也。荥腧治外，经合治内，治三焦之内者，当取其合之委阳焉。何以为内？闭癃、遗溺者，三焦之内病也。是动病则为耳聋浑浑然、焞焞然，甚觉不聪，以本经之脉，从耳后入耳中，出走耳前，或出本经，或由合经也。所生病为汗出，以汗为心液，本经为心包络之表也。为目锐眦痛，本经之脉至目锐眦也。为颊肿，以本经之脉交颊也。为耳后肩臑肘臂外皆痛，乃本经所行部分也。为手小指、次指不能举用，乃本经之所出也。正虚则当补，邪实则当泄，脉陷下则当灸，不盛不虚，则再求之本经，而不必求之心包络。人迎较寸口之脉大一倍而躁疾者，则当泄本经穴，而补手厥阴心包络经穴，人迎较寸口之脉小一倍而不躁疾[①]著，则当补本经穴，而泄手厥阴心包络之经穴也。

与别经会穴

外关穴，手少阳络，别走心主。臑会穴，奇经阳维，与本经

---

① 疾：原脱，据陈本与此前文例补。

会于此穴。天髎穴，足少阳胆经、奇经阳维，与本经会于此穴。角孙穴，手太阳小肠经、足少阳胆经，与本经会于此穴。丝竹空，足少阳胆经，与本经会于此穴。和髎穴，手太阳小肠经、足少阳胆经，与本经会于此穴。

手少阳经筋

手少阳筋，起于手小指之次指，即第四指之端关冲穴，由液门、中渚，结于手表腕上之阳池穴，上循臂之外关、支沟、会宗、三阳络，以结于肘之四渎、天井，上绕臑之外廉，即臑会穴，以上肩端之肩髎、天髎，走于颈之天牖，以合于本经之太阳；又其支者，当曲颊前，以入系于舌本；又其支者，上于曲牙，循耳前之角孙、耳门、和髎，以属目外眦之丝竹空，且上于颌，结于角。及其为病，则凡筋所经过者，即为肢之转筋，为舌卷。

三焦经第一穴关冲

穴在手小指之次指外侧，去爪甲如韭叶，手少阴三焦经所出为井金。《铜人》：针一分，留三呼 [①]，灸一壮。《素》注：灸三壮。

注： 三焦经行手太阳、手阳明两脉之中，有关象焉，冲而上行，故曰关冲，以与包络之中冲者对，彼以在手太阴、手少阴之中，故曰中冲。

关冲之本病：喉痹喉闭，胸中气噎，不嗜食，肘臂病不可举，目生翳膜，视物不明，舌卷口干，头痛。

注： 脉下交频，所以有喉痹喉闭之病，脉下膻中所以有胸中

---

① 留三呼：《铜人》无。

气噎之病，臂肘皆本经所行部分，气滞则痛，瞳子髎，本经合胆经之处，本经又为火，故有目视物不明之病，皆①宜取本经井穴泄之。舌者，心之窍，本经与胆经为表里，故有舌卷之病，口干者，火盛也，亦宜泄此穴。本经之脉，曲折上头，而有头痛之病，故亦②泄此③穴。

关冲之本腑病：霍乱。

注： 本经下膈入络膀胱，气乱遂有霍乱之症，取井穴以散其乱气。

三焦经第二穴液门

穴在小指次指歧骨间陷中，握拳取之，手少阳三焦脉所溜为荥水。《铜人》：针二分，留二呼④，灸三壮。《千金》：治耳聋不得眠，刺三分，补之。

注： 液者，水之称也，本⑤经为火而主气，本穴乃水穴也，则亦液而已，在歧骨之间，有门象焉，故曰液门。

液门之本病： 咽外肿，寒厥，手臂痛不能自上下，目赤涩，头痛，暴得耳聋，齿龋痛，寒热痎疟，惊悸妄言。

注： 本经脉由颊下喉，火盛则咽肿，故泄此穴。手臂皆本经部分，寒中则有痛不能自上下之症，当灸此穴，以去本经之寒。目赤痛，火盛，补水穴以治本经之火。本经之脉入耳，暴得耳聋，乃火也、气也，宜泄此穴。本经脉绕颊而下，齿有病，亦火盛也，故责之。少阳之病主寒热，故疟，责火经之水穴，所以治其寒热

---

① 皆：原作"但"，据陈本改。

② 亦：原脱，据陈本补。

③ 此：原脱，据陈本补。

④ 留二呼：《铜人》无。

⑤ 本：原作"主"，据此下文例改。

也。惊悸妄言，三焦火盛也，宜补水穴，以治火。

三焦经第三穴中渚

穴在手小指次指本节后陷中，在液门下一寸，手少阳三焦脉所注为腧木，三焦虚补之。《素》注：针二分，留三呼。《铜人》：灸三壮，针三①分。《明堂》：灸二壮。

注：渚者，水所留之称也，中乃三焦之脉，行乎两经之中也，故曰中渚。

中渚之本病：目眩头痛，耳鸣，目生翳膜，咽肿，肘臂痛，手五指不得屈伸，热病汗不出。

注：此乃本经木穴，木生火者，目眩头痛，耳聋耳鸣，目翳咽肿，皆火病也，泄其母穴，所以解其热也。肘臂痛，非气滞，则风寒，乃宜灸之。热病汗不出，则宜补之。

三焦经第四穴阳池

穴在手②表腕上陷中，从指本节直摸下至腕中心，手少阳三焦脉③所过为原，三焦虚实皆拔之。《素》注：针二分，留六呼，灸三壮。《铜人》：禁灸。针透抵大陵穴，不可破皮，不可摇手，恐伤针转曲。

注：水之所聚者为池，此穴上自关冲，至腕陷中，有聚象，故曰池，阳指三焦而言也。

阳池之本病：或因折伤手腕，捉物不得，肩臂痛不得举，消渴口干，烦闷寒热疟。

注：折伤而取此穴，恐腕中有积气留血也。肩臂痛，乃三焦

---

① 三：《铜人》作"一"。

② 手：原脱，据文义与《针灸大成·手少阳经穴主治》补。

③ 脉：原脱，据陈本补。

所行部分也。消渴口干，三焦有热积于中也。少阳之症，多为寒热也。均宜责此穴，所谓虚实皆拔之也。

三焦经第五穴**外关**

穴在腕后二寸两骨间，与手厥阴经内关相对，手少阳络别走心主。《铜人》：针三分，留七呼，灸三壮。《明堂》：灸三壮。

注：外关者，对内关而言也，此穴在八法中，以为通带脉，而与足少阳胆经之临泣穴通阳维，为男女主客相应。

外关之本病：耳聋，浑浑焞焞无闻，五指尽痛，不能握物。

注：前症乃本经上下所行部分，正症也，宜责此穴。

三焦经第六穴**支沟**（一名飞虎）

穴在腕后臂外三寸，两骨间陷中，手少阳脉所行为经火。《铜人》：针二分，灸二七壮。《明堂》：灸五壮。《素》注：针二分，留七呼，灸三壮。

注：沟者，水之所行也，此穴在手臂之外，如木有枝，故曰支沟。

支沟之本病：热病汗不出，肩背酸重，胁腋痛，四肢不举，口噤不开，暴喑不能言，伤寒结胸，病疮疥癣，妇人妊脉不通，产后血晕，不省人事。

注：热病汗不出，泄其火穴而汗自出。肩背乃本经所行部分，有气滞焉，而有酸重①不举之症，宜泄其火，而行本经之气。口噤不开、暴喑，皆三焦之气闭也，宜泄其火，而升其气。伤寒结胸，以本经之脉下行膻中也，故责之。疥癣者，火症也，本经为火，本穴为火，宜泄其火。三焦之气滞，而妊脉不通，泄此穴所

---

① 重：原作"痛"，据此前文义改。

以通其气也，气行则血行矣。产后血晕，火有余也，泄三焦之火穴，以定其晕。

支沟之内症：霍乱呕吐，心闷不已，卒心痛，鬼掣。

注：三焦之气逆于内，所以有霍乱之症，责此穴者，以散三焦之火也。脉下膻中，有滞焉而心为之闷，泄其火穴，而闷自散。卒心痛，心包络之气逆也，泄其表之火，所以治其里。鬼掣，乃人神昏也，神昏者，火旺也，宜泄其本穴之火，以定其神。

三焦经第七穴会宗

穴在腕后三寸五分[①]。《铜人》：灸七壮。《明堂》：灸五壮，禁针。

注：后此之穴为三阳络，三阳者，手太阳、少阳、阳明也，仅离支沟一寸，而此穴乃在去腕三寸五分之中，三阳络在腕后四寸之中，与此穴仅去五分，则三阳之[②]络，俱会于三阳络[③]之穴，而此穴乃其将会之穴，故曰会宗。

会宗之本病：五痫，肌肤痛，耳聋。

注：痫之作也，未有不由火作者，三焦为火之经，必三焦之火俱发，而后有痫，所以责此穴，以为三阳[④]络会之所也。耳聋乃本经之正病，俱宜灸此穴，以散其火。

三焦经第八穴三阳络（一名通门）

穴在臂上大交脉，支沟上一寸。《铜人》：灸七壮。《明堂》：灸五壮，禁针。

---

① 五分：陈本与《针灸大成·手少阳经穴主治》并作"空中一寸"。

② 之：原脱，据陈本补。

③ 俱会于三阳络：原脱，据陈本补。

④ 阳：原作"焦"，据陈本改。

注：手太阳、阳明俱有络，与本经会于此穴，故曰三阳络。

三阳络之本病：暴喑耳聋，嗜卧，四肢不欲动摇。

注：喑、聋，手太阳小肠及本经皆有之症，四肢不欲动者，乃合手太阳、阳明及本经，三经俱有之症也，故责此穴。

三焦经第九穴四渎

穴在肘前五寸，外廉陷中。《铜人》：灸三壮，针六分，留七呼。

注：三阳加手厥阴与本经相为表里，故曰四渎。渎^①者，通水之名也。

四渎之本病：暴气耳聋，下齿龋痛。

注：耳聋齿痛，皆本经气脉所行之处，故均责之。

三焦经第十穴天井

穴在肘外大骨后，肘上一寸，辅骨上两筋叉骨罅中，屈肘拱胸取之，手少阳三焦脉所入为合土，三焦实泄之。《素》注：针一分^②，留七呼。《铜人》：针三分，灸三壮。

注：此穴以本经自关冲而上，入于是穴，以为合土，水入焉，有井象，其位在乎上也，故曰天井。

天井之本病：耳聋，嗌肿，喉痹，汗出，口锐眦痛，颊肿痛，耳后、臑、背痛，捉物不得，振寒，颈项痛，风痹，脚气上攻。

注：前症皆本经所行部分，有邪客之，或风、或寒、或火，故作痛焉，而取此穴，乃实则泄其子之义。脚气者，下焦之病也，上攻则及上焦矣，此三焦俱有之病，故泄本经之合土穴，以散三

---

① 渎：原脱，据此文义补。

② 分：《素问·气穴论》王注作"寸"。

焦之滞。

天井之内病：心胸痛，咳嗽上气，短气不得语，唾脓不嗜食，寒热，凄凄不得卧，惊悸瘛疭，癫疾五痫，嗜卧，大风默默不知所痛，悲伤不乐。

注：心胸痛，邪滞于上焦也，唾脓不嗜食，上焦有火也，三焦为少阳，少阳之症多寒热，惊悸瘛疭，皆三焦有火也，三焦者，火盛则神昏，神昏则嗜卧也，大风默默不知所痛，三焦内外俱病也，悲伤，三焦火盛，上凌于肺也，皆三焦之在内者有余也，故泄本热之子穴。

天井之外病：仆伤腰髋痛。

注：仆伤腰髋痛，下焦有瘀血也，责此穴者，散之之义也。

三焦经第十一穴清冷渊

穴在肘上二寸，伸肘举臂取之。《铜人》：针二①分，灸三壮。

注：此经主火者也，而于是穴，谓之清冷渊者，其以本经过天井之后，火气稍息欤？抑以在肘之外，常为风寒所袭欤？尚俟高明。

清冷渊之本病：肩臂痛，臂臑不能举，不能带衣。

注：所治皆本经风寒之症，则命名为清冷之义可得矣，寒者热之，则宜灸也。

三焦经第十二穴消泺

穴在肩下臂外间，腋斜肘分下。《铜人》：针一②分，灸三壮。《明堂》：针六分。《素》注：针五分。

---

① 二：《铜人》作"三"。
② 一：《铜人》作"六"。

注：消泺，此寒冷之义也，火经而以此名穴，命名之义，想有所指，尚侯高明。

消泺之本病：风痹，颈项强急，肿痛，寒热头痛，癫疾。

注：本经由颈项而入面，风中之，病强急，宜灸以温之。寒热乃少阳之本病也，头痛则风寒客之也，皆宜灸之。癫疾虽为阴症，然必三焦有气与痰滞之，而始有是症，宜灸之以通其滞。

三焦经第十三穴臑会（一名臑交）

穴在肩前廉，去肩头三寸宛宛中，手少阳、奇经阳维之会。《素》注：针五分，灸五壮。《铜人》：针七分，留十呼，得气即泄，灸七壮。

注：肘之内为臑，此穴所在，虽为肩之外廉，有肉斜生，势与臑会，而又奇经阳维自足下起，上会本经，经于此穴，故曰臑会。

臑会之本病：臂酸无力，痛不能举，肩肿引胛中痛，项瘿气瘤，寒热。

注：肩、臂、瘿，皆本经所致部分，或风或寒，或气或火，客而滞之，所致之症，故泄此穴，以将上肩也。寒热，为阳维之病也，以阴维会于此穴，故病寒热者责之。

三焦经第十四穴肩髎

穴在肩端臑上陷中，斜举臂取之。《铜人》：针七分，灸三壮。《明堂》：灸五壮。

注：此穴虽在肩之端，而尚在肩下臑上，取此穴者察之。

肩髎之本病：臂痛，肩重不能举。

注：正本经本穴部分中风之症也。针宜深而灸宜多。

三焦经第十五穴天髎

穴在肩缺盆上，毖骨际陷中，须缺盆处，上有突起肉上是穴，手、足少阳、阳维之会。《铜人》：针八分，灸三壮。当缺盆陷上突起肉上针之，若误针之，伤人五脏气，令人卒死。

注： 穴在缺盆之上，自腹中视之，固为高处，即以本经自关冲来者，上肩则亦为高处矣，故曰天髎。足少阳之会于此穴也，乃过天髎手少阳之脉，前下至肩井，却左右交出之际，而与本经会于此穴也。阳维之会本经于此也，乃阳维过肩下前，与手少阳[①]会于臑会、天髎，而与本经会于此穴也。天髎在里之上，肩井在外之下，所以有陷中之戒。

天髎之本病：肩臂酸痛，缺盆中痛，项筋急。

注： 前症皆本经所行部分之病，故责之。

天髎之阳维病：寒热汗不出，胸中烦满。

注： 此阳维及少阳在身侧应有之症，故责之。

三焦经第十六穴天牖

穴在颈大筋外，缺盆上，天容后，天柱前，完骨下，发际上。《铜人》：针一寸，留七呼，不宜补，不宜灸，灸即令人面肿眼合，先取谚嘻，后取天容、天池[②]即瘥。不针谚嘻即难疗。《明堂》：针五分，得气即泄，泄尽更留三呼，不宜补。《素》注：灸三壮。《资生》：灸一壮。

注： 天者，言其高也，凡各经之穴在颈者，多以天名之。以其在颈之侧，则以牖名之，如室之有牖，乃在室之侧也。天柱者，太阳穴也，穴在挟项后发际，大筋外廉陷中。天容者，手太阳小

---

① 少阳：原作"阳明"，据陈本改。
② 天容、天池：《铜人》作"天牖风池"。

肠经穴也，在耳下曲颊。完骨者，足少阳胆经穴也，在耳后入发际四分。则此穴，上直完骨之下，平直天柱之前，前直曲颊下天容之后，在胃经之缺盆则尚远，无需考焉。此穴在上三穴之中，取之可矣。天池，乃手厥阴心包络穴也。谚嘻，乃足太阳次行穴也。天容见前。本经原为火经①，又在颈之侧，误灸之害在后。取太阳之谚嘻泄于后，在②下、在前。取手厥阴之天池泄于前，在③下。而又取手太阴之天容泄之于上，以散其火之害。则取此穴者，可不慎哉。

天牖之本病：暴气聋，目不明，耳不聪，目中痛，头风面肿，项强不得回顾，夜梦颠倒，面青黄无颜色。

注：前症皆本经所主头、耳、目部分应有之症也，夜梦颠倒，皆火之所为也，宜泄此穴。

三焦经第十七穴翳风

穴在耳后尖角陷中，按之引耳中痛，先以钱二十文，令患人咬之，寻取穴中，手、足少阳少会。《素》注：针三分。《铜人》：针七分。《明堂》：灸三壮，针、灸俱令咬铜钱开口。

注：此穴在耳之下后，乃无物遮蔽之所，风之自后者，如风池、风府之穴，皆常中风之所也，故曰翳风。

翳风之本病：耳鸣耳聋，口眼㖞邪，脱颔颊肿，口吃牙车急，口噤不开，不能言，小儿善欠。

注：前症皆本经本穴所被风寒应得之症，故泄此穴，以散风寒，而后灸以温之。

---

① 经：此上原有"穴"字，据陈本删。
② 在：陈本作"之"。
③ 在：陈本作"之"。

三焦经第十八穴瘛脉（一名资脉）

穴在耳本后，鸡足青络脉。《铜人》：刺出血如豆汁，不宜多出，针一分，灸三壮。

注：瘛疭之症，在下则肝胆[①]之经为之，在上则手厥阴、手少阴为之，以四经皆木火相生之经，而瘛疭之症，非火不作，穴名瘛脉者，言此乃瘛疭本也。

瘛脉之本病：小儿惊痫瘛疭，头风耳鸣，呕吐泄利，无时惊恐，目睛不明，眵[②]聱。

注：前症皆本经受风之症也，故出此穴之血，以泄其火，但不亦多耳。

三焦经第十九穴颅息

穴在耳后间青络脉中。《铜人》：灸七壮，禁针。《明堂》：灸三壮，针一分，不得多出血，多出血杀人。

注：耳之窍，皆头颅出息之所也，此穴在耳后青络脉，正颅中与耳相通之处，故曰颅息，气之往来曰息。

颅息之本病：耳中痛，喘息，小儿呕吐涎沫，瘛疭发痫，胸胁相引，身热头痛，不得卧，耳肿及脓汁。

注：本经所治多耳病，以本经入耳出耳，乃其正症也，且此穴紧在耳后，故耳症取之。小儿瘛疭，又本经之所主也，故取此穴。

三焦经第二十穴角孙

穴在耳廓中间，开口有空，手太阳、足少阴与本经相会之

---

① 胆：原作"脾"，据陈本改。
② 眵：原作"多"，据《针灸大成·手少阳经穴主治》改。

处。《铜人》灸三壮。

注：此穴虽云耳廓中间，尚未详明。耳之外轮为廓，按圆则应在耳廓中之上，若只云耳廓中间，何以为底据也。名角孙者，当在耳角之下也。手太阳之会于此穴也，乃支行者，从缺盆循颈之天窗①、天容，上颊抵颧髎，上至目锐眦，过瞳子髎，却入耳中，循听宫而与本经会也。足少阳之会于此穴者，乃支行者，自耳后颞颥间，过翳风之分，入耳中，过听宫，至目锐眦者，而与本经会于此穴也。

角孙之本病：目生肤翳，齿龈肿，唇吻强，齿牙不能嚼物，龋齿，头项强。

注：以上诸病，皆本经所行之部分也，头、面、齿、目，受风火之邪，致有此症，故宜取此穴，以泄风火之邪。

三焦经第二十一穴丝竹空（一名目髎）

穴在眉后陷中，手、足少阳脉气所发。《素》注：针三分，留六呼。《铜人》：禁灸，灸之不幸，使人目小及盲，针三分，留三呼，宜泄不宜补。

注：此穴虽在口旁，而实通耳之窍以听声者，故曰丝竹空。足少阳亦过于此②处而上行，故曰足少阳脉气所发。

丝竹空之本病：目赤，视物晾晾不明，目眩头痛，眼睫毛倒，偏正头痛，恶风寒，风痫，目戴不识人，发狂吐涎，发即无时。

注：本穴近目，故所治多目病，目病皆火为之，故不宜补。头痛非风即火，亦不宜补。风痫、发狂，乃本经正病也，宜泄不

---

① 天窗：原作"天突"。详天突在颈结喉下四寸，手太阳之支行无过此者，又据前"总论"之文例改。

② 此：原脱，据陈本补。

宜补。吐涎，不识人，本经风痰上逆也，岂可补乎。

三焦经第二十二穴和髎

穴在耳前锐发下，横动脉中是穴，足少阳、手太阳与本经相会之处。《铜人》：针七分，灸三壮。

注：此穴当在足少阳曲发穴之下，动脉中是穴，即以动脉取穴，则必于其上下四旁，择其动脉者为真。和髎之义未详。

和髎之本病：牙车引急，颈项肿，耳中嘈嘈，瘛疭口癖，头重痛，鼻涕，面风寒，鼻准上肿，痫痛，招摇视瞻。

注：耳也，牙车也，颈项也，鼻也，瘛疭也，口癖也，皆本经在面所行部分，如有风寒火邪客之，皆能致症，故取此穴。

三焦经第二十三穴耳门

穴在耳前起肉，当耳缺者陷中。《铜人》：针三分，留三呼，灸三壮。《下经》：禁灸，病宜灸者，不过三壮。

注：以穴在耳门旁，故曰耳门。

耳门之本经病：耳鸣如蝉声，聤耳脓出汁，耳生疮，重听无所闻，齿龋，唇吻强。

注：此穴近耳，故治耳病，近颊，故治唇齿病，不宜灸者，耳之病多火，再以火益之，则不可也。古人有二火在面者，不可灸。二火谓太阳小肠火、手少阳二焦火也。

足少阳胆经

足少阳胆经总论

思莲子曰：足少阳胆经，多气少血。其经之在外者，起于目锐眦之瞳子髎，斜下行至耳前陷中之听会穴，反折上至耳前起骨，开口有空之上关穴，中又直上行至曲角下之含厌穴，又斜行向下，过悬颅、悬厘二穴，又斜过耳上发际隅中之曲鬓穴。又横过耳上寸半之率谷穴，又弯而上过耳后[1]发际之天冲穴，又下折而后，入发一寸之浮白穴，又下过完骨上，枕骨下，动摇有空之窍阴穴，又行耳后发际四分之完骨穴，至此遂反折而上至本经之本神穴，此穴在督经中行之神庭穴旁三寸，入发一寸，犹当在耳上，又下行至眉上一寸之阳白穴，与太阳会于睛明穴，至此又折而上，直目上入发际五分陷中之临泣穴，又上过入发一寸之当阳穴，此穴图不载，又上过入发际寸半之目窗穴，又上过入发三寸之正营穴，又上过入发四寸之承灵穴，又上过入发五寸之脑空穴，遂折而下入于耳后发内陷中之风池穴，以上少阳之在头侧者二十六穴，凡三折。自瞳子髎至完骨为第一折，一瞳子髎，二听会[2]，三客主人，四含厌，五悬颅，六悬厘，七曲鬓，八率谷，九

---

① 耳后：原脱，据陈本补。

② 听会：原脱，据陈本补。

天冲，十浮白，十一窍阴，十二完骨，初折共十二穴。自完骨外折，而上至额①止，一本神，二阳白，二折共二穴。又自阳白外折而上，一临泣，二目窗，三正营，四承灵，五脑空，六风池，三折共六穴。此小阳在头侧曲折作穴之数，并曲折三叠之形，宜细心究焉。本经入风池之后，遂入颈，手少阳三焦经之颈大筋之外，缺盆上，手太阳小肠经耳之下，曲颊之后，天容穴之后，足太阳经挟项后发际，大筋外廉陷中，天柱穴之前，完骨下，发际上，天牖穴之里，前有天容，后有天牖，此脉下行于其中，下至本经，循本经之肩井穴，又下直下却左右交出于少阳之后，横过督经之大椎穴，太阳经之大杼穴，手太阳秉风之前，入足阳明胃经缺盆之外，而下行于腹。但本经头上二十穴，其曲折部分已载于前，而与各经交结所过之所，更宜详焉。一穴瞳子髎穴，乃手太阳小肠经、手少阳三焦经、足少阳胆经三脉交会之处。二听会穴，不与各经会。三客主人穴，乃手少阳三焦、手阳明大肠、足阳明胃经与本经相会之处。四含厌穴，手少阳三焦、手阳明大肠、足阳明胃经与本经相会之地。五悬颅穴，亦手、足少阳、阳明相会之处。六悬厘穴，亦手、足少阳、阳明相会之处。七曲鬓穴，乃足太阳与本经相会之处，乃足太阳之络，横至耳者也。八率谷，亦足太阳与本经相会之处。九天冲穴，亦足太阳与本经相会之处。十浮白，亦足太阳与本经相会之处。十一窍阴穴，乃足太阳、手少阳与本经相会之处。十二完骨穴，亦足太阳与本经相会之处。十三本神穴，乃奇经阳维与本经相会之处。十四阳白穴，乃足阳明胃经、手阳明大肠、手少阳三焦、奇经阳维与本经相会之处。十五临泣穴，乃足太阳、奇经阳维与本经相会之处。十六目窗、十七正营、十八承灵、十九脑空，二十风池五穴，皆奇经阳维与

---

① 额：原作"颎"，据陈本改。

本经相会之地。以上在头及头之二十穴，与各经相会之所也。其支者，自耳后颞颥，即本经脑空穴间，过三焦经翳风穴之分，入耳过小肠听宫穴后，自听宫至目锐眦，至本经瞳子髎之处，而支者止。其支者，别又自目外瞳子髎穴，而下足阳明胃经大迎穴，合手少阳三焦经于颇，乃当手太阳小肠经颧髎穴之分，下临胃经之颊车穴，始下颈循本经之前，与左右相交，入缺盆者相合，而下胸中，过手厥阴心包络经天池之外而下贯膈，即足厥阴经期门穴之所，乃络肝，而下至本经日月穴之下，而属于胆也，自属胆处，循胁内足厥阴肝经章门穴之里，至阳明胃经气冲穴，乃连毛际，遂横入髀厌者之环跳穴；其在外之直行者，自肩井处，从缺盆下腋循胸，历本经腋下三寸之渊液穴，又下直下复前一寸，而过本经三肋端，横直蔽骨旁①一寸五分，平直两乳之辄筋穴，此穴乃本经之募，足太阳与本经会于此处，又下过肝经期门穴下之日月穴，此穴乃足太阴脾经、奇经阳维与本经相会之处，遂斜下过季胁，至腰中之骨名监骨，下腰中季胁之本，挟脊肾募本经之京门穴，又下过季胁一寸八分，脐上二②分两旁，各七寸半之奇经带脉穴，又下过带脉穴下三寸，水道旁五寸五分，本经之五枢穴，亦本经与奇经带脉相会之处，又下过章门下五寸三分，本经之维道穴，亦本经与奇经相会之处，又下过章门下八寸二分之居髎穴，乃本经与奇经阳维相会之处，遂入足太阳膀胱经挟脊之上髎、中髎二穴，下过奇经督脉之长强穴，与前之入髀厌者环跳穴相合，而为足太阳与本经相会之所，乃下循髀外，行足太阳、足阳明二经之间，历垂手中指尽处，两筋之间，本经风市穴，又历髀之外，膝上五寸，分肉间陷中之中渎穴，乃本经膝上之别络，走历厥阴肝经之所，乃下膝之外，阳陵泉上三寸，犊鼻外陷中，

---

① 旁：原脱，据陈本补。

② 二：陈本作"三"。

本经之阳关穴，又下膝下一寸，胕外廉陷中，本经之阳陵泉穴，为本经所入属合土，又自阳陵泉下于辅骨前，足外踝上七寸，斜属足太阳、足少阳、足阳明分肉之间，为本经之阳交穴，乃奇经阳维之郄，又历外踝上六寸，本经之外丘穴，又经外踝上五寸之光明穴，又为足少阳膝下之络，别走足厥阴肝经之所，又经足外踝上四寸，辅骨前，绝骨端三分，去本经在足丘墟穴上七寸，本经之阳辅穴，乃本经所行为火，又历外踝上三寸，动脉中之寻摸骨尖之悬钟穴，为足三阳之大络，按之阳明脉绝，乃取之。遂下行至足，过足外踝下从前陷中，骨缝中，去本经临泣穴三寸之丘虚穴，为本经所过为原，又前行至足小指次指本节后陷中，去本经侠溪穴一寸五分之临泣穴，为本经所注为腧木，又前行过足小指次指本节后一寸，本经之地会穴，又前行足小指次指歧骨间，本节前陷中之侠溪穴，本经所溜为荥水，乃至足小指次指外侧之爪甲入韭叶之窍阴穴，为本经所出为井金，而足少阳胆经四十三穴者，至此而终；其支别者，又自足跗面临泣，别行入足大指，循歧骨出大指，还贯入爪甲，出三毛，以交于足厥阴肝经也。是动病则为口苦，以胆汁味苦也。为善太息，以胆气不舒也。为心胁痛不能转侧，以脉循胁里，出气街也。甚则面有微尘，体无膏泽，以脉所历处，少阳气郁所为病。足外反热，以脉循髀阳，出膝外廉，下外辅骨，抵绝骨，下外踝也，是胆属少阳，而阳气上厥使然也。所生病为头痛，以本经行于头之侧也。为颔肿，以脉循颊车也。为目眦痛，以脉起于目锐眦也。为缺盆中肿痛，以脉入①缺盆，支合缺盆也。为腋下肿，以脉从缺盆下腋过胁也。为马刀侠瘿，以头项腋胁，皆脉所过也。为汗出，以少阳有火也。为振寒疟，以少阳为一阳，巨阳之里，内有三阴，乃半表半里，

---

① 入：原脱，据陈本补。

故为振寒疟。为胸、胁、肋、髀、膝外至胫绝骨皆痛，为足四指不用。如邪气盛则疾去其针以泄之，如正气虚则久留其针以补之，脉陷下则用艾以灸之。如人迎之脉大于寸口一倍，则本经为实，当泄胆经而补肝经。如人迎之脉小于寸口一倍，则本经为虚，当补胆经而泄肝经。如不实不虚，则直取本经，而不必求之于肝经也。

与别经会穴

在头：瞳子髎穴，与手太阳小肠经、手少阳三焦经会。客主人穴，与手少阳三焦经、足阳明胃经会。颔厌穴，与手少阳三焦经、足阳明经会。悬颅穴，与手少阳三焦经、足阳明经会。悬厘穴，与手少阳三焦经、足阳明经会。曲鬓穴，与足太阳膀胱经会。天冲穴，与足太阳膀胱经会。浮白穴，与足太阳膀胱经会。窍阴穴，与足太阳膀胱经、手少阳三焦经会。完骨穴，与足太阳膀胱经会。本神穴，与奇经阳维会。阳白穴，与奇经阳维、手、足阳明大肠胃经会。临泣穴，与足太阳膀胱、阳维合。目窗、正营、风池，三穴皆与阳维会。以上在头本经与别经相会之穴，共十七穴。在肩胸腋腹；肩井穴，与手少阳三焦经、足阳明胃经、奇经阳维会。辄筋穴为胆募，与足太阳会。日月穴，与足太阴脾经、奇经阳维会。带脉、五枢、维道三穴，皆奇经带脉会。居髎穴，与奇经阳跷会。以下肩胸腋腹与别经相会之穴，共七穴。在股：环跳穴，与足太阳膀胱经会。中渎穴，属本经上别厥阴。以上膝上、股中与别经相会之穴，共二穴。在膝下：阳交穴，与阳维会。光明穴，为本经下别络走厥 [1] 阴。悬钟穴，为足三阳之大络。以

---

[1] 厥：原脱，据陈本补。

上膝下与别经相会之处，共三穴[①]。

足少阳在身之侧，足太阳在其后，足阳明在其前，前联阳明，后联太阳，中交阳跷、阳维，所以此经与手足各经所会之穴独多。共穴四十四，与各经会者二十九穴焉。

足少阳经筋

足少阳之筋，起于足小指之次指，即第四指之窍阴穴，由侠溪、地五会、临泣，结于外踝之丘墟，上循胫外廉悬钟、阳辅、光明、外丘、阳交，结于膝外廉之阳陵泉穴；其支者，别起外辅骨，上走于髀，其在前，则结于阳明胃经伏兔之上，其在后，则结于督脉之尻尾上；其直者，上乘胁之季胁，上走于腋之前廉，系于膺乳间，上结于缺盆；又其直者，上出于腋，贯于缺盆，出太阳之前，循耳后，上额角，交癫上，下走于颔，上结于颇[②]；又其支者，结于目眦为外维。诊尺篇[③]谓：目痛，赤脉[④]从外走内者少阳病。及其为病，则小指之次指当为转筋，引于膝外转筋，其膝不可屈伸，其腘中之筋甚急，前引于髀，后引于尻，即上乘胁之季胁而痛，上引缺盆、膺乳、头维之筋皆急。从左以之于右，其右目必不开，上过右角，并跷脉而行，左络于右，故伤左角，其右足不能举用，为左所伤，命曰维筋相交。

胆经第一穴瞳子髎（一名太阴。一名前关）

穴在目去外眦五分，手太阳小肠经、手少阴三焦经，与本经

---

① 共三穴：原脱，据陈本与此前文例补。

② 颇：原作"鸠"，据《灵枢·经筋》改。

③ 诊尺篇：即《灵枢·论疾诊尺》篇。

④ 赤脉：原脱，据《灵枢·论疾诊尺》补。

相会之处。《素》注：灸三壮，针三分。

注：穴名瞳子髎者，以穴在目锐眦后五分，此穴之内与瞳人相近，故曰瞳子髎。乃手太阳小肠经之支行者，从缺盆循头之天窗、天容，上颊抵颧髎上，至目锐眦，过瞳子髎者，与本经相合之处。又为手少阳三焦之又支者，从耳后翳风穴，入耳中过听宫，历耳门禾髎，却出至目锐眦瞳子髎，与本经相会之处。本经足少阳原有相火，而手太阳亦为火经，手三焦亦为火经，此一穴乃三火聚会之所也。

瞳子髎之肝病：目痒，翳膜白，青盲无见，远视䀮䀮，赤痛泪出[1]，多眵䁾，内眦痒，头痛，喉闭。

注：本穴既为三火聚会之地，而近于目，故目病宜泄此穴，以散三经之火。少阳头痛，多在头之侧，泄三焦之火，而偏头痛自息。喉闭亦胆经病也，亦宜泄此火穴。

胆经第二穴听会（一名后关。一名听河）

穴在耳微前陷中，上关穴下一寸，动脉宛宛中，张口得之。《铜人》：针三[2]分，留三呼，得气即泄，不须补。日灸五壮，止三[3]七壮，十日后依前数灸。《明堂》：针三分，灸三壮。

注：穴名听会者，以此穴专主乎听事，故曰听会。

听会之肾病：耳鸣耳聋。

注：耳虽为肾窍，而其部分乃在足少阳之处，少阳之火炎于上，而耳为之鸣，久则聋矣，故宜泄此穴之火。

听会之胃病：牙车臼脱，相离三寸，牙车急不嚼物，齿痛恶寒。

---

① 出：原脱，据陈本与《针灸大成·足少阳经穴主治》补。

② 三：《铜人》作“七”。

③ 三：《铜人》作“二”。

注： 前症虽为胃经病，而部分在内钩结之所，正此穴也，宜取此穴。齿痛恶寒，乃中风寒之邪也，宜灸此穴。

听会之肝病：狂走瘛疭，恍惚不乐，中风口㖞，手足不随。

注： 前症皆肝火同胆火上炎之极，宜先用针泄其火，而后灸以去风。

胆经第三穴**客主人**（一名上关）

穴在耳前骨上，开口有空，动脉宛宛中，张口取之，手、足少阳、阳明之会。《铜人》：灸七壮，禁针①。《明堂》：针一分，得气即泄，日灸七壮至二百壮。《下经》：灸十壮。《素》注：针三分，留七呼，灸三壮。《素问》：禁刺深，深则交脉破为内漏耳聋，欠而不得欠。一曰：刺上关不得深，下关不得久。

注： 穴名客主人者，手少阳为火，而生胃土，足少阳为木，而克胃土。土木有相克之理，而胃经自下而上会十一穴，有客与主人之义，故曰客主人。手阳明之会于此穴也，乃自左右相交于承浆之后，却循颐后下廉，出人迎，循颊车而上耳前，历下关过客主人穴，而与本经相会也。手少阳之会于此穴也，乃其②支者，从耳后翳风穴入耳中，过听宫，历耳门、禾髎，却至目外眦瞳子髎处，而客主人穴，在瞳子髎下之旁，手少阳之脉至瞳子髎者，必过客主人，而与本经会也。

客主人之肝病：青盲，眇目睆睆，瘛疭沫出，寒热，痉③引骨痛。

注： 前症取此穴，乃泄木之旺也。木旺生火，火旺生风，故取此穴，以泄其风。

---

① 禁针：《铜人》作"禁不可针深"。
② 其：原作"又"，据陈本改。
③ 痉：原作"痓"，据陈本与《针灸大成·足少阳经穴主治》改。

客主人之肾病：耳鸣耳聋。

注：前症取此穴，乃泄少阳之火也。以手少阳三焦经自耳中出，故^①取此穴，以泄耳中^②之火。

客主人之胃病：唇吻口强上，口眼偏邪，恶风寒，牙齿龋，口噤，嚼物鸣痛。

注：前症皆胃经病，以足阳明自下来，而会本经于此穴，故灸此穴，以去胃经之风。

胆经第四穴颔厌

穴在曲周下，颞颥上廉，手、足少阳阳明之会。《铜人》：灸三壮，针七分，留七呼，深刺令人耳聋。

注：此穴有载曲角之下，脑空之上者，《大成》载曲周下。按曲周，《内经》载乃胃颊车之别名。以其穴在耳下曲颊端，动脉环绕一周，故曰曲周。今颔厌穴在额^③角之端，按之口动，则此穴亦动，乃下与颔相关之所，故曰颔厌。而曰曲周下廉，则漫不相干矣，当以曲角为正。曲角者，乃额^④之侧头面尽，有角者是也。手三焦少阳之会于此穴也，乃三焦之支行者；从膻中而上缺盆之外，上项过大椎，循天牖上耳后，经翳风、瘈脉、颅囟，直上出耳上角，至角孙，过悬厘，而与本经会于此穴也。足阳明经之会本经于此穴也，乃胃经左右相交于承浆之后，却循颐后下廉，出大迎，循颊车，上耳前，历下关，过客主人，循发际悬厘、颔厌，络头维穴者，而与本经会此穴也。此穴在头维之外，本神之下，丝竹空之上，稍斜悬厘之上。按：手阳明大肠经，经考诸经，

---

① 故：原脱，据陈本补。

② 中：原脱，据陈本补。

③ 额：原作"颎"，据陈本改。

④ 额：原作"颎"，据陈本改。

无上行会颔厌之处。

颔厌之肾病：耳鸣。

注：耳鸣，少阳经有火也，取此穴以泄少阳之火。

颔厌之肝病：目无见，目外眦急，偏头痛，风眩头痛，惊痫，手卷手腕痛，历节风汗出。

注：前症皆本经有风，及手少阳三焦有风痰所致，宜泄此穴，以去其风痰。但不宜针深，灸过三壮耳。

颔厌之肺病：好嚏。

注：嚏者，肺受风也，而此穴在额角，亦被风之穴，宜灸之。

胆经第五穴悬颅

穴在曲角下，颞颥中廉，手、足少阳、足阳明之会。《铜人》：灸三壮，针三分，留七[①]呼。《明堂》：针三[②]分。《素》注：针七分，留七呼，刺深令人耳无所闻。

注：穴名悬颅者，以其悬于头颅之侧，故曰悬颅。曲角曲周之辨，已详于前穴颔厌之下矣。手、足少阳、阳明之会于此穴，亦详于前穴之下。

悬颅之肝病：头偏痛，引目外眦赤。

注：前症乃少阳经之火，宜泄此穴。

悬颅之胃病：头痛，牙齿痛，面肤赤肿。

注：前症乃胃经病也，以胃土上会此穴而泄之。

悬颅之肺病：热病烦满，汗不出，身热，鼻渊浊下不止，传为鼽衄瞑目。

注：前症皆少阳之火及于肝，肝上于肺，而有是症，故泄

---

① 七：《铜人》作"三"。

② 三：陈本作"二"。

此穴。

胆经第六穴悬厘

穴在曲周上，颞颥下，手、足少阳、阳明之会。《铜人》：针三分，灸三壮。《素》注：针三分，留七呼。

注：此穴按圆及各经，仅在悬颅之上，各经皆未明注分寸陷中动脉等的切[1]其处，止以曲周、曲角、颞颥、脑空四名上、中、下廉，记载曲周为颊车，在耳之下取之，而证此穴，已为不伦，至若颞颥，既称脑空，在承灵后一寸五分，玉枕骨下取，而证前之额角之穴，而又不明言其分寸，且在前此之穴，如本经之本神穴，胃经之头维，三焦之丝竹空，皆确有的据可指，而何不取此上下左右之穴，证其分寸，而乃以在下之曲周，在上之脑空，皆远而难考之穴，证其分寸，而混言以上、中、下廉记此穴，则亦少详矣。幸此穴所治之症，皆可以他穴代之，不然者，针学湮没，日渐失传，无穴可代，将奈何。

（所治之病，皆与前穴同，不赘。面[2]皮赤肿，偏头痛，烦心不饮食，中焦客热，热病汗不出，目锐眦赤痛。）

胆经第七穴曲鬓（一名曲发）

穴在耳上发际，曲隅陷中，鼓颔有空，足少阳、太阳之会。《铜人》：针三分，灸七壮。《明堂》：灸三壮。

注：此穴虽在二耳际，乃在耳微前，发际曲隅陷中，以鼓颔有空证之。耳上发际，鼓颔则不动，耳微前发际，鼓颔则有动处，穴名曲鬓，则在耳上微前，不在正耳上矣。

曲鬓之肝病：颔颊肿，引牙车不得开，急痛，口噤不能言，

---

① 切：原作"均"，据陈本改。

② 面：原作"曲"，据陈本改。

颈项不得回顾，脑两角痛为癫风，引目眇。

注： 前症乃本经病也，而泄此穴者，以除少阳部分之风。

胆经第八穴率谷

穴在耳上入发际寸半陷者宛宛中，嚼而取之，足少阳、太阳之会。《铜人》：针三分，灸三壮。《神农经》：治头风，两角疼痛，可灸三壮至五壮。小儿急慢惊风，灸三壮，炷如小麦。

注： 此穴在曲鬓之上，有跃然上行之势，故曰率谷。为足太阳之会者，乃足太阳自通天穴处，有络下散于耳上，少阳横部诸穴，所以养筋脉者，前自耳前曲鬓穴，后至耳后完骨穴，横布六穴，皆太阳横下散络养诸筋之处，故六穴皆有太阳与本经相会之文。

率谷之本病：脑两角痛，头重，醉后皮肤肿。

注： 前症乃少阳经头侧所过部分，此穴正在头侧，宜泄此穴，以去其风与火。

率谷之胃病：胃寒，饮食烦满，呕吐不止，痰气膈痛。

注： 少阳之木旺，故勉胃土，少阳之火衰，而胃亦寒，呕吐不止，少阳之气逆上也，酌其寒热，而施补泄。痰气膈痛，泄此穴以舒郁气。

胆经第九穴天冲

穴在耳后发际二寸，耳上如前三分，足少阳、太阳之会。《铜人》：灸七壮。《素》：针三分，灸三[①]壮。

注： 此穴去率谷而又高矣，有冲上之义，故曰天冲。

天冲之本病：癫疾，风痉头痛，善惊恐。

---

① 三：《素问·气府论》王注作"五"。

注：前症皆少阳本经病也，泄此穴以去风火症也。但不宜多灸耳，三壮足矣。

天冲之胃病：牙龈肿。

注：此虽胃经病，而少阳之火亦能致 [1] 之，故泄此穴。

胆经第十穴浮白

穴在耳后入发际一寸，足太阳、少阳之会。《铜人》：针三 [2] 分，灸七壮。《明堂》：灸三壮。

注：此穴在天冲之下，斜曲在后，乃降而不遽降，有浮之象焉，故曰浮白。

浮白之本病：耳聋耳鸣，嘈嘈无所闻，颈项瘰疬痈肿，不能言，肩背不举，发寒热，喉痹。

注：前症皆本经正病，以此穴近耳，故耳病取此。瘰疬皆少阳之郁，泄此穴以散少阳之郁。肩背皆少阳部分，故取上穴，以散其郁。寒热亦本经病，宜灸此穴，以退其寒热。喉痹亦少阳之火也，泄上穴以散其火。

浮白之肺病：胸满不得息，胸痛，咳逆痰沫。

注：前症则为肺病，而少阳之脉下胸过胁者，有郁焉致之，故泄此穴，以散之。

胆经第十一穴窍阴（一名枕骨）

穴在完骨上，枕骨下，动摇有空，足太阳、手少阳、足少阳相会之地。《铜人》：针三分，灸七壮。《甲乙》：针四分，灸五壮。《素》注：针三分，灸三壮。

注：以此穴有空，可按而得，故曰窍，下浮白而在于阴，故

---

① 致：原作"治"，文义难通，据此后文例改。

② 三：《铜人》作"五"。

日窍阴。

窍阴之本病：目痛，头项颔痛，引耳嘈嘈无所闻，喉痹口苦，四肢转筋，手足烦热，汗不出。

注：前症皆少阳本经病，以其近耳，故取此穴，以泄少阳之火。喉痹口苦，四肢转筋，皆少阳本病，亦宜泄此穴。手足烦热，此少阳之热，忌汗下者，宜取此穴以解之。

窍阴之心病：舌本出血，舌强，胁痛咳逆，痈疽发疬。

注：舌窍乎心，舌本则肝经所历之处，泄胆火者，泄肝火也。咳逆乃胃病也，舌强，胁痛而咳逆，则少阳有逆上之火矣，故泄此穴，以散上逆之火。痈疽皆心病，而发疬则有风症，泄此穴以去少阳之风。

胆经第十二穴完骨

穴在耳后入发际四分，足少阳、太阳之会。《铜人》：针三[①]分，灸七壮。《素》注：针六分，留七呼，灸三壮。《明堂》：针二分，灸以年为壮。

注：耳后高起之骨，为完骨，入发际四分，正当此骨之上，故名以志之。

完骨之本病：足痿失履不收，牙车急，颊肿头面肿，颈项痛，头风耳后痛，喉痹。

注：前症皆少阳本病，头侧、颈[②]项、耳后皆少阳部分，故取此穴，以泄少阳之风与火。肺经有火，而喉亦为之痹，故取此穴，以泄胆火。

完骨之心病：烦心，小便赤黄，癫疾。

注：前症虽心症，而少阳上行之火亦能助之，故取此穴，以

---

① 三：《铜人》作"五"。

② 颈：原作"头"，据此前文义改。

降少阳之火。

完骨之胃病：齿龋，口眼㖞斜。

注：此虽胃病，而少阳部分多在面①侧，故取此穴，以泄其风与火。

胆经第十三穴本神

穴在足太阳经曲差穴旁一寸五分，直耳上，入发际四分，足少阳、阳维之会。《铜人》：针三分，灸七壮。

注：惟木有本，此穴乃本经自完骨外折四，上至于额之上，与督之神庭横直，先取神庭为中，后旁一寸五分，为太阳之曲差，又再旁取一寸五分，为此穴，三穴横列而稍向后，故曰本神，言胆经之神所在也。其与阳维会也，乃阳维自风池而上行，至于此穴而会之也。

本神之本经病：惊痫吐涎沫，癫痫吐涎沫，偏风头项强急痛，目眩，胸相引不得转侧。

注：前症皆少阳经风、火、痰三邪所致之症也，俱泄此穴。

胆经第十四穴阳白

穴在眉上一寸，直瞳子，手、足阳明、少阳、阳维五脉之会。《素》注：针三分。《铜人》针二分，灸三壮。

注：阳者，少阳也。此穴上不入发，下不入眉，乃在眉发之间，发眉皆黑，而此在其白处，故曰阳白。阳维之会本经于此穴也，自风池而上行也。胃经之会此穴也，乃自交承浆而后，循头下廉出大迎，循颊车，上耳前，历下关，过本经客主人，循发行本经悬颅、悬厘，经头维会于督之神庭，而过此穴也。手阳明无

---

① 面：原作"曲"，形近致误，并据文义改。

会于此穴者。手少阳之会于此穴也，乃支行者，从膻中而上出缺盆，上过大椎，循天髎上耳后，循翳风、瘈脉、颔厌，直上出耳上角，至角孙，过悬颅、颔厌，乃过阳白者而会于此穴也。

阳白之本病：瞳子阳痛，目上视，远视眈眈，昏夜无见，目痛目眵。

注：前症皆少阳经本病，此穴紧在目上，故取之以治目病，而泄下行之火。

阳白之肺病：背膝寒慄，重衣不得温。

注：此肺部受风寒也[①]，以阳维会于此穴，阳维管一身之阳，宜灸此穴，以温诸阳。

胆经第十五穴临泣

穴在目上直入发际五分陷中，令患人正坐正睛取穴，足太阳、足少阳、阳维之会。《铜人》：针三分，留七呼。

注：胆经有二临泣，一在目之上，一在足之上，此为上临泣，以此穴正在睛上，故曰临泣。阳维自后风池前上行，会本经于此穴，太阳自睛明上行者过此穴，故为三经之会。

临泣之本经病：目眩，目生白翳，目泪，大风自目外眦痛，卒中风不识人，惊痫反视，枕骨合颅痛。

注：前症皆本经正病，穴在目上，故治诸目病。惊痫、中风，皆本经正病，故取此穴，以治风痫之症。枕骨合颅，皆本经之脉回折处，故责此穴。

临泣之肺病：恶寒鼻塞。

注：前症乃肺受风也，以此穴近鼻之上，亦责之。

---

① 寒也：原作"也寒"，据陈本乙转。

胆经第十六穴目窗

穴在临泣后一寸半，足少阳、阳维之会。《铜人》：针三分，灸五壮，三度刺，目大明。

注：穴名目窗者，以此穴正在目之上，刺之目明，如目之有窗者然，故曰目窗。

目窗之本病：目赤痛，忽头旋，目䀮䀮远视不明，头面浮肿，头痛寒热，汗不出恶寒。

注：目症乃本经病也，宜责此穴。头面浮肿，又头之侧浮肿，乃本经受风而然，故宜责此穴。寒热者，少阳经症，汗不出，宜灸此穴。

胆经第十七穴正营

穴在目窗后一寸半，足少阴、阳维之会。《铜人》：针三分，灸五壮。

注：临泣与太阳经五处穴[①]、督经上星穴横直，目窗与太阳经承光穴、督经总会穴横直，正营与太阳通天穴、督经前顶穴横直，正当头顶之偏，故曰正营。其与阳维会，已见前穴。

正营之本病：目眩瞑，头顶偏痛。

注：目疾乃本经正病，头顶偏痛，乃本穴部分，故取之。

正营之胃病：牙齿痛，唇吻急强，齿龋痛。

注：前症乃胃病，而取此穴者，散少阳之火也。

胆经第十八穴承灵

穴在正营后一寸五分，足少阳、阳维之会。灸三壮，禁针。

---

① 处穴：原作"穴处"，据陈本乙转。

注：此穴与足太阳络却、督经百会穴横直，灵指百会而言，有君象焉，此穴与之横直，有承君之象，故曰承灵。阳维之会，解见前穴。

承灵之本病：脑风头痛，恶风寒。

注：脑风头痛、恶风寒，本经伤风病也，宜灸此穴。

承灵之肺病：鼻衄鼻窒，喘息不利。

注：此虽肺症，此穴在顶，风寒中之，亦能致此症，宜灸此穴。

胆经第十九穴脑空一名颞颥

穴在承灵后一寸五分，挟玉枕下陷中，足少阳、阳维之会。《素》注：针四分。《铜人》：针五分，得气即泄，灸三壮。

注：此穴虽与太阳经玉枕穴、督经后顶穴横直，然至此，则头之形削而下，故此穴在玉枕骨下有陷中者是，以指揣之甚痛者是也。阳维之会，解见前。

脑空之本病：颈项强不得回顾，头重痛不可忍，目瞑心悸，发即为癫风，引目眇，鼻痛。

注：前症皆少阳之在头，中风邪之甚者，故取此穴治之。

脑空之肺病：劳疾赢瘦，体热。

注：此肺症也，取此穴者，以散上逆之火耳。

胆经第二十穴风池

穴在耳后颞颥后，脑空下，发际陷中，按之引于耳中，手少阳、阳维之会。《素》注：针四分。《明堂》：针三分。《铜人》：针七分，留七呼。《甲乙》：针一寸二分。患大风者，先补后泄。少可患者，以经取之。留五呼，泄七吸，灸不及针，日七壮至百壮。《千金》：治瘿气，灸百壮。

注： 风之中人，多在身之后，则头之上①，头之后，皆其所也。然风每中于身之虚处，如督经之中行在头者有风府，亦督经之虚处也。胆经之风池，亦胆经之虚处也。阳维脉自下而上者，入于此穴之中，而始上行于少阳，在首脑空以上诸穴也。伤寒有中风一症，少汗而服桂枝不效者，或针或灸此穴，服桂枝②则无不效矣。

风池之本病： 洒淅寒热，伤寒温病汗不出，目眩，苦偏正头痛，痎疟，头项如拔，痛不得回顾目泪出涕，耳塞目不明，腰脊俱痛，腰伛偻引项无力不收，大风中风气塞，涎上不语昏危，欠气多③，瘿气。

注： 少阴经所主者，多为风病，多为目病，为寒热病，为筋病。而风池一穴，尤为本经最要之穴，以在头为虚处，后风之来易伤之，而又为离首入项之第一穴。本经在首之二十穴，至此而尽，故所治病④为多。至瘿气、欠气多，亦责此穴者，皆本经郁而不畅之症，故灸之也。

风池之肺病： 鼻衄衄。

注： 此阳明经病也，责此穴者，泄少阳之风与火，使不下逆也。

胆经第二十一穴肩井（一名膊井）

穴在肩下陷中，缺盆上，大骨前一寸半，以三指按取，当中指下陷中，手、足少阳、足阳明、阳维之会，连入五脏，刺五分，灸五壮，先补后泄。《千金》：凡产难，针两肩井一寸，泄之，

---

① 上：原作"后"，据陈本改。

② 服桂枝：陈本无，详文义疑衍。

③ 气多：原作"多气"，据陈本与此后文例乙转。

④ 病：此下陈本有"较首上诸穴"五字。

须臾即生。又云：治卒忤，灸百壮。又云：臂重不举，灸随年壮至百壮，刺五分补之。

注： 此穴在肩之上，其下内①五脏，其深不侧，如井然，故曰肩井。手少阳、阳明之会本经于此穴也。以手少阳脉上臂，经清冷渊、消泺，行手太阳之里，手阳明之外，上肩循臂之臑，上肩过肩髎，将至颊，通天髎穴，出足少阳之后，过肩井而与本经相会也。足阳明之会本经于此穴也，以足阳明之支别者，从水突、气舍，入缺盆、肩井，紧在缺盆之上，故此穴有胃经与本经在此穴有相会之处。阳维之会本经于此穴也，以阳维之脉，自下而上，循胁肋，斜上肘，上会手阳明、手、足太阳于臂臑之后，遂过肩前，与手少阳会于肩前之臑会、天髎，却会手、足少阳、足阳明于肩井也。但忌针深，以内过五脏也，若针深闷倒，急补足三里。

肩井之本病： 中风气塞，涎上不语，气逆，头项痛，臂痛，手不能向头，五劳七伤。

注： 前症皆本经中风之症，宜取此穴，以过其滞，而去其邪。五劳七伤，取此穴者，乃畅其滞气也。必先②补而后泄。

肩井之妇人病： 妇人难产，堕胎后手足厥逆，针此穴立愈。

注： 此穴虽为手、足少阳并足阳明、阳维之会，而各经之入缺盆者，无不相及之，故治产难也。

胆经第二十二穴渊液（一名泉液）

穴在腋下三寸宛宛中，举臂取之。《铜人》：禁灸。《明堂》：针三分。

注： 此穴在腋下，有渊深③之意，故曰渊液。禁灸者，以此

---

① 内：据后文"但忌针深，以内过五脏也"此下疑脱"过"字。

② 先：原脱，据陈本补。

③ 渊深：原作"浮溶"无义，据陈本改。

经气多而血少，恐助其火也。

渊液之本病：寒热，马刀疡，胸满无力，臂不举。

注：前症皆邪①中本经之正病，但多宜于补之以药，不宜助之以火，针泄其气可也，断不可出血。不宜灸，令人生肿蚀。马刀疡，内溃者死，寒热者生。

胆经第二十三穴**辄筋**（一名神光。一名胆募）

穴在腋下三寸，復前一寸三肋端，横直蔽骨旁七寸五分，平直两乳，侧卧屈上足取之，胆之募，足太阳、少阳之会。《铜人》：灸三壮，针六分。《素》注：针七②分。

注：足少阳所主骨筋，而本经之筋上行者，前结于伏兔，后结于尻。其直者，上乘眇季胁，上走腋前廉，系于膺乳，结于缺盆。此穴乃本经上胁之筋所行处，故曰辄筋。

辄筋之本病：太息善悲，呕吐宿汁，吞酸。

注：前症乃少阳之气滞所有之症，取此穴以舒少阳之郁气。

辄筋之肺病：胸中暴满不得卧。

注：少阳之气，上逆于胸中，而有是症，宜泄此穴，以舒少阳之逆。

辄筋之脾病：小腹热，欲走，多唾，言语不止，四肢不收。

注：肝肾之气逆于下，木旺克土之义也，宜取此穴以泄木之旺。

胆经第二十四穴**日月**（一名神光）

穴在肝经期门穴下五分，足太阴、少阳、阳维三经所会之处，针七分，灸五壮。《千金》：呕吐宿汁，吞酸，灸神光百壮。

---

① 邪：原脱，据陈本补。
② 七：《素问·气府论》王注作"六"。

注： 此穴在肝经期门之下，人身南面而立，此穴正在东西，犹日月之出没于东西也，别无所取义焉。本经渊液之穴，直在腋下三分，至辄筋则平前一寸，横直蔽骨前七寸五分，至此穴则又斜下在期门下五分，上为肝经之期门，下一寸五分为脾经之腹哀，而此穴在其中，故足太阴会本经于此穴。阳维循膝外廉下髀厌，抵小腹侧，会足少阳于居髎穴，循胁肋斜上而行，故会本经于此穴。

日月之本病：太息善悲，腹热欲走，多唾，言挤不正，四肢不收。

注： 前症皆本经郁滞所致，故泄此穴。

胆经第二十五穴京门（一名气俞。一名气府）

穴在监骨下腰中季肋本挟脊，肾之募。《铜人》：灸三壮，针三分，留七呼。

注： 前穴居脾经腹哀之上，此穴又折而斜下，至季肋之本，斜过肝经上行章门穴之上，斜下而至于季肋本，此穴应与足太阳之脉下行者相会，乃䏚之所。人身至虚之处，曰气府，曰气俞，以本经少血而多气耳。其曰肾募者，此穴部分，乃在内为肾所系处，而胆经过之，与肾有相通者，故曰肾募也。其取义于京门者，以此穴在后，为身最虚之处，犹门焉。京者，大也。

京门之本病：肩背寒痉，肩胛内廉痛，寒热，腹胀引背不得息，髀[①]枢引痛。

注： 前症皆本经上下中风寒所致，故取此穴，以去上下之风寒。

京门之肾病：腰痛不能俯仰久立，水道不利，溺黄，小腹

---

① 髀：原作"胂"，据《针灸大成·足少阳经穴主治》改。

急肿。

注：此穴近肾，胆气逆于肾，故有俯仰不得之症，水道不利，皆气滞之所致也。溺黄，乃热也；小腹急胀，亦气滞也。均泄此穴，以泄少阳之气于肾。

京门之大小肠病：肠鸣，小肠痛，肠鸣洞泄。

注：前症皆胆气有余，干于二肠，故泄此穴。

胆经第二十六穴带脉

穴在季胁下一寸八分陷中，脐上二分，两旁各七寸半，足少阳、带脉二经相会之处。《铜人》针六分，灸五壮。《明堂》：灸七壮。

注：带脉横束乎腰，凡十二经上下往来，皆为带脉束之。上之带脉，中之五枢，下之维道，上下三穴，皆带脉所横治之处。其经起于季胁，足厥阴之章门穴，围身一周，如束带然，总束诸脉，使不妄行，如人束带而前垂，故名带脉。妇人恶露，随带脉而下，故谓之带下。十二经与奇经七经，皆上下周流，惟带脉横束乎腰，而冲任二脉，循腹胁挟脐旁，传流于气冲，属于带脉，络于督脉。冲、任、督三经，同起而异行，一源而三歧，皆络带脉。因诸经往来上下，遗热于带脉之间，客热郁抑，白物满溢，随溺而下，绵绵不绝，是为白带，凡有此病者，每按此穴，莫不应手酸痛，令灸之，无有不愈。若更灸百会尤佳，所谓下有病上取之，是之谓也。

带脉之本病：腰腹纵，溶溶如囊水之状，妇人小腹痛，里急后重，癥瘕，月事不调，赤白带下。又肾着病，腰痛冷如冰，身重，腰如带五千钱，不渴，小便利，劳汗出，衣里冷湿而得，久则变为水也，宜灸此穴。

注：悉见前。

胆经第二十七穴五枢

穴在带脉下三寸[①]，水道旁五寸五分，足少阳、带脉之会。《铜人》：针一寸，灸五壮。《明堂》：灸三壮。

注：少阳为枢，带脉下三寸，正当腰际，乃一身曲折之所，故曰五枢，言五脏之枢也。

五枢之本病：男子寒疝，阴卵上入小腹痛，妇人赤白带下，里急，瘰疬，疝癖。

注：疝责肝经，肝胆相为表里，此穴在腰胁之间，正受寒之所，宜灸之。此穴去带脉不远，故亦治带下之病。瘰疬亦本经正病，故亦取之。疝癖之在下者，下焦肝胆之气寒而滞，而积因之而生，故灸此穴。

胆经第二十八穴维道（一名外枢）

穴在肝经章门穴下五寸三分，足少阳、带脉之会。《铜人》：针八分，留六呼[②]，灸三壮。

注：带脉之横束诸经也，上下凡三穴，而此穴乃其最下穴也，又向里折斜而下。阳维自循膝外廉，下髀厌，抵少腹侧，会本经于居髎之后，上循胁肋斜上，此正其自下斜上之处，故曰维道。

维道之本病：呕逆不止，水肿，三焦不调，不嗜食。

注：呕逆乃少阳经正病也，泄此穴以降少阳之逆气。水肿、三焦不调、不嗜食，乃带脉病也，可灸此穴，以散腰中之水气。

胆经第二十九穴居髎

穴在肝经章门穴下八寸二分，监骨上陷中，足少阳、阳跷之

---

① 寸：原作"分"，据陈本与《针灸大成·足少阳胆经》改。

② 留六呼：《铜人》无。

会。《铜人》：针八分，留六呼[1]，灸三壮。

注：居者，坐也。人坐则此穴而在腹与肢折曲之处，故曰居髎。阳跷之脉，自附[2]阳为郄之后，直上循股外廉，上循胁，此穴正在上股上循胁之所，故曰足少阳、阳跷之会。

居髎之本病：腰引小腹痛，肩引胸[3]臂挛急，手臂不得举以至肩。

注：此穴正腰股相连之处，有气滞则相引痛，取此穴以泄之。肩引胸臂等病，而取此穴者，身之侧正少阳部分也，上有病取之下，所以取此穴，以散上之风邪。

胆经第三十穴环跳

穴在髀枢中，侧卧伸下足，屈上足，以右手摸穴，左摇撼取之，足少阳、太阳之会。《铜人》：灸五十壮。《素》注：针一寸，留二[4]呼，灸三壮。《指微》：已刺不可摇，恐伤针。

注：此穴乃上下二骨错扣之处，屈上足，以手按其两骨错扣之处摇撼，则穴之空开。徐徐下针，先语患人，即痛亦不可少动其股，盖股已伸，则骨之错扣者，必掩闭其穴，而针伤于内，至要之禁也。曰环跳者，骨缝错扣之处，下如环以扣其骨，股之能屈伸往来者，以环故也，跳则走动之象，此为少阳入股之第一穴，足太阳之支别行背者，自第二行附分而下至秩边者，横入此穴中，故与本经会于此穴也。

环跳之本病：冷风湿痹不仁，风疹遍身，半身不遂，腰胯痛

---

① 留六呼：《铜人》无。

② 附：原作"府"，据陈本改。

③ 胸：原作"腰"，据陈本与《针灸大成·足少阳经穴主治》及此后文例改。

④ 二：《素问·气穴论》王注作"二十"。

蹇，膝不得转侧伸缩①。

注：冷风寒湿之伤人下部也，未有不先中此穴者，故一切腿膝艰难痛苦之病，皆取此穴。又环跳穴痛，恐生附骨疽。

胆经第三十一穴风市

穴在膝外上廉两筋中，以手着腿，中指尽处是穴。针五分，灸五壮。

注：阳跷之脉，以附阳为郄之后，直上循股外廉而上行者，正与少阳之循髀枢下行者往来相遇，阳跷为病，动苦腰背痛，又为癫痫僵卧羊鸣，恶风，偏枯瘄痹，身体强硬等症。而少阳之所主病，亦与此类，皆风病也。风之所中，在下体入此穴者多，故曰风市，言风往来之所也。

风市之本病：中风腿膝无力，脚气，浑身瘙痒，麻痹，疬风疮。

注：风之中腿膝也，多在股膝之侧，此穴在风往来之所，取此穴而灸之甚效。

胆经第三十二穴中渎

穴在髀外膝上五寸，分肉间陷中，足少阳络别走厥阴。《铜人》：灸五壮，针五分，留七呼。

注：渎者，行水之名，足太阳在其后，足阳明在其前，故曰中渎。膝下有足少阳之络，曰光明，去外踝②五寸，别走厥阴，此膝下之络也。此络乃膝之上，别走厥阴者，下络管膝下而络于厥阴，上络管膝上而络于厥阴。

中渎之本病：寒气客于分肉间，攻痛上下，筋痹不仁。

---

① 伸缩：原作"不仁"，据陈本与《针灸大成·足少阳经穴主治》改。

② 踝：原作"踹"，据陈本改。

注：股之能动者，筋主之也，而风之伤筋也，多在股之外，此穴与上穴，皆其所也，故取此穴灸之，以温其寒。

胆经第三十三穴阳关（一名阳陵）

穴在阳陵泉上三寸，犊鼻外陷中。《铜人》：针五分，禁灸。

注：此穴在膝之外，上下两骨之间，上下之脉过之，下交于上，上交于下，如关然。以为足少阳之所统也，故曰阳关。

阳关之本病：风痹不仁，膝痛不可屈伸。

注：膝之所以能屈伸者，正在此穴之气血通畅故也。如风寒客之，则上下之气血为风寒所滞，而屈伸不能矣，故取此穴，针以通其滞气。禁灸者，此穴之皮薄肉少，恐内伤筋也。

胆经第三十四穴阳陵泉

穴在膝下一寸，䯒外廉陷中，蹲坐取之，足少阳所入为合土。《铜人》：针六分，留十呼①，得气即泄，又宜久留针，日灸七壮至七七②壮。《素》注：灸三壮。《明堂》③：灸一壮。

注：穴之称陵也，以仅在膝之下，膝有高陵之象焉。故曰陵。阳者，以本经而得名也。泉者，乃本经之脉至此下注，有泉之象焉。如本经自下而上昇，又为所入为合土，脉自土中出，又有泉象。《难经》曰：筋会阳陵泉。疏曰：筋病治此。

阳陵泉之本病：膝伸不得屈，髀枢膝骨冷痹，内外廉不仁，偏风半身不遂，脚冷无血色，足筋挛，头面肿，苦嗌中介然。

注：凡腿脚病，皆筋中风寒湿为之也，取此穴无不效者，乃

---

① 留十呼：《铜人》无。

② 七七：《铜人》作"十七"。

③ 明堂：陈本与《针灸大成·足少阳经穴主治》并作"明下"，即《明堂下经》。

筋会此穴故也。若头肿又为嗌中介然，亦责之何也？头肿必在头之侧肿，为少阳盘折之处，乃风中于上也，上有病取之下，以散其风也。嗌中介然，乃肝病也，肝之经上入颃颡之所为也。责此穴者，乃上里有病，散之下表也。

胆经第三十五穴阳交（一名别阳。一名足窌）

穴在足外踝上七寸，斜属三阳分肉之间，阳维之郄。《铜人》：针六分，留六^①呼，灸三壮。

注： 阳维自下来者，以此穴为郄，而遇少阳过之，此穴两阳相遇，故曰阳交。

阳交之本病：胸满肿膝痛，足不收，寒厥惊狂，喉痹面肿，寒痹膝胻不收。

注： 足膝痛，足不收，膝胻不收，寒厥惊狂，皆本经受风寒之邪所致，故宜泄此穴，以去本经之风寒，兼灸以温之。至惊狂喉痹之病，则本经之火有余也，取此穴以泄上逆之火。胸满肿，乃肝气上逆也，泄胆所以泄肝也。

胆经第三十六穴外丘

穴在外踝上六寸，少阳所生。《铜人》：针三分，灸三壮。

注： 阳交之下于此穴稍高，乃向后稍自外踝而上六寸，而稍斜向后，得其肉之稍高处是穴，故曰外丘。对厥阴之在^②外处稍高为丘。

外丘之本病：癫疾痿痹，头项痛，恶风寒，猘犬^③咬伤毒不

---

① 六：《铜人》作"七"。

② 在：原脱，据陈本改。

③ 猘犬：狂犬也，一作"猘狗"。《淮南子·说林》："狂马触木，猘狗不自投于水。"

出，发寒热，速以三壮艾[①]，可灸所咬处及足少阳络光明穴，兼灸此穴。

注： 前症皆本经中风之症，故取此穴。猘犬伤，亦灸此穴者，治风毒之外入者也。

外丘之肺病：胸胀满，肤痛，小儿龟胸。

注： 前症皆肝气之逆于胸也，泄此穴，以降肝上逆之气于其表经。

胆经第三十七穴光明

穴在外踝上五寸，足少阳之络别走厥阴。《铜人》：针六分，留七呼，灸五壮。《明堂》[②]：灸七壮。

注： 光明之义，无所发明，岂阳有络以通于阴，以气相通，有光明之可见耶？难以强解，尚侯高明。虚则痿躄，坐不能起，补之。实则足胻热，膝痛，身体不仁，善啮颊，泄之。

光明之本病：淫泺，胫酸胻痛，不能久立，热病汗不出，卒狂。

注： 胫胻之症，皆本经正症，为风寒之邪所致而生，宜补而灸之。热病汗不出而卒狂，宜泄少阳之火，故取此络穴以泄之，乃实证也。

胆经第三十八穴阳辅（一名分肉）

穴在足外踝上四寸，辅骨之前，绝骨之端三分，去足上丘墟穴七寸，足少阳所行为经火，胆经实则泄之。《素》注：针三分。又曰：针七分，留十呼。《铜人》：灸三壮，针五分，留七呼。

注： 此穴乃少阳之经穴为火，乃本经所生。曰阳辅者，乃阳

---

① 壮艾：原作"姓人"，于义难通，并据《针灸大成·足少阳经穴主治》改。

② 明堂：陈本与《针灸大成·足少阳经穴主治》并作"明下"。

极盛之称，木旺极则生火之义也。

阳辅之本病：腰溶溶如坐水中，膝下浮肿，筋挛，百节疼痛，实无所知，诸节尽痛无常处，喉痹，腋下肿痿，马刀挟瘿，膝胻酸痛，风痹不仁，厥逆善太息。心胁痛，面尘头角颔痛，目锐眦痛，缺盆中肿痛，胸中胁肋、髀膝外至绝骨外踝前痛，善洁面青，汗出振寒疟。

（注：以上各症，少阳之症可谓备矣，而皆责此一穴者，以少阳本经为木，而中有相火，此穴乃为经火之穴，故少阳经风邪、寒邪、火邪、一切有余之症，皆取此穴者，以泄本经之有余也，所谓盛则泄其子也。）

胆经第三十九穴悬钟（一名绝骨）

穴在足外踝上①三寸动脉中，寻摸尖骨者是，足三阳之大络，按之阳明脉绝，乃取之。《铜人》：针六分，留七呼，灸五壮。指微：斜入针二寸许，灸五壮或七壮。

注： 穴名悬钟者，以其上悬肉开分如钟形，穴在其内，故曰悬钟。《难经》云：髓会绝骨。髓病治此。袁氏曰：足能健步，以髓会绝骨也。足三阳从上下者，由头②而至于足，至此穴皆有络以相通，故曰三阳之大络。惟有络以相通，故按此穴，则足上跗阳之脉绝，乃其纪也。如不绝，再于上下求之，其动脉甚细，须细求之方得。此处皮肉甚薄，故宜斜入，不宜正下。针斜入二寸，所以管三肠之大③络也。

悬钟之本病：脚气膝胻痛，筋气④痛，足不收，喉痹，颈项

---

① 上：原脱，据陈本改。

② 由头：原作"将胸"，据陈本改。

③ 大：原脱，据陈本补。

④ 气：《针灸大成·足少阳经穴主治》作"骨挛"二字，义长。

强，阴急，中风手足不遂，忧恚。

注：前症皆因风火湿寒之邪，中于本经，而有是症，宜于此穴泄之。

悬钟之胃病：心腹胀满，胃中热，不嗜食，泄注，心中咳逆。

注：胃病而亦责此穴者，以本经至此穴，而与足阳明胃经有相通之处，故胃经病亦泄此穴。

悬钟之肺病：鼻衄，肠痔瘀血，鼻干逆气，烦满狂易，虚劳寒损。

注：前症虽肺病也，而[①]少阳之相火与肝之火逆于肺中，亦能致是症，故泄胆经之火以降之。虚劳寒损，宜补此络穴以足三阳之气。

悬钟之太阳病：脑疽，二便闭涩。

注：脑疽乃太阳病也，以此穴而有络通太阳，故责此穴，以泄太阳之火于下。二便乃膀胱病也，以本穴有络通太阳，故并取之，以降太阳之滞气，而大、小便不滞矣。

胆经第四十穴**丘墟**

穴在足外踝下，从前陷中骨缝中，去临泣三寸。又挟溪穴中量上外踝前五寸，足少阳[②]所过为原，胆虚实皆拔之。《铜人》：灸三壮。《素》注：针五分，留七呼。《神农经》云：治肋下痛不得息，小腹肾痛，脚[③]腕痛，可灸七壮。

注：穴名丘墟者，以在外踝前，外踝之骨大而圆，有丘象焉，其穴在前，有墟象焉，故曰丘墟。乃胆经入足之始穴，如自

---

① 而：原脱，据陈本改。

② 阳：原脱，据陈本补。

③ 脚：此下陈本有"气"字。

窍阴上行，则又为离足之络穴，虚实皆拔之。凡治胆经病，任针井、荥、腧、经、合各穴，于原穴一穴^①，应补则同补，泄则同泄焉。

丘墟之本病：久疟振寒，腋下肿，痿厥坐不能起，髀枢中痛，腿胻痛转筋，卒疝，小腹坚，寒热颈肿，腰痛太息，胸肋满痛不得息。

注：前症皆少阳经本症也，热应泄，寒应补，皆取此穴，或降其气，通其滞。

胆经第四十一穴临泣

穴在足小指次指本节后陷中，去侠溪一寸五分，足少阳所注为腧木。《甲乙》：针二^②分，留五呼，灸三壮。《千金》：颈漏，腋下马刀，灸百壮。

注：少阳经有二临泣，在额上者，下临目之泣也，在足上者，目之临泣在下也，此穴乃少阳之支别者，别行入大指，循岐骨内，出大指端，还贯入爪甲，出三毛，以交于足厥阴肝经也。

临泣之本病：胸中痛，缺盆中及腋下马刀疡瘘，善啮颊，天牖穴中满，淫泺胻酸，目眩，枕骨合颅痛，洒淅振寒，心痛，周痹痛无常处，痎疟日发，妇人月事不利，季胁支满，乳痈。

注：前症皆本经之正症，或为火逆于上，或被风寒之邪客于上，本穴为腧木，乃助少阳之火^③者，故取此穴，而泄其气于下。

临泣之肺病：厥逆气喘，不能行。

注：气喘虽为肺病，而厥逆、四肢寒，乃筋病也，故责胆经之腧木而泄之。此穴在八法，与奇经带脉相通，与外关主客相应。

---

① 穴：陈本作"针"。

② 二：《甲乙》卷三第三十四作"三"。

③ 火：原作"木"，据陈本改。

胆经第四十二穴地五会

穴在足小指次指本节后陷中，去侠溪一寸，《铜人》：针一[①]分，禁灸。

注： 少阳之穴，在足者有五穴，而肝经之太冲穴，有络横连地五会，如木之有根在地。此穴乃肝经相会之地也，故曰地五会。

地五会之本病：腋痛，足外无膏泽。

注： 腋痛乃本经之气上逆也，泄之在下。足外无膏泽，乃本经血少也，宜补之。

地五会之胃病：乳痈。

注： 乳病虽阳明经症，而胸胁亦肝胆之火所致之处，泄其下以散少阳之火。

地五会之肺病：内损脱血。

注： 此虽为肺症，肝胆上炎，则有是症，宜泄此穴，以降少阳之火。

胆经第四十三穴侠溪

穴在足小指次指岐骨间，本节前陷中，足少阳所溜为荥水，胆实则泄之。《素》注：针三分，留三呼，灸三壮。

注： 穴在二指岐骨之间，故曰侠，所溜为荥水，故曰溪。

侠溪之本病：胸中痛不可转侧，痛无常处，耳聋，目外眦赤，目眩，颊颔肿，胸胁支满，寒热[②]，伤寒之热病汗不出。

注： 以上皆少阳本经正病，宜泄其水穴，所以生木，子盛则泄其母之义。寒热，伤寒汗不出，乃传入少阳经之伤寒也，宜补此水穴，以出其少阳之汗。

---

① 一：《铜人》作"二"。

② 寒热：原脱，据《针灸大成·足少阳经穴主治》与此后注文补。

胆经第四十四穴窍阴

穴在足小指次指外侧，去爪甲角如韭叶，足少阳所出为井金。《素》注：针一分，留一呼。《甲乙》：留三呼，灸三壮。

注：胆经有二窍阴，一在头上，一在足下。少阳木也，木之井穴，如木之根生于地也，故曰阴，必有窍焉，以为生木之本，故曰窍阴。井亦窍也，阳不离乎阴，以见阴阳相须之义。

窍阴之本病：胁痛，咳逆不得息，转筋，肘不得举，卒聋，目痛小眦痛，头痛心烦，手足烦热，汗不出，魇梦。

注：胁也、筋也、肋也、耳也、目小眦也，皆少阳之经上行部分，上有邪，宜泄之下也。头痛必偏头痛，而后可责之。少阳之伤寒，汗不出者，方可责之此穴。肝藏魂者也，肝有邪而梦为之魇，宜补此穴，以逐肝之邪，补胆所以补肝也。

窍阴之肺病：喉痹舌强，口干。

注：喉虽为肺窍，舌虽为心窍，口虽为脾窍，胆之经通颅颡，少阳之火助之而喉痹也，口干也，舌强也。皆相火上逆也，故从井泄之。

奇穴

鱼尾

在目眦外头，兼晴明、太阳，治目症。

阳维

在耳后，引耳令前，弦筋上是穴。《千金》云：耳风聋雷鸣，灸阳维十五壮。

当阳

当瞳子，直入发际内一寸，去临泣五分是穴。主治头风眩晕，疼痛，延久不愈，灸三壮。

颛颥

《千金翼》云：颛颥在眉眼尾中间，上下有来去络脉是，针灸之所主治，疟气温病。

耳上穴

《千金翼》云：治瘿气，灸风池及耳上发际，灸百壮。《千金》作两耳后发际。

胁堂

在腋下骨间陷中，举腋取之。主治胸胁气满，哕噫喘逆，目黄，远视晄晄，可灸五壮。

后腋下穴

《千金》云：治颈漏，灸背后两边腋下后纹头，随年壮。

腋下穴

《千金翼》云：哕噫，膈中气闭塞，灸腋下聚毛附肋宛宛中五十壮，神良。

风市

在膝上七寸外侧两筋间。又取法，令正身平直，直垂两手着腿，当中指头尽处陷中是穴。针五分，灸三五壮。《千金》云：病轻者，不可减百壮，重者五六百壮。主治腰腿酸痛，足颈麻玩，脚气，起坐艰难，先泄后补，风病先补后泄，此风痹冷痛之要穴。《神农经》云：治偏风半身不遂，两脚疼痛，灸二十一壮。

足踝

《千金》云：小舌，灸左足踝上七壮。又云：灸足两踝上三壮。又治齿痛，灸外踝上高骨前交脉上七壮。又治转筋，十指挛拘，灸足外踝骨上七壮。

外踝尖

在外踝尖上是穴 ①，主治外转筋，可灸七壮，或刺出血。

---

① 是穴：原作"三寸"，据《针灸大成·经外奇穴》改。

足厥阴肝经

足厥阴肝经总论

思莲子曰：肝之经为足厥阴，多血少气。起于足大指横纹外侧之大敦井木穴，循足跗上廉，历大指缝中之动脉应手行间荥火穴，大指本节后二寸之动脉太冲腧土穴，抵内踝前一寸，筋里宛宛中之中对经金穴，自中封上内踝三寸，过脾经之三阴交穴，经本经内踝上五寸之蠡沟肝络，别走少阳穴内踝上七寸骺骨中之中[1]都穴，复上一寸，交出足太阴脾经之后，上腘内廉，至渍鼻下二寸之膝关穴，又过曲膝近横纹，膝股内侧，辅骨下，大筋上，小筋下陷中曲泉，肝经所入为合水穴。循股内膝上四寸，股内两筋间，蜷足内侧必有槽中之阴包穴，又上过气冲下三寸，阴股动脉之五里穴，又过去气冲二寸羊矢下，动脉应手之阴廉穴，遂当脾经冲门，穴在横骨两端腹[2]中，去腹中行各四寸半，动派应手之所，又上至府舍，穴在脾经腹结下二寸，去腹中行各四寸半[3]之处，合足太阴脾经、阴维脉并本经三脉，入腹络脾肝，结心肺，从胁上至肩，太阴郄、三阴阳明之别处也，又自府舍入阴

---

① 中：原脱，据陈本改。

② 腹：原作"胸"，据陈本改。

③ 半：原脱，据陈本改。

毛中，左右相交，环绕阴器，抵小腹而上会任脉之曲骨穴，毛际陷中，动脉应手之所，又上过任脉脐下四寸，膀胱募之中极穴，又上任脉脐下三寸，小肠募之关元穴，乃上循旁至脾经腹哀下三寸五分，大横穴之外，直季胁肋端，当脐上二寸，两旁各六寸之章门穴，为脾之募，乃足少阴、厥阴相会之所，又上行至直乳二肋端，胃经不容穴，去中行三寸，旁一寸五分，为肝之募期门穴，与足太阴脾经、阴维二派相会之地，挟胃属肝，下胆经日月穴之所，在期门下五分，乃足太阴脾经、足少阳胆经、阴维三脉相会于此处，而下络于胆也；其直行者，又上至期门，上贯膈，行脾经食窦穴之外，穴在脾经天溪穴下一寸六分，去胸中行各六寸，脾经大包穴之里，穴在胆经渊腋下三寸，布胸胁中，出九肋间，为脾大络，又上肺经之云门穴，胆经之渊腋穴之间，上行至颈人迎穴之外，系颈大脉动脉应手，挟结喉旁一寸五分之所，循喉咙之后，上入颃颡，行胃经大迎穴、四白穴、胆经阳白穴之外，阳白穴在眉上一寸，直瞳子，内连目系，上出额，行胆经临泣穴之里，临泣穴在眉上，直入发际五分陷中，又上顶，会于督之百会穴焉；其支者，从期门属肝处，别贯膈，行脾经食窦之外，本经之里，上注肺，下行至中焦，挟中脘之分，以交于手太阴肺经，而又为周身之始。《内经》云：厥阴为阖，阖折则气绝而喜悲，取之厥阴，视有余不足，而补泄之焉。是动病则为腰痛不可俯仰，以肝与肾通，则脊筋之脉通于肝也。为丈夫㿗疝，以睾丸属肝也。为妇人少腹肿，以肝脉上抵小腹也。为嗌干，以肝脉上循喉咙也。为面尘脱色，以胆病面尘脱色，肝为胆之里，所主病同[①]也。所生病为胸满，以脉上贯膈也。为呕逆，以脉挟胃也。为飧泄，以脉抵小腹也。为狐疝，以脉过阴器，上睾结茎也。为

---

① 同：原脱，据陈本补。

遗溺，为闭癃，皆以肝脉上睾结茎也。如寸口较人迎之脉大者一倍，则肝脉为实，当泄，而胆经为虚，当补。如寸口较人迎之脉小者一倍，则肝经为虚，当补，而胆经为实，当泄也。

足厥阴经筋

足厥阴之筋，起于大指[①]之上大敦穴，上结于内踝之前中封，上循于胫，上结于内辅骨之曲泉，以上循阴股之阴包等穴，结于阴器，以络诸筋。其病当为足大指内踝之前痛，为内辅骨痛，为阴股痛或转筋，为阴器不用。若伤于内，则阴器不起。若伤于寒，则阴器缩入。若伤于热，则阴器纵挺不收。治在行其水，以清阴器。

肝经第一穴大敦

穴在足大指端，去爪甲如韭叶，及三毛中。指上有毛处，上有横纹，名曰三毛，聚此穴，乃在外侧隐隐陷中。内侧为隐白，乃脾之井。此穴乃肝之井，足厥阴脉所出为井木。《铜人》：针三分，留十[②]呼，灸三壮。《千金》：大便难，灸四壮。又治五淋，灸三十壮。又失溺不禁，灸七壮，小儿灸一壮。又溺血，灸随年壮。

注：木之根在下，须土而后茂，肝之井即木之根也，而与脾土同出足大指，有土厚而木茂之义，故曰大敦。

肝之肾病：癃，五淋，小便遗数不禁，妇人血崩不止，阴挺出，阴中痛。

注：肾司二便，而肝实疏泄之，肝气郁而膀胱热，则淋病作焉，故取此穴以散肝之郁。《内经》云：癃，取之阴跷及三毛上，

---

① 指：原作"筋"，据陈本与《灵枢·经筋》改。
② 十：《铜人》作"六"。

及血络出血，乃大敦穴也。东垣曰：肾主闭藏，肝主疏泄，癃便取之两经也宜亦。小便遗数，乃肝气之脱，灸此穴以温而收之。妇人血崩不止，皆肝气之脱也，灸此穴以温其下脱。阴挺出，阴中痛，皆肝气之逆也，泄此穴以降肝之逆气。

肝之肝病：卒疝七疝，阴头中痛，汗出，阴上入少腹，阴偏大，腹脐中痛，悒悒不乐。

注：肝之所主者筋也，前阴为宗筋之会，邪客肝经则筋病，故前阴诸病，先责肝之井焉。病左取右，病右取左，以肝经自横骨之外，横入毛际，环绕阴器，左之右，右之左，而上行也。

肝之脾病：腹胀肿，小腹痛。

注：二症皆肝气之逆也，故取此穴，以开肝之郁。

肝之心病：中热喜寐，尸厥状如死人。

注：邪热中于外，而肝火应之，故尸厥如此，取此穴以泄肝之风热。

肝经第二穴行间

穴在足大指缝间，动脉应手，足厥阴肝经所溜为荥火，肝实则泄之。《铜人》：灸三壮[①]，针六分，留十呼。

注：穴名行间者，以其穴在大指、次指歧骨间，为肝经初行之所，故曰行间。木生火，渐次而行，初至此地之义。

肝之肾病：遗溺，癃闭，茎中痛，腰痛不可俯仰，便溺难，男女小腹肿，面尘脱色，经血过多不止，崩中。

注：此穴肝经所溜为荥火。遗溺者，乃肾[②]火之寒也，补肝火即补肾火也，故取此穴。癃闭者，乃肾火过甚也，泄肝火即泄肾火也，故取此穴。茎中痛，乃肝之气血滞也，泄此穴以通肝之

---

① 灸三壮：原在"针六分"句下，据《铜人》乙转。

② 肾：原作"胃"，据陈本改。

滞，而肾之滞亦消。腰痛不可俯仰者，肝气滞也，宜泄此穴。便溺难，气不顺也，宜泄此穴。男妇小腹肿，以经抵小腹也，宜泄其逆气。面垢脱色，肝气泄也，宜取此穴。崩中不止，肝气有余，鼓血而行也，泄肝气之有余，气泄于下，则血止于上。

肝之肝病：善怒，转筋，小肠气，瞑不欲视，目中泪出，太息，寒疝七疝，中风口㖞，肝积肥气，小儿急惊风。

注：善怒者，肝有火，宜泄此穴。转筋者，寒伤筋也，宜补此穴以温筋。小肠气，乃肝气逆也，宜泄之以平肝气。瞑不欲视，目中泪出，皆肝火有余也，宜泄此穴以降火。太息，乃肝气郁也，泄荣火以散肝郁。疝病专责肝，皆肝气中寒之所致也，补此穴以温肝气。口㖞刺此穴，不如阳明颊车、地仓之捷也。肝积肥气，皆肝之寒也，无寒不成积，补此穴以散肝寒。小儿急惊风，乃肝木之有余也，急泄荣火。

肝之脾病：咳逆呕血，洞泄，四肢满，腹中胀，四肢逆冷，痎疟。

注：咳逆呕血，肝气上逆也，急取此穴，以泄肝火。洞泄则肝木旺，侵脾土，宜泄此穴，以平肝。四肢满，脾之虚也，脾之虚乃肝旺也，泄此穴以泄肝旺。腹中胀，乃肝气有余也，宜泄之。四肢逆冷，四肢属脾，肝木受寒，则脾土亏而手足逆冷，急补荣火，而去肝之寒。疟脉必弦，弦者，肝脉也。肝脉旺则脾土亏，泄此穴以平肝旺。

肝之心病：肝心痛，色苍苍如死状，癫疾。

注：心痛根乎脏者有五，肝心痛则色苍苍，乃肝气之上逆乎心也，泄荣火以去其有余，又宜取肝之太冲。癫疾，心为肝气所逆，而癫生焉，刺此穴以去母邪，而弱其子。

肝之肺病：消渴嗜饮，胸胁痛，短气，嗌干烦渴。

注：肝经有上行至肺者，肝火旺则肺热而渴，宜泄此穴。纯

胁^①痛则责肝，胸胁痛则肝之逆上入肺而痛，宜泄此穴。肝有郁则气滞于肺而短，宜泄之。嗌干烦渴，肝火逆肺也，应泄之。

肝经第三穴太冲

穴在足大指本节后二寸，或云一寸半，内间动脉应手陷中，足厥阴肝脉所注为腧土。《铜人》：针三分，留十呼，灸三壮。

注：《素问·水热穴论》云：三阴之所交结于脚也，踝上各一行者，此肾脉之下行也，名曰太冲。王氏曰：肾脉与冲脉并下行，循足入盛大，故曰太冲。一云：冲脉起于气街，冲直而通，故谓之冲。按冲脉有三歧，一歧上脊，一歧出气冲，循腹上行，一歧下行注于足少阴之络。原起于肾下，出于气街，循阴股内廉，斜入委中，伏行骭骨内廉，并少阴之经，入内踝之后，入足下。其别者，并入少阴，渗三阴，斜入踝，伏行出属跗属，下循跗上，入大指之间，渗诸络而温足胫肌肉，故其脉常动，即此所也。冲脉虽为血海，而行上行下，有气行于其间，故曰冲。此穴在下，会于肝经，肝藏血，冲脉自肾脉下会于肝脉，至此为极盛之地，故曰太冲。《素问》曰：女子二七，太冲脉盛，月事以时下，故能有子。又：诊病人太冲脉有无，可以决生死。

肝之肾病：腰引小腹痛，两丸骞缩，遗溺，阴痛，小便淋，小肠疝气痛，㿉疝，小便不利，小儿卒疝，女子漏下不止，大便难，便血。

注：肝与脊通，则脊筋之脉通于肝，而小腹又肝经所过之地，故腰引小腹痛，取肝经所注穴，以泄肝气。两丸骞缩，阴痛㿉疝，小肠气，小儿卒疝，皆肝气逆也，宜泄之。小便淋，肝有火也，小便不利，大便难，阴痛，皆肝气逆也，当泄焉。遗溺者，

---

① 胁：原作"邪"，据陈本改。

肝寒也，宜补肝之土穴以治下脱之水。便血，女子漏下不止，久则下寒而脱，当培土以涩下脱。

肝之肝病：跗肿内踝前痛，足寒，淫泺胻酸，腋下马刀。

注：跗肿足内踝前痛，正本穴部分之症，泄本穴则气散而肿痛消。足寒者，冲脉之气滞也，泄此穴以通冲脉之滞。淫泺胻酸，本经寒所致，补此穴以温胻之寒。腋下马刀，乃胆经之火，泄肝之土，以散其里，而表火自息。

肝之脾病：虚劳浮肿，溏泄，呕血，呕逆发寒。

注：虚劳浮肿，脾土虚矣，肝木之邪旺也，宜补此穴。溏泄，乃肝木克土之所致也，故补肝经之土穴。呕血之症，自胃而出，乃肝气同冲脉上逆之所致也，亦宜降冲脉之上逆，而泄肝经[1]之土穴[2]。呕逆发寒，皆胃气之上逆也，泄肝土穴，以降肝气之逆。

肝之心病：心痛脉弦，心痛色苍苍如死状，终日不得息。

注：心痛脉弦、心痛色苍，皆肝邪之干心也，宜泄此穴。

肝之肺病：嗌干善渴，马黄瘟疫，肩肿吻伤。

注：嗌干善渴，乃肝经下行颃颡者，火逆于肺也，故宜泄肝火之子。马黄瘟疫、肩肿吻伤，肩为肺之府，吻乃肝经下颊环唇之所，瘟疫而至于肩肿吻伤，肝火之盛极矣，故宜泄肝火之子。

肝经第四穴中封（一名玄[3]泉）

穴在足内踝前一寸筋里宛宛中。《素》注：一寸半，仰足取陷中，伸足乃得之，足厥阴肝脉所行为经金。《铜人》：针四分，留七呼，灸三壮。

注：穴名中封者，此"中"字，盖指厥阴肝而言也，以此经

---

① 经：原作"中"，据陈本改。
② 穴：原脱，据陈本补。
③ 玄：《针灸大成·足厥阴经穴主治》作"悬"。

宜在 [①] 足少阴之前，太阴之后，两经中，而此穴乃在两经之前，恐人混乱不清，故指而名之曰中封。对者，经疆也。若曰此乃足厥阴经脉之疆也，所以蠡沟络穴之上，又名之曰中都。自中都复上一寸，而始交足太阴之后，始得其中之位而上行，足少阴在后，近足太阳，足太阴在前，近足阳明，皆相为表里者，肝经在两阴经之中，胆经亦在足两阳经之中，各用络穴以相通焉，此中封之所以名也。《内经》云：使逆则宛，使和则通，摇足而得之为经。

肝之肾病：五淋不得小便，足厥冷，寒疝腰中痛，筋挛阴缩入腹。

注：五淋不得小便，肝气郁也，补肝金穴，以泄肝郁。足厥冷，肝受寒邪也，补肝金以伐肝邪。寒疝腰中痛，肝肾相通，脊筋之脉相引，补金穴以伐肝邪。筋挛阴缩入腹，乃肝肾俱受寒邪也，急补金穴。失精者，补此穴，金生水也。

肝之肝病：痎疟色苍苍振寒，小腹肿痛，绕脐痛。

注：疟症色苍苍，肝疟也，小腹肿痛，绕脐痛，皆肝气郁也，宜补金穴。

肝之脾病：身黄有微热，不嗜食，身体不仁。

注：以下症皆脾土亏，肝木旺也，补肝金以治肝邪，则能食而麻木愈矣。

肝经第五穴蠡沟（一名交仪）

穴在内踝上五寸，足厥阴络别走少阳。《铜人》：针二分，留三呼，灸三壮。《下经》：灸七壮。穴在腨之下，肿之上，鱼腹之外，盖腨之形如鱼腹，故鱼腹即腨也，循其分肉，有血络累累

---

① 在：陈本作"行"。

然，即其穴也。

注： 此乃肝经之络，而通胆经者，此经与彼经通，必有窍焉以通之，故曰沟。蠡者，所以凿木者，故曰蠡沟。此络之经胫上睾，结于茎垂，其病气逆则睾肿、卒疝。实则邪气有余，阴为挺长，虚则正气不足，而暴痒，取之本穴。

肝之肾病：小腹胀满暴痛，睾丸卒痛，实则挺长泄之，虚则暴痒补之，癃闭小便不利，脐下积气如石，足胫寒酸屈伸难，赤白带下，月水不调。

注： 凡睾丸病及疝病、茎垂病，虽肝病也，而未有不由于肾气之逆、肾气之劳、肾气之虚而致者，宜调肝之络穴，相虚实而补泄之。小便不利，癃闭，皆肝气之逆也，泄肝之络，所以舒肝之逆。脐下积气如石，以肝经上过小腹，郁而不行，故致此症，泄此穴。足胫寒酸屈伸难，肝经中寒邪也，泄络穴以去寒邪。赤白带下及月水不调，而亦取此穴者，散肝火久郁之气，而调其气血也。

肝之肺病：数逆，恐悸，少气不足，悒悒不乐，咽中闷如有瘜肉，背拘急不得俯仰。

注： 数逆，肝之脉上及于肺者，忧郁于下，则气不顺于上，故取此穴，以散肝之郁。咽中闷如有瘜肉，因肝之脉，下过颃颡，肝气逆则有此症，宜泄络穴，以散肝之火。背拘急不得俯仰，背者，肺之府，肝经上通于肺，肝气上逆，而肺脉弦，遂有此症，急泄此穴，以降肝之逆。

肝经第六穴中都（一名中郄）

穴在内踝上七寸骺骨中，与少阴相值。《铜人》：针三分，灸五壮。

注： 穴名中都者，此穴离上一寸，遂入足太阴之后，而得其

中之位，故曰中都。此"中"字，与前穴中封之^①"中"字相应。

肝之肾病：小^②腹痛不能行立，胫寒肠癖，崩中不止，产后恶露不绝。

注：肝经十三穴，惟膝关、五里、阴廉、期门四穴不治疝病，余九穴皆治疝病，则疝之独责肝经，其正治也。小腹痛不能行立，肝经上行绕阴器，抵小腹，由曲骨上会任脉于关元，故取此穴，以泄肝气于下。胫寒者，肝经中寒邪也，宜补此穴以温之。肠癖者，肝气滞也，取此穴以通肝之滞气。崩中不止、恶露不绝，久则血脱于下，补此以止下脱。

肝经第七穴膝关

穴在胃经犊鼻下二寸旁陷中。《铜人》：针四分，灸五壮。

注：穴名膝关者，肝经至此，上行将过膝而入股，上下骨节交折之所，有关之象焉，故曰膝关。

肝之肝病：风痹膝内廉痛，引膑不可屈伸。

注：肝中风寒，此处皮肉薄削而先痛，至于不可屈伸，则寒中于筋，故取此穴以治寒。

肝之肺病：咽喉中痛。

注：肝经上抵颃颡，气上逆，则咽喉为之肿痛，膝关，将离膝上股之穴也，故取此穴，以泄肝气之逆。

肝经第八穴曲泉

穴在膝股上内侧，辅骨下大筋上，小筋下陷中，屈膝横纹头取之，足厥阴肝木所入为合水，肝虚则补之。《铜人》：针六分，留十呼，灸三壮。男子失精，膝胫冷痛，灸百壮。

---

① 之：原脱，据陈本补。

② 小：原作"少"，据陈本、《针灸大成·足厥阴经穴主治》及此后文例改。

注：穴名泉者，以肝经之合穴为水，故有泉之名。曲者，乃①以肝经初离膝而上股，正在曲折之地，故曰曲。又木曰曲直，木之水②亦当名曲。肝虚则补之者，以水能生木，为本经之母穴，补其母，所以益其子也。

肝之肾病：癀疝阴股病，阴肿，阴茎痛，女子小腹肿，阴挺出，阴痒，小便难，癃闭，房劳失精。

注：肝经过膝，其上行也甚速，而此穴其始也。肝之经环绕阴器，故男子癀疝、阴肿、阴茎痛，女子小腹肿、阴挺出、阴痒，皆责此穴。小便虽为肾之所司，而肝经亦操疏泄之权，故小便难、癃闭，亦责此穴，而通肝经之滞气。此穴为肝之母，房劳则肝火动，失精则水不足，补此穴。

肝之肝病：腹胁支满，身目眩痛，汗不出，目眈眈，膝关痛不可屈伸，腑肿膝胫冷痛，女子血瘕，按之如汤浸股内。

注：腹胁支满，肝气上逆也，泄此穴。身目眩痛，汗不出，目眈眈，皆肝经之实也，宜泄此穴。膝关痛不可屈伸及腑肿膝胫冷痛，皆肝中寒邪也，宜泄此穴。血瘕，肝气滞而血郁也，宜泄此穴。

肝之脾病：泄利，四肢不举，少气，泄水，下利脓血，身体极痛。

注：泄利，四肢不举，少气，脾土亏，肝木忌旺，急泄肝母穴。泄水、下利脓血至于身体极痛，血亏极矣，急补此穴，以生肝血。

肝之心病：发狂。

注：狂而新发，先取曲泉，左右动脉及盛者见血，有顷已，不已，以法取之，灸骶骨二十壮。肝盛上逆，而有是症，肝为心

---

① 乃：原作"何"，据陈本改。
② 水：原作"火"，据陈本改。

之母，而此穴又为肝之母，急宜泄之。

肝之肺病：衄血，喘呼，小腹痛引咽喉。

注： 衄血虽为阳明经及肺经热症，而肝之上逆亦助之，宜泄。喘呼虽为肺症，肝气不逆则上喘不甚，宜泄。下而小腹，上而咽喉，皆肝经所至之地，小腹痛引咽喉，肝气上逆也，宜泄。

肝经第九穴阴包

穴在膝上四寸，内廉两筋间，蜷足取之，内侧必有槽中。《铜人》：针六分，灸三壮。《下经》：针七分。

注： 穴名阴包者，盖肝经过膝，而行乎两阴之中，为太阴、少阴所包，故曰阴包。又以穴在股之槽中，亦象包形。

肝之肾病：腰尻引小腹痛，小便难，遗溺不禁，月水不调。

注： 腰尻小腹，皆肝经之地，肝气逆乃相引而痛，宜泄。小便难，乃肝气滞也，宜泄。遗溺不禁，乃肝寒也，宜补。肝主血，月水不调，过期则泄此穴，不及期则补此穴。

肝经第十穴五里

穴在气冲下三寸，阴股中，动脉应手。《铜人》：针六分，灸五壮。

注： 穴名五里者，言其远也，肝经自大敦起，过足指、足跗、足踝、足胻、足膝、足股至此，乃有动脉应手，将入腹，故曰五里。

肝之肾病：肠满，热闭不得溺。

注： 上症，肝经之逆也，急泄其将入腹之穴。

肝之肝病：风劳嗜卧。

注： 肝血不足，则筋无血以养之，则不能久坐立也，宜补此穴，以生肝血。

肝经第十一穴阴廉

穴在羊矢下，去气冲下二寸动脉中。《铜人》：针八分，留七呼，灸三壮。

注：肝经将入腹矣，廉者，言其隅也，锐也，离股而入腹，有廉之象焉，肝经为阴，故曰阴廉。《内经》云：厥阴毛中急脉各一。言肝经有急脉在阴毛中，上引小腹，下引阴丸，寒则为痛，其脉甚急，故曰急脉，乃睾丸之系也。可灸而不可刺，然灸书无此穴，当在睾丸直冲之上，即归来等穴之所，然偏坠吊痛者，果有急脉引痛。

肝之肾病：妇人绝产，若未经生产者，灸三壮，即有子。

注：肝主血，妇人受胎，以血为主，从未生产，非肝气之滞，即肝气之寒，灸此穴以暖其血，而通其滞。

肝经第十二穴章门（一名长平。一名胁髎）

穴在大横外，直季胁肋端，当①脐②上二寸，两旁六寸，侧卧屈上足，伸下足，举臂取之。又云：肘尖尽处是穴。脾之募，足少阴、厥阴之会。《铜人》：针六分，灸百壮。《明堂》：灸七壮，止五百壮。《素》注：针八③分，留十④呼，灸三⑤壮。《千金》：贲豚积聚，坚满胀痛，吐逆不下食，腰脊冷痛，小便白浊，灸脾募百壮，三报之。又治狂走癫痫，灸三十壮。又溺血，灸百壮。

---

① 当：原作"腨"，于文义未安，故改。《针灸聚英》卷一下正作"当"字。
② 脐：原作"肠"，据陈本改。
③ 八：《素问·气府论》王注作"六"。
④ 十：陈本与《素问·气府论》王注作"六"。
⑤ 三：《素问·气府论》王注作"五"。

注：《难经》：脏会章门。疏云：脏病治此。脏者，心肝脾肺肾也。按肝之行于脐下者八寸，即交出足太阴脾经之后，则与脾会矣。此穴又为脾之募，上行而入胸也，下注肺，则与肺会矣。下行[1]在小腹者，中极、关元，皆任经、足少阴肾经所会之处，注于肺则及于心矣，故此穴为肝经入腹之要穴，而曰脏会章门也。章者何？草曰本，木曰章，肝阴木，胆阳木也，胁肋正肝胆所治之部分，故曰章门。肝经在腹，止有二穴，皆以门称。以木性曲直，而有启闭之义，故曰门。大横乃脾经穴，在腹哀下三寸五分，去腹中行各寸半，此穴在大横之外，脐上二寸，正任经下脘之穴，与此穴平直，正在季胁肋端，侧卧取其端，非如此取不可也。

肝之肾病：腰痛不得转侧，腰脊冷痛，溺多白浊，贲豚积聚，脊强，四肢懈惰，疝病。

注：腰者，肾之府也，肝气逆于腰，则痛不得转侧，宜泄此穴。腰脊冷痛，乃肝经受寒所致，宜泄以去寒邪。溺多白浊，乃下焦有湿热所致，宜泄以去湿热。贲豚积聚，虽宜责肾，亦肝经之气滞所致，宜泄以舒肝气。肝附着于脊，受寒邪则脊强，而四肢之筋不能荣，则懈惰，宜泄。疝病乃寒在下焦，东垣曰：气在于肠胃者，取之太阴、阳明，不下，取三里、章阴、中脘。又疝病自脐下上至于心，胀满呕吐，烦闷，不进饮食，此寒在下焦，灸章门、气海有验。

肝之肝病：胁痛不得卧，善恐少气，厥逆，肩臂不举。

注：胁痛不得眠卧，肝气逆也，宜泄。善恐少气，肝气怯也，宜补。厥逆、肩臂不举，肝经受寒邪也，宜灸。

肝之脾病：肠鸣食不化，烦热口干，不嗜食，吐逆饮食都

---

① 行：原作"极"，据陈本改。

出，伤饱身黄。

注： 肝气受寒，入逆于肠，则肠鸣而食不化，宜泄，更宜灸。烦热口干、不嗜食，乃肝气滞而火动，肝木旺而克脾土也，宜泄。吐逆饮食都出，肝克脾土所致也，宜泄。伤饱身黄，脾弱而木旺矣，宜泄。

肝之肺病：胸胁支满，喘息心痛而呕。

注： 胸者，肺之室也。胸满者，肝邪中于肺也，宜泄。喘息心痛而呕，肝邪上干于肺也，宜泄。

肝经第十三穴期门

穴在直乳上二肋端，不容旁一寸五分。又曰乳旁一寸半，直下又一寸半，肝之募，足厥阴、太阴、阴维之会。《铜人》：针四分，灸五壮。

注： 穴名期门者，与太阴脾经、阴维相会，阴维自足少阴筑宾穴发脉，循股内廉上行入腹，既会足太阴、厥阴、少阴、阳明于府舍，而又会太阴、厥阴于此，若有所期约而然也，故曰期门。

肝之肾病：贲豚上下，目青而呕。

注： 贲豚上下，本肾积也，目青而呕，则肝邪助之矣，宜泄之以散肝邪。

肝之肝病：胁下积气，伤寒过经不解，热入血室。

注： 胁下棱积，宜责肝之募。伤寒过经不解，男子则由阳明而入，妇人血水适来，邪盛及产后余疾，则患热入血室，宜刺期门。

肝之脾病：霍乱泄利，腹坚硬不得卧，呕吐酸，食饮不下，食后吐水。

注： 霍乱泄利，乃肝气之逆也，宜泄。酸者，木之味也。呕

酸者，肝寒也，宜灸以温之。

肝之肺病：胸胁支满，男妇血结，胸满，面赤火燥，口干消渴，胸中痛，太阳、少阳并病，胸中烦热。

注：胸胁支满，乃肝气自胁而上逆于胸也，急泄肝募以舒之。男妇血结等症，皆肝气载血上逆也，急泄肝募。太阳与少阳并病，头项强痛或眩，如血结心下硬痞者，当刺肺俞、肝俞，慎不可发汗，发汗则谵语，五六日不止，当刺期门。胸中烦热，乃肝火上逆于肺也，宜刺肝募，以降肝火。

肝之心病：伤寒心切痛。

注：上症乃肝邪上干于心也，急泄肝募，以散肝邪。

奇穴

阴阳穴

在足大拇指下，横纹头，白肉际。主治妇人漏下赤白，注泄，灸随年壮，三报之。

足大指下横纹中

治癫疝病，卵肿如瓜，入腹欲死，即肿边，灸随年壮，神效。又治卒中恶，闷热毒欲死，随年壮。

三毛聚中

治癫疝①，灸七壮。鼻衄时痒，灸十壮，剧者灸百壮。又治阴肿，治魇不醒者，灸三七壮。

---

① 疝：原作"病"，据陈本改。

足太阴穴

在内踝后自肉际，骨陷宛宛中。妇人逆产足先出，刺入三分，足入乃出针。

营池四穴

穴在内踝前后两边池上脉，一名阴阳穴。治妇人下血，漏下赤白，灸十壮。

漏阴穴

在内踝下五分，微动脉上。治漏下赤白，四肢酸软，灸三十壮。

内踝下稍斜向前有穴。《外台》云：向前一指。治反胃吐食，灸三壮。

内踝尖上一穴，灸七壮，或针出血。治下牙痛，内廉转筋，脚气寒热。

承命穴

在内踝后上行三寸动脉中。治狂邪惊痫，灸三十壮。

长谷

穴在挟脐两旁相去五分①，一名循际。《千金》：主治下利，不嗜食，食不消化，灸五十壮，三报之。

---

① 分：《千金翼》卷二十七作"寸"。

肋头穴

《千金翼》：治瘰癖，患左灸左①，患右灸右②，第一肋头近第二肋下，即是灸处，第二肋头近第三肋下，向肉翅前，亦是灸处，初日灸三壮，次日五壮，后七壮，周而复始，至十日止，惟忌大蒜。

肋罅

《千金翼》云：治飞尸诸注，以绳量病人两乳间，中屈之，乃从乳头向外量，使当肋罅，于绳头尽处是穴，灸随年壮。又云：灸三壮或七壮，男左女右。又云：凡中尸者，飞尸、遁尸、风注也，其状皆腹胀痛，急不得息，气上冲心胸、两胁，或踝涌起，或牵③引腰脊，灸乳后三寸，男左女右，二七壮，如不止，多其壮数愈。

---

① 左：此上原有"右"字，据《千金翼》卷二十六删。陈本但作"右"字。

② 右：陈本作"左"。

③ 牵：《千金翼》卷二十七作"挛"。

奇经八脉

奇经总论

　　思莲子曰：十二经之外，又有奇经八脉，不在十二经，一阴一阳表里配合，接诸①灌输之中，而无不周贯约束维接于十二经之脉，而又各有阴阳，各有约结，虽非十二经之数络脏腑，而十二经离之不能。其各奇经，穿交于十二正经之穴，其所治病，则当并其所穿结之经之症而治。医不明此，针灸医药，茫无下手处矣。欲疏各经之起止，经过各正经之详②，而先总议各奇经起止之略。八奇之名，督、任、冲、带、阳维、阴维、阳跷、阴跷也。督脉起于会阴，循背而上行于身之后，为阳脉之总督，故曰阳脉之海。任脉起于会阴，循腹而行于身之前，为阴脉之承任，故曰阴脉③之海。冲脉亦起于会阴，挟脐而上行，直冲于上，为诸脉之冲要，故曰十二经之海。督主身后之阳，任、冲④主身前之阴，以南北言也。带脉则横围于腰，状如束带，所以总约诸脉者也，凡奇经之脉，上下往来于身前后者，无不约而联束之。阳维起于

---

　①　诸：陈本作"续"。

　②　详：此上原有"学"字，据陈本删。

　③　脉：原脱，据陈本补。

　④　冲：陈本作"脉"。

中医非物质文化遗产临床经典读本

诸阳之会，由外踝而上行于卫分，所以主一身之表。阴维起于诸阴之交，由内踝而上行于营分，主一身之里。阳维、阴维，以乾塹言也。阳跷起于跟中，循外踝而上行身之左右，而主一身左右之阳。阴跷起于跟中，循内踝而上行于身之左右，而主一身之阴，所以使一身机关之跷捷，以东西言也。带脉而横束之，以六合言也。

督经总论

思莲子曰：督行人身之背，所以统一身之阳，任行人身之腹，所以统一身之阴，人身之有任督，犹天地之有子午也。督统一身之阳，所以为阳脉之海。而人身阳最大者，莫大于足太阳。人之太阳，挟背而下行，督行于太阳之中而上行，其脉起于肾下胞中，至于小腹，乃却行于腰横骨围[①]之中央，系溺孔之端，男子循茎下仍行于篡，女子络阴器，合篡间，俱绕篡屏翳穴，即前阴、后阴之间会阴穴也。别绕臀，至少阴与太阳中络者，合少阴上股内廉，由阴尾尻骨两旁，足太阳经之会阳穴，遂贯脊与足少阴会于本经络穴，在骶骨端之长强穴，遂并脊里上行，历二十一椎下之腰俞穴，十六椎下之肠关穴，十四椎下之命门穴，十三椎下之悬枢穴，十一椎下之脊中穴，十椎下之中枢穴，九椎下之筋缩穴，七椎下之至阳穴，六椎下之灵台穴，五椎下之神道穴，三椎下之身柱穴，大椎下之陶道穴，而与足太阳会，又上历大椎上之大椎穴，而与手太阳、足太阳、手少阳、足少阳、足阳明会合，遂离背而入项，至于本经之哑门穴，又会阳维入系舌本，上行至本经之风府穴，又会足太阳、阳维，同入脑中，循枕骨上行

---

① 围：陈本无。

本经之脑户穴，又上历本经百会穴后三寸之强间穴，又上历本经百会穴后寸半之后顶穴，遂上巅历本经之百会穴，百会穴前寸半之前顶穴，百会前三寸之囟会穴，又前行过囟会前一寸之上星穴，又前行至囟会前①二寸，直鼻上入发际五分之神庭穴，至此穴又为足太阳、督脉之会，循额中至鼻柱，经鼻准头本经之素髎穴，下循人中本经之水沟穴，与手阳明大肠经、足阳明胃经会，至本经之直唇上端之兑端穴，又下唇入上齿缝中，而至本经之龈交穴，与任脉、足阳明经交会而终；而督又有别络自长强走任脉者，前行由少腹直上贯脐之中央，上贯心入喉，上颐环唇，上行系两目之中央，下会足太阳于目内眦睛明穴，又上额与足厥阴会于巅，入络于脑，又别自脑下项，循肩胛，与手、足太阳、少阳会于大杼，第一椎下两旁，去脊中一寸五分陷中，挟脊抵腰中②，入循膂络肾。按督脉自会阴同任、冲分行而后，督之正脉既自下而上行于背，冲、任自会阴而前上行于腹，而督又有别络，自长强由前行，由任脉而上行于腹，贯心入喉上颐，遂分两歧而环唇，分系两目，分会两足太阳于两目上睛明穴，上额与厥阴会于巅，入脑，又③自脑下项，循肩胛与手、足太阳会于大椎，在第一椎下两旁，去挟脊中各一寸五分陷中，分两歧挟脊抵腰中，入循膂络肾。人之身虽有阴阳之分，而阳常有余抱乎④阴，即以督任而言，督虽主乎背，任虽主乎腹，而督之络，又自腹而分行抱任至巅，又抱督脉上行，在背督之正脉，下挟脊而入腰，虽督任两经，在人身犹天地之有子午，而实则督抱乎任，阳抱乎阴，犹天抱乎地，而地在天中之象焉。至任之别络名尾翳者，不过自鸠

---

① 一寸之上星穴，又前行至囟会前：原脱，据陈本补。

② 中：原脱，据陈本补。

③ 又：原作"入"，据陈本改。

④ 乎：原脱，据陈本补。

尾而反下行，散于腹。实则腹皮痛，虚则痒搔而已。不能如督之周环于身之前后如轮，抱结任脉在内也。所以人之身，阳常有余，阴常不足，观于督任而益明矣。但分之以见阴阳之各有攸 [①] 司，合之以见阴阳之浑沦无间，一而二，二而一也。至督脉所生之病，则从小腹上冲心而痛，不得前后，为冲疝，女子为不孕，癃闭遗溺，嗌干，治在任经之腰横骨上毛际中央之曲骨穴，甚者治任经之脐下一寸之阴交穴。王启玄曰：此乃任冲二脉之病，不知何以属之督脉。李濒湖则正之曰：督脉虽行于背，而督之别络自长强走任脉者，则由小腹直上贯脐中，上贯心入喉中，上颐环唇，而分入于目之内眦，故有此症，启玄盖未深考也。至督之正经经行于背者为病，则《素问》有曰：督脉实则脊强反折，虚则头重高摇，挟脊之有过者，取之所别也。而《难经》又曰：督脉为病，脊强而厥。《金匮》曰：脊强者，五痓之总名，其症卒暴口噤而背反强，而瘈疭，药之不已，可灸身柱、大椎、陶道穴。其所取之穴，则皆督脉正行于背之穴也。由是观之，督之正经为病，则宜取背之穴，督之别 [②] 络为病，则宜取在腹之穴，亦督抱乎任之义也。至督之脉有病而见乎寸口者，王氏《脉经》曰：尺寸俱浮，直上直下，此为督脉，主腰脊强痛，不得俯仰，大人癫病，小儿风痫疾。又曰：脉来中央浮，直上直下痛 [③] 者，督脉也，动苦腰背膝 [④] 寒，大人癫，小儿痫，宜灸顶上三壮。盖督之百会穴也。又《金匮》曰：痓家脉筑筑而弦，直上下行。盖痓乃督脉之症也。《素问》曰：风气循风府而上，则为脑风，风入系头，则为目风眼寒。亦

---

① 攸：《尔雅·释言》："攸，所也。"

② 别：原脱，据陈本补。

③ 痛：原脱，据《脉经》卷二第四补。

④ 膝：原作"脐"，据《脉经》卷二第四改。

督脉之症也。王氏曰：脑户乃督脉①、足太阳之会。太阳挟督脉而下行，统在乎背，故督与太阳之症，恒相近也。盖督为一身阳经之海，而总统十二经，其病脉一见于寸曰，则十二经不复朝焉。而一身之气血，总为督派所用，故直上直下，三部如一，则知为督脉受病，而不复则十二经之症矣，共穴二十七。背上穴，脊中下五穴，脊中上七穴，并脊中共十三穴。自头至额共穴十，百会前四穴，后六穴。鼻至唇共四穴，随穴所在，而治症焉。凡取脊间②督脉诸穴，当于骨节突处③取之，但验于鱼，为可知也。若取于节下，必不见效。

督经第一穴**长强**（一名气之阴郄。益母丸撅骨。一名穷骨。一名骨骶）

穴在脊骶端，针三分，伏地取之，足少阴肾经、足少阳胆经之会，为督脉之络，别走任脉。《铜人》：针三分，转④针以大痛为度，灸不及针，日灸三十壮，止二百壮，此乃痔之根。《甲乙》：针二分，留七呼。《明堂》：灸五壮，治下漏五痔，疳蚀⑤下部，刺三分，伏地取之，以大痛为度，灸亦良，日三十壮，至七日止，但不及针。

注：身长之骨⑥，莫长于脊骨，故曰长，而此穴正当其下之最锐处，故曰强。又为足少阴肾、足少阳胆会督脉之处，生痔之根，在于此穴。凡灸针此穴者，须慎冷食房劳，以防再发。

督之本病：腰脊痛，惊痫瘈疭，狂病，小儿囟陷，头重。

---

① 督脉：原脱，据陈本与《素问·风论》王注补。

② 凡取脊间：原脱，据陈本补。

③ 处：原作“穴”，据陈本改。

④ 转：《铜人》作“抽”。

⑤ 蚀：原作“虫食”，据陈本改。

⑥ 长之骨：陈本作“骨之长”，义长。

注：督之上行部分，皆在腰脊，故穴之在脊者，治腰脊病居多。如此穴而上如腰俞，如命门，如悬枢，如脊中，如筋缩，如至阳，如身柱，如陶道，如哑门，计十六穴，皆治腰脊病。无非以此经自下上行，或风寒湿气劳闷，一有逆于其间，而腰脊之病作。应相其上下而酌用之，实则泄之，虚则补之，急痛者为实，悠悠痛者为虚也。督脉统一身之阳，惊痫瘛疭，乃本经所司也，故此症而取此经之穴者凡十三穴，乃长强、命门、脊中、筋缩、神道、身柱、陶道、哑门、后顶、百会、前顶、神庭、水沟也。此穴乃督脉发生之上原，故必取之。狂病属阳，督乃阳也，取在下之穴，以泄上有余之阳。囟会乃本经在顶之穴，陷则本经之阳气衰矣，宜补此穴，而复灸之以升其阳。头重乃火上升也，泄在下之穴以降上逆之火。

督之肾病：大小便难，五淋，疳蚀下部，惊恐失精，伤风下血，久痔漏。

注：肾司二便，此穴既会足少阴肾经而上行，肾之气滞，所以有二便俱难之症，宜泄此穴以调肾气之郁。五淋，皆肾火有余也，泄此穴以散肾火。疳蚀下部，火盛极矣，泄此穴以散下部之火。惊恐伤肾而失精，此穴近精出之路，宜补之以收其脱。此穴正在谷道之后，本经自会阴后行，绕谷道会于此穴，痔病下血，虽为大肠有余之症，然下垂而结于此处，故为痔之根本，宜针灸兼施，而毒始去。

督之脾病：洞泄呕血。

注：洞泄乃阳气之下脱也，宜补此穴以收下脱之气。呕血乃胃病也，气逆而上，乃有此症，宜泄此穴以降上逆之气。

督之肝病：瞻视不正。

注：督之络，入面而过目系，络有邪焉，而后有瞻视不正之症，故宜泄此穴以降其邪。

督经第二穴腰俞（一名背解。一名髓孔。一名腰柱。一名腰户）

穴在二十一椎下宛宛中，挺身伏地舒身，两手相重支额，纵四体后，乃数脊之椎分明而取此穴。《铜人》：针八分，留三呼，泄五吸，灸七壮至七七壮，灸后必慎房劳、举重强力等事，将养之。《明堂》：灸三壮。《千金》云：腰卒痛，去穷骨上一寸，灸七壮者即此。

注：穴名腰俞者，腰中至要之穴也，再合其四名之义而思之，则此穴更可知也。二十一椎之下，椎尽矣，背解者，脊之上通于背者至此而尽，故曰背解。脑为髓海，而脊通之，至此而下轮，故曰髓孔。此椎下接于横骨，犹柱之立于壁也，故曰腰柱。风寒湿由此穴而入，遂成腰痛之症，故曰腰户。而图以腰俞名之，尽概上四名之义，故曰至要之穴也。

督之本病：腰胯痛不得俯仰，妇人月水闭，溺赤，足痹不仁。

注：腰俞正腰中至要之处，一为风寒湿所中，则痛而不得俯仰，宜针以散其气，灸以温其寒与湿。此穴之内，与胞近矣，妇人月水闭，乃气滞也，宜针以通其气，气通则血行矣。溺赤者，乃热也，宜取此穴以散其热。足痹不仁，则阳气不行于上矣，宜取此穴以通下行之阳气。

督之脾病：温疟汗不出[①]。

注：有热而无寒者，谓之温疟，若此与热病何异？但发热有时，不若热病之恒热也。汗不出[②]，则一身之阳气全闭而不通，故取此穴，以通一身之阳，阳气通则汗出矣，汗出而热即解。

---

① 出：原作"止"，据陈本、《针灸大成·督脉经穴主治》及此后文义改。

② 出：原作"止"，据陈本、《针灸大成·督脉经穴主治》及此后文义改。

督之肾病：伤寒，四肢热不已。

注： 此乃阳郁于内，不得宣通之症，取此穴以通督脉之阳，督之阳通，而一身之阳全通，而热遂汗解矣。

督经第三穴阳关

穴在十六椎下，坐而取之。《铜人》：针五分，灸三壮。

注： 阳关者，督经之阳气，自腰俞而上行者，已六椎而至此穴，有关之象焉，故曰阳关。

督之肝病：膝外不可屈伸，风痹不仁，筋挛不行。

注： 膝之外，乃足少阳部分也，督之经为风寒湿所侵，膝动则牵乎脊而不可屈伸矣，取此穴于上，督之邪去，则膝能屈伸矣。

督经第四穴命门（一名属累）

穴在十四椎下，伏而取之。《铜人》：针五分，灸三壮。一云：平脐用线牵而取之。一曰：刺三分，灸二十七壮。《神农经》：治腰痛，可灸七壮。

注： 此穴与脐对，正在内两肾之中间，而足太阳两肾俞穴之内，乃人至命之地，故曰命门。年二十以上者，灸恐绝嗣。

督之本病；腰腹相引，小儿发痫，张口摇头，身反折角弓，骨蒸五脏热，头痛如破，身热如火，汗不出。一云：治肾虚腰痛，赤白带下，男子泄精，耳鸣，手足冷，痹挛疝，惊恐，头眩瘛疢，急腹痛。

注： 此穴前与脐平，故有腰腹相引之症，乃气之滞而不行也，宜泄此穴以通其郁。痫之为病，火自命门，鼓痰而上膈，遂昏迷不省人事，角弓反张，皆督经之本症，宜泄此穴，而降其上逆之火。命门者，相火之本，此火一发，五脏之火俱炽而热，故

宜泄此穴以降火，火降则汗出矣。

督之脾病：寒热痎疟。

注：邪自风府而入为疟，日下一椎，过脊中而至命门，则邪愈深矣，急取此穴而截下行之邪，使勿入阴分。

督经第五穴悬枢

穴在十三椎下，伏而取之。《铜人》：针三分，灸三壮。

注：脊中之穴，平分二十一椎之中，而此穴乃在其下。枢者，所以司开合之轴也。脊中司俯仰曲伸，亦犹门之阖，在于枢也，此穴在脊中之下，有枢之象焉。曰悬者，以其横悬为俯仰之枢，而非若门之枢，立而^①司开合者也。

督之本病：腰脊强，不能屈伸。

注：此穴有邪入之，则痛而腰脊强不能屈伸，而枢之用废，故急泄之，以散其邪。

督之脾病：积气上下行，水谷不化，下利，痰留腹中。

注：枢所以司上下者，邪留之亦上下行，而水谷不为之化，乃寒邪客之也，宜针以散之，灸以温之。腹中有留痰，十四椎与脐平，则十三椎正值腹之中微上矣，痰留者，乃邪客而滞留者也，宜取此穴，灸之温之，针之散之。

督经第六穴脊中（一名神宗。一名脊俞）

穴在十一椎下，伏而取之。《铜人》：针五分，得气即泄，禁灸，灸之令人腰枢偻。

注：脊共二十一椎，上十椎，下十椎，此穴在十一椎之下，区处其中，故为脊中。禁灸者，火入脊中，督之上下气脉中绝，腰之所以伛偻也。

---

① 而：原脱，据陈本补。

督之本病：风痫癫邪，五痔便血。

注：风痫癫邪，乃督之本病也，解见前。五痔便血，亦督经本病也，下临长强，治脊中上下之气，气通而毒散矣。

督之脾病：黄疸，腹满不嗜食，积聚下利，小儿脱肛。

注：此穴正在足太阳经两脾俞之中，脾有湿热，而成黄疸，而腹为之满不嗜食，旁治脾俞，中治脊中，皆去此病之根也。脾俞治积聚者也，两脾俞所挟之脊中，治积聚则亦宜取之。下利脱肛，乃大肠之气脱也，督经环肛门而上，上脊之中，乃摄下十椎者也，脱肛之症，故责之。

督之肺病：温病。

注：寒中人久而成温，督统一身之阳，而脊中又为二十一椎之中，脊中气通，则上下之气悉通而汗出矣。

督经第七穴筋缩

穴在九椎下，伏而取之。《铜人》：针五分，灸三壮。《明堂》：灸七壮。

注：人之俯仰，在乎脊筋之伸缩，伸而不缩，则脊强矣，缩而不伸，则伛偻矣，此穴正在脊中之上，当脊筋伸缩之际，故曰筋缩。

督之本病：脊急强，目转反戴上视，目瞪，痫病多言，癫疾狂走，心痛①。

注：本经受邪，则脊为之强，而筋不能伸缩矣，目反戴上视者，督之络入系于目，本经有病，既中于筋，目系亦筋也，所以有反戴上视之症矣，宜取此穴。痫病多言，肝之病为怒，此多言，亦肝之有余也，以九椎之两旁为肝俞②，则痫病多言亦责之。癫疾

---

① 心痛：原脱，据陈本、《针灸大成·督脉经穴主治》及此后注文补。

② 之两旁为肝俞：原作"为肝俞之两旁"，于文义未顺，故乙转。

狂走，皆筋病也，故亦责此穴。肝气逆于心而痛作焉，治此穴者，泄肝气也。

督经第八穴至阳

穴在七椎下，俯而取之。《铜人》：针五分，灸三壮。《明堂》：灸五壮。

注： 此穴之旁，为足太阳之膈俞穴，膈之上乃纯气之府，血为阴，气为阳，故曰至阳。言督经自下而上行者，至此则入于阳分也。

督之本病： 腰脊痛，背中气上下行，腹中鸣。

注： 气之自下而上行者，有滞于入膈之所，则不能上行，而腰脊痛作，宜泄此穴以降之。背之中，正督经①所行之地，气不能上膈，遂觉上而复下，气逆于腹，而腹为之鸣，亦宜泄此穴以散之。

督之脾病： 胃中气寒不能食，四肢肿痛，少气难言，寒热解㑊，淫泺胫酸。

注： 此穴正在前胃脘上之所，膈俞所治病，有膈胃寒酸、饮食不下之症，故此穴亦治胃寒不食。脾主四肢，督统一身之阳，指气而言也。阳气不畅于四肢，遂有肿痛、少气难言之症，宜补此穴以助其气。寒热解㑊、淫泺胫酸，皆阴②有余而阳不足之症也，宜补此穴以助其阳。

督之肺病： 卒疰忤，攻心胸，胸肋支满，身羸瘦。

注： 膈之上乃心肺之府也，气虚而邪始侵之，宜补此穴以助其阳。气滞于胸及胁，而身为之瘦，气滞之病也，宜泄此穴以散其滞。

---

① 经：原作"中"，乃涉上误，故改。
② 阴：原脱，据陈本补。

督经第九穴灵台

穴在六椎下，俯而取之。《铜人》缺。治病禁针，此穴见《素问》。

注： 督经自下而上，至阳之穴，既过膈矣。膈之上有空虚之处，任脉为膻中，膻中，虚空之象也，在督经既过膈，五脏皆系于背。心为人身至灵之官在上，穴在其下，有台之象，状脊之内载其心之象也。治病缺者，心不受邪，不宜干之也，所以禁针。

督之肺病： 气喘不能卧[①]。

注： 俗灸之以治气喘不能卧，火到便愈。气滞于肺而喘作，灸以通之，滞散而喘息。

督经第十穴神道

穴在五椎下，俯而取之。《铜人》：灸七七壮，止百壮，禁针。《明堂》：灸三壮，针五分。《千金》：灸五壮。

注： 此穴在足太阳经两心俞之中，正在心之后，心为主宰之官，神明出焉，故曰神道。)《铜人》禁针，亦不宜轻干之意也。虽《明堂》有针五分之文，还从《铜人》为是。

督之本病： 小儿风痫，可灸七壮。

注： 若痰、若火逆，而上行过膈，而使心神为之昏，乃痫症也，灸以散其痰与火，乃从治之法也。

督之心病： 恍惚悲愁，健忘惊悸。

注： 前症皆心气不足所致，宜灸此穴以温之。

督之肺病： 伤寒，发热头痛，进退往来，疟疾。

注： 头痛者，督经之症也，而发热、进退往来，则邪干于神

---

① 气喘不能卧：原脱，据陈本补。

之所致，故宜取此穴。督经之风府受邪，日下一椎，故心亦有疟。《内经》云：心疟，令人烦心，甚欲得清水，反寒多，不甚热。注云：唯其多热，所以寒多，盖热极生寒也，寒既久，则火少衰，所以不能热，此心疟也。《内经》取乎少阴经穴神门治之，疟症如此者，亦宜取督经神道穴治之也。

督之肾病：失欠，牙车碰，张口不合。

注：《内经》云：热病，气穴在四椎下间，主膈中热，五椎下间主肺热。注云：四椎下间无穴，五椎下间乃神道穴也。

督经第十一穴身柱

穴在第三椎下，俯而取之。《铜人》：针五分，灸七七壮，止百壮。《明堂》：灸五壮。《下经》：灸三壮。《神农》：治咳嗽，可灸十四壮。

注：人之肩所以能负重者，以有身柱也，脊骨为人一身之[①]柱，而此穴近上，犹其用力负重之所，故曰身柱。

督之本病：癫病狂走，瘛疭，怒欲杀人，身热狂言见鬼，小儿惊痫，腰脊痛。

注：《难经》云：治长洪伏三脉，风痫恶人与火，灸三椎、九椎。九椎者，筋缩也。瘛疭之病，癫狂病，皆督经本症也。洪长伏三脉，亦必左右寸关尺上下如一，则知真为督经受病。十二经不朝寸口之脉，则单取督经为宜也。腰脊痛，在下而取之上，以散其郁。

督经第十二穴陶道

穴在一椎下，俯而取之，足太阳、督脉之会。《铜人》：针五

---

① 之：原作"一"，据陈本改。

分，灸五壮。

注：陶者，窑也，中虚而能①容物之象也。胸②与腹在下与前而中虚，此穴在其上之最高处，有陶之象焉，故曰陶道。

督之本病：脊强，烦满汗不出，头重目瞑，瘈疭，恍惚不乐，痎疟，寒热洒淅。

注：督之初受风寒之邪，自风府而入，日下一节，而为痎疟，宜于初得时，入风府尚未久，其邪尚未深，早取此穴以截之。脊强、烦满汗不出，亦初受天寒也，急灸此穴，出汗甚易。头重目瞑、瘈疭、恍惚不乐，乃痫病之轻者，督之本病，宜首治此灸。

督经第十三穴大椎（一名百劳）

穴在大椎上陷者宛宛中，手、足三阳、督脉之会。针五分，留三呼，泄五吸，灸以年为壮。

注：按针灸各书，载督脉大椎为手、足三阳经、督脉之会，今细考手阳明大肠经，循巨骨穴上出天柱之会，上会于大椎。手太阳小肠经，由肩外俞、肩中俞诸穴，上会大椎。手少阳三焦经，其支行者，从膻中而上出缺盆之外，上项，过大椎，是手阳明、太阳③、少阳俱有会大椎之可据矣。至足三阳则有可议者，足少阳胆经，通天牖，行手少阳之脉前，下至肩上，至肩井，却左右交出手少阳之后，过大椎，是足少阳会督于大椎也。足太阳脉直行者，由通天、络却、玉枕入络脑，复出下项，抵天柱而下过，从膊过督之陶道穴前，陶道为督与足太阳之会，即此也，然陶道在大椎之下，大椎在陶道之上，仅隔一脊节，既下过陶道，未有不

---

① 能：此上原有"不"字，据陈本删。

② 胸：原作"陶"，据陈本改。

③ 太阳：原作"大肠"，据陈本改。

上大椎者，此可言会也。若足阳明胃经，则纯行面之前，自接手阳明之交，起于鼻之两旁迎香穴，左右相交于颏中，过足太阳之晴明穴，遂下循鼻外，虽有上下曲折支别之行，而实无下后项大椎之络，是会督脉之大椎者，止手、足五阳，而无足阳明也。概手、足三阳，尚未细考故耳。

督之本病：骨蒸，前板齿燥，温疟，痎疟。

注：脊为一身骨之主，而大椎又为脊骨之上，骨热宜取此穴，以去其热。龈交既为本经所止之穴，则前齿自为督经之所主，大椎为脊骨之主于项后，板齿为督经之首于唇前，有前后相应之义，故取此穴以治之。板齿燥乃热极也，泄大椎以去其热，而燥解矣。张仲景曰：太阳与少阳并病，头项强痛，或眩冒，时如结胸，心下痞硬者，当刺大椎第一间。盖以此穴为二经相会之地，故二经病并取之也。督经受邪，日下一节而为疟。温疟，有热而无寒也；痎疟，寒热交作也。责大椎治其始也。

督之肺病：肺胀胁满，呕吐上气，五劳七伤乏力，风劳食气，气注背膊拘急，颈项强不得回顾。

注：此穴在肺之上，故所治多肺病。肺胀乃气郁于肺中也，呕吐上气，皆气逆于胸胃之间也，取此穴以散其滞。五劳七伤，阴不足以匹阳之症也，久之而阳亦弱，而力乏矣，取此穴以泄阳之有余。风劳者，因风症久而成劳也；食气者，气为食滞而不舒也。故灸此穴以去风，灸此穴以散气。气注背膊拘急、不得回顾，乃风寒之邪入客此穴，而上①行于项也，急多灸以温之。

督经第十四穴哑门（一名舌厌。一名舌横。一名喑门）

穴在项后入发际五分，项中央宛宛中，俯头取之，督脉、阳

---

① 上：原作"下"，据陈本改。

维之会，入系舌本。《素》注：针四分。《铜人》：针二分。可绕针八分，留三呼，泄五吸，泄尽更留针取之，禁灸，灸之令人哑。

注：此督经自下而上，离背而入项第一穴也，与阳维会而入系舌本，故不宜深针，从《铜人》针二分为宜。其言绕针八分者，盖既针二分之后，遂卧其针，而旁入八分，以泄之也。哑门之名，著戒垂后[①]，误灸之，则必哑也。

督之本病：脊强反折，瘛疭癫疾，头重风汗不出。

注：脊强反折等疾，乃督之本病也，取此穴以泄在上之邪。头重风汗不出，风入督经而头为之重，以督脉行于头上也，邪入之而头遂重，取此穴以散其风，而汗自出矣。

督之心病：舌急不语，重舌。

注：舌者，心之窍也，此穴在舌之后，针以泄其火，而舌急重舌之病自愈矣。

督之肾病：诸阳[②]热气盛，衄血不止，寒热风哑。

注：一身之阳，俱逆而炎上于肺，鼻者，肺之窍也，火载血而血溢出焉，督脉统诸阳，阳维维[③]诸阳，既俱会于此穴，一针而诸阳之火散，则衄止。风伤肺而寒热作，久之成哑，针此穴以散其风，而降其火。

督经第十五穴风府（一名舌本）

穴在项后入发际一寸，大筋宛宛中，疾言其肉立起，言休立止，足太阴、督脉、阳维之会。《铜人》：针三分，禁灸，灸之令人失音。《明堂》：针四分，留二呼。《素》注：针四分。一云：主泄脑中之热，与大杼、缺盆、中府同。

---

① 后：原作"从"，据陈本改。

② 阳：原脱，据陈本、《针灸大成·督脉经穴主治》及此后文义补。

③ 维：原脱，据陈本补。

注：风自后来者，此穴先受之，故曰风府。凡一切风寒之邪，俱由此穴入，而从及于周身，故有风府之称。风者阳邪，宜自阳穴中入，《经》曰：邪客于风府，循膂而下，卫气一日夜大会于风府，明日日下一节，故其作晏，每至于风府，则腠理开，腠理开则邪气入，邪气入则病作，以此日作稍晏[①]也，其出于风府，日下一节，二十五日下至骶骨，二十六日入于脊内，故日作益晏也。

督之本病：头痛项急，不得回顾，头中百病，振寒[②]汗出，头重恶寒，伤寒狂走，欲自杀，目盲视。

注：风府，风邪客之，头为之痛，项为之急，宜泄此穴以去风府之风。头中百病，俱从风府而邪入之，故治头痛，不可舍此穴。振寒而汗不出，则为伤寒，汗出者则为伤风，风必由风府而入，故此穴宜必取之也。风，阳邪也，邪中人者深，遂有狂走欲自杀之症，先从风府以去在上之邪。目盲视者，邪由督络入于目也，当泄后之穴。

督之肝病：偏风，半身不遂。

注：阳气不至之处而邪客之，遂有不遂之症，治风府之总穴，以去其风而补其阳。

督之脾病：马黄，黄疸。

注：二症皆脾胃有湿热所致，乃取此穴，盖督之络，由下而上行，故取此穴。

督之心病：中风，舌缓不语。

注：舌者，心之窍也。舌缓者，风中于舌，急泄舌上之本[③]穴。

---

① 晏：原作"厌"，据陈本改。

② 寒：原作"衣"，据陈本、《针灸大成·督脉经穴主治》及此后文例改。

③ 上之本：陈本作"本之上"。

督经第十六穴脑户（一名匝风。一名会额。一名合颅）

穴在枕骨上，本经强间穴后一寸半，足太阳、督脉之会。《铜人》：禁灸，灸之令人哑[1]。《明堂》：针三分。《素》注：针四分。《素问》：刺脑户，刺入立死。又云：此穴针灸俱不宜。

注：此穴细按之，真有小孔陷中，其云针灸俱不宜，此言真当。而又有所主治之病何也？还以他穴代之为是。

主病[2]：面赤目黄，面痛，头重肿痛，瘿瘤。

督经第十七穴强间（一名大羽）

穴在后顶后一寸半。《铜人》：针二分，灸七壮。《明堂》：灸五壮。

注：穴在脑户之上，后顶之下，最坚固之所，故曰强间，针二分者，不宜深入也。

督之本病：头痛目眩，脑旋烦心，呕吐涎沫，项强不得回顾，狂走不卧。

注：此症乃命门之火，载痰而上冲，过膈而至巅，遂有头痛目眩，头旋烦心，呕吐涎沫之症，泄此穴以散其上逆之火。项强不得回顾，项受风也，泄之以散其风。狂走不卧，纯阳无阴之症也，泄之以散火而弱阳。

督经第十八穴后顶（一名交冲）

穴在百会后一寸半，枕骨上。《铜人》：针二[3]分，灸五壮。《明

---

① 禁灸，灸之令人哑：《铜人》作"禁针，针之令人哑"。

② 主病：原脱，据陈本补。

③ 二：《铜人》作"三"。

堂》：针四分。《素》注：针三^①分。

注：穴在百会之后，百会为顶也，故曰后顶。一名交冲者，足太阳两脉，既左右交于顶之百会而下，此穴正当左右交冲之中，故曰交冲。

督之本病：颈项强急，恶风寒，风眩目眦眦，额颅上痛，狂走癫疾不卧，痫发瘛疭，头偏痛，历节汗出。

注：前症俱为督经至头之本病，故取此穴，以散其邪。历节痛而有汗，则亦风邪中之也，取此穴以散风止汗。

督经第十九穴百会（一名五会。一名巅上。一名天横）

穴在前顶后一寸五分，顶中央旋毛中，可容豆，直两耳尖，手、足三阳、督脉之会。《素》注：针二^②分。《铜人》：灸七壮，止七七壮。凡灸头顶，不得过七七^③壮，缘头皮薄，灸不宜多，针二分，得气即泄。又《素》注：针四分。《神农经》云：治头风，可灸三壮，小儿脱肛，可灸三壮至五壮，艾炷如小麦大^④。

注：此穴云在旋毛中，如遇旋毛偏者，何以定之？双旋者何以定之？还以东西两耳尖，南北完督之中，十字相直处，再退些子是穴。《性理》北溪陈氏曰：此穴犹天之极星居北之意也。如云手足三阳、督脉之会，今考手三阳经，无至百会之络。足少阳虽行于头，乃足太阳有络此穴，从巅至百会，抵耳上角，过足少阳之率谷、浮白、窍阴穴，而少阳胆经，则未有至百会之络也。若足阳明胃经，则所行在面之前部分，而并无上巅会百会之络。若足太阳之经，起自内眦睛明穴，上额循攒竹，过神

---

① 三：《素问·气府论》王注作"四"。

② 二：《素问·气府论》王注作"三"。

③ 七：原脱，据《铜人》与此前文义补。

④ 大：原脱，据陈本补。

庭，历曲差、五处、承光、通天，乃自通天斜行，左右交于顶上督经于百会耳。所谓手、足三阳会于此穴者，乃以足太阳为一身之巨阳，其行于周身，皆通①于手、足三阳相会之络，太阳既会百会，即有手、足三阳统会相通之义。若手、足三阳真有络有经，有别至于此穴，则古经未载也。又按督脉既通一身之阳，而此穴又为督脉聚阳之所。凡头上之病，无所不治，而气病独为要穴。

督之本病：头风，中风语言謇涩，口噤不开，偏风半身不遂，心烦闷，惊悸健忘，忘前失后，心神恍惚，无心力，痎疟，脱肛，风痫，青风心风，角弓反张，羊鸣多哭，语言不择，登时即死，吐沫，汗出而呕，饮酒面赤，脑重目眩，食无味。

注：以上如心神恍惚、无心力，此心经症也，何以责督脉？盖心为身之中，督亦为身之中，此穴为头之中，乃气有余而血不足之症，取此穴以散气，而配不足之血。余俱督经本症，应责此穴。

督经第二十穴前顶

穴在囟会后一寸半骨间陷中。《铜人》：针一分，灸三壮至七壮。《素》注：针四分。《神农》：治小儿急、慢惊风，可灸三壮，炷如小麦。

注：百会为顶，此穴在百会之前，故曰前顶。

督之本病：小儿惊痫瘈疭，发即无时，头风目眩，鼻多清涕，顶②肿痛，面赤肿。

注：以上皆督经之③症也，取此穴宜也。

---

① 通：原作"再"，据陈本改。

② 顶：原脱，据《针灸大成·督脉经穴主治》补。

③ 经之：原脱，据陈本补。

督之脾病：水肿。

注： 水肿而责此穴者，孔开于上，而水泄于下之义。

督经第二十一穴囟会

穴在上星后一寸陷中，《铜人》：灸二七壮[1]，初灸不痛，病去即痛，痛乃止灸。若是鼻塞，灸至四日渐退，七日顿愈。针二分，留三呼，得气即泄，八岁以下不可针，缘囟门未合，恐伤其骨，令人失音[2]。《素》注：针四分。《神农》：治头风疼痛，可灸三壮，小儿急、慢惊风，灸三壮，炷如小麦。

注： 囟会者，乃人之囟门，以与督脉会，故曰囟会。针固不宜深，灸亦不宜多，灸多恐火气入脑也。

督之本病： 脑虚冷，饮酒过多，脑痛如破，衄血面赤，暴肿，头皮肿，生白屑风，头眩颜青，目眩，鼻塞不闻香臭，惊悸，目上戴不识人。

注： 前症皆督经本症，责此穴固宜。

督经第二十二穴上星（一名神堂）

穴在神庭后入发际一寸陷中，容豆。《素》注：针三分，留六呼，灸五壮。以细三棱针，宣泄诸阳热气，不令上冲头目。

注： 此穴在额之最高处陷中如豆大，如星以悬于天者然，故曰上星。不宜多灸，恐拔气上，令目不明。

督之本病： 面赤肿，头风头皮肿，面虚，鼻中瘜肉，鼻塞头痛，目眩目睛痛，不能远视，口鼻出血不止，痃疟振寒，热病汗不出[3]。

---

① 二七壮：《铜人》作"三壮至七七壮"。

② 失音：《铜人》作"天"。

③ 出：原作"止"，据陈本、《针灸大成·督脉经穴主治》及此后文例改。

注：头鼻面目诸病，皆督经本病也，应责此穴。痎疟乃寒热交作之症也，而振寒不已，取此穴以宣久郁之阳。热病汗不出，乃五十九刺之一也。

督经第二十三穴神庭

穴在直鼻上入发际五分，足太阳、督脉之会。《素》注：灸三壮。《铜人》：灸二七壮，止七七壮。禁针，针则令人发狂，目失精。岐伯曰：凡欲疗风，勿令灸多。缘风性轻，多即受伤，惟宜灸七壮，至三七壮止。张子和曰：目肿目翳，针神庭、上星、囟会、前顶，翳者可使立退，肿者可使立消。

思莲子议曰：神庭者，额之上乃人神所游之所，而此穴乃其庭也[①]。

督之本病：登高而歌，弃衣而走，角弓反张，吐舌癫疾，风痫，目上视不识人，头风目眩，鼻出清涕不止，惊悸不得安寝，呕吐烦满。

注：以上皆督经本症，应责此穴。

督经第二十四穴素髎（一名面正[②]）

穴在鼻柱上端准头，此穴诸书缺治。《外台》：针一分，不宜灸。《素》注：针三分。

注：素者，始也；顺也，洁也。人之生也先鼻，有始之义焉，自山根而下，至此而止，有顺之义也，穴在面中最高处，有洁之义焉，故曰素髎。

督之脾[③]症：鼻中瘜肉不消，多涕生疮，鼻窒喘息不利，鼻

---

① 思莲子议曰……其庭也：此段文字原脱，据陈本补。
② 正：原作"赤"，据陈本与《针灸大成·督脉经穴主治》改。
③ 脾：陈本作"本"。

喝僻，衄衊。

注：前症皆鼻病有余之症，故宜取此穴以泄之。

督经第二十五穴水沟（一名人中）

穴在鼻柱下沟中央，近鼻孔陷中，督脉、手、足阳明之会。《素》注：针三分，留六呼，灸三壮。《铜人》：针四分，留五呼，得气即泄，灸不及针，日灸三壮。《明堂》：日灸三壮至二百壮。《下经》：灸五壮。

注：穴名水沟者，以其形有水沟之象，而治水病者，必取此穴以出水，故名水沟以志之。一名人中者，盖人身之窍，三偶在此穴之上，三奇在此穴之下，合为泰卦，而此穴在其中，故曰人中。足阳明胃自鼻上下行环唇者，交于此地，手阳明自下齿缝中，复出挟两口吻上行，交于人中之内，而督脉自上下行者，从两阳明相交之处而过之，故为手、足阳明、督脉之会也。

督之本病：癫痫，语不识尊卑，乍哭乍笑，中风口噤，牙关不开，卒中恶鬼击，喘渴，目不可视，口喝僻。

注：诸风邪病，上取百会，下取人中，维俱督经之穴，而百会乃太阳会督之所，人中乃阳明会督之所，两经皆血气有余之经，与督会则阳愈盛，故取此穴以泄之。

督之脾病：消渴，饮水无度，水气遍身肿，面肿唇动，状如虫行，黄疸，马黄瘟疫，遍身黄。

注：以上皆胃病也，脾弱不能运水下行膀胱，遂溢于四肢而上行及面，二阳明皆会此穴，故取此穴以泄水。灸三艾炷，如小雀矢大，灸不及针，水症面肿，针此穴，出水尽即愈。黄症皆由湿热所致，泄此穴以去胃中之湿热。瘟疫亦胃中有毒邪，泄此穴以解胃中之毒。

督经第二十六穴**兑端**

穴在唇上端。《铜人》：针二分，灸三壮，炷如麦大。

注：兑者，口也。穴在唇正中之端，故曰兑端。

督之本病：癫疾吐沫，鼻塞痰涎，口噤鼓颔，唇吻强，齿龈痛，衄血不止。

注：以上皆督经受邪之本症，宜泄此穴。

督之心病：小便黄，舌干消渴。

注：以上皆心火之炽也，唇为脾经所司，乃泄其子，以衰其母之义。

督经第二十七穴**龈交**

穴在唇内齿上龈缝中，任经、督经、足阳明胃经之会。《铜人》：针三分，灸三壮。

注：龈者，齿根也，为三阳交会之所，故曰龈交。

督之本病：额颏中痛，头项强，鼻中瘜肉蚀疮，鼻塞不利。

注：以上症皆督经之在此穴上者，取下穴以泄之，且为督经之尽穴，一泄而督经之火尽泄。

督之肝病：内眦赤痒痛，生白翳。

注：此虽目病也，而足阳明经亦会于睛明，故取此穴泄之。

督之胃病：牙疳肿痛，面赤心烦，马黄黄疸，寒暑[①]瘟疫，小儿面疮，癣久不除，点烙亦佳。

注：以上皆胃经之症也。牙者，胃之经所行也，面亦胃经所行也。马黄黄疸，皆胃有湿热也；寒暑瘟疫，胃有毒也，小儿面疮，胃经行于面，有风热也，故取此穴。

---

① 暑：原作"热"，据陈本、《针灸大成·督脉经穴主治》及此后文例改。

奇穴

脊背五穴

《千金翼》云：治大人癫疾，小儿惊痫，灸背第二椎上，及下穷骨尖两处，再以绳度量上下，中折复量至脊骨上点记之，共三处毕，复断此绳，取其半者为三折，而参合如乙^①字，以上角对中央一穴，下二角正挟脊两边，同灸之，凡五处也，各百壮。

迴气

在脊穷骨上，赤白肉下，主五痔便血失屎，灸百壮。《千金翼》云：灸穷骨，惟多为佳。又治赤白下痢，灸穷骨头百壮，多多为佳。又云：灸尾翠骨七壮，治脱肛，神良。《千金》作龟尾，即穷骨也。《甲乙经》云：腰痛上寒，实则脊强，此穴主之。又云：癫疾发如狂者，面皮厚敦敦不治，虚则头重，洞泄淋癃，大小便难，腰尻重难起，此穴主之。又云：小儿惊痫瘛疭，脊强互相引，此穴主之。

十七椎穴

《千金翼》云：转胞腰痛，灸十七椎^②五十壮。

下极俞

《千金翼》云：十五椎名下极俞，主腹中疾，腰痛膀胱寒，

---

① 乙：《千金翼》卷二十七作"厶"。
② 椎：原作"壮"，据陈本与《千金翼》卷二十七改。

澼饮注下①，灸随年壮。

中枢

此穴在第十椎节下间，俯而取之。此穴诸书皆失之，惟气府论督脉下王氏注中有此穴。及考之《气穴论》曰：背与心相控而痛，所治天突与十椎者，其穴即此。刺五分，禁灸，灸之令人腰痛伛偻。

后神聪

去百会一寸，主治中风风痫，灸三壮。

前神聪

去前顶五分，自神庭至此穴共四寸，主治中风风痫，灸三壮。

印堂

在两眉中间。《神农经》云：治小儿急、慢惊风，可灸三壮，艾炷如小麦②。

鼻交頞中

《千金翼》云：主治癫风，角弓反张，羊鸣，大风青风，面风如虫行，卒风多唾，健忘，心中愦愦，口噤，卒倒不识人，黄疸急黄，此穴皆主之。针入六分，得气即泄，留三呼，泄五吸，亦③宜灸，然不及针。慎忌酒、面、生冷、醋、猪肉、鱼、蒜、

---

① 澼饮注下：原作"饮澼注"，据《千金翼》卷二十七改。

② 艾炷如小麦：原脱，据陈本补。

③ 亦：原作"不"，据陈本与《千金翼》卷二十六改。

荍麦①、浆水。

《神农经》云：治小儿急、慢惊风，可灸三壮，炷如小麦②。

《千金》云：此穴为鬼市③，治百邪癫狂。此当第一次下针，凡人中恶邪，先掐鼻下是也。鬼击卒死者，须即灸之。

任经总论

思莲子曰：此脉为阴脉之海，以人之脉络，周流于诸阴之分者，譬犹水也，而任脉则为之总会，故名曰阴脉之海焉。其始行也，同督、冲二脉，出自小腹之内，至两阴中间，穴名会阴之处分，遂分三歧，督上行脊里，冲上行本经之两旁，本经遂中上行，而外循本经横骨上毛际陷中曲骨穴，上毛际至本经之脐下四寸，膀胱募之中极穴，至此处则同足厥阴肝经、足太阴脾经、足少阴肾经并行于腹之里，至本经绕下三寸关元穴，而与足三阴经俱会于此穴。又上历本经脐下二寸，三焦募之石门穴，又上行脐下一寸半，男子生气之海，名气海穴。又上行会足少阴④、冲脉于脐下一寸，当膀胱上际，亦为三焦募之阴交穴，又上循脐中本经之神阙穴，遂过脐而上行脐上一寸，小肠下口，本经之水分穴，又上行会足太阴于本经之脐上二寸之下脘穴，又历本经脐上三寸之建里穴，遂会手太阳小肠经、手少阳三焦经、足阳明胃经于脐上四寸，胃之募，本经之中脘穴，又上过脐上五寸，本经之上脘

---

① 荍麦：《千金翼》卷二十六作"荞麦"。二者同物异名，《本草纲目·荞麦》："荞麦之茎，弱而翘然，易长易收，磨面如麦，故曰荞。曰荍，而与麦同名也。"

② 《神农经》云……炷如小麦：此与前印堂穴下文重出，疑衍。

③ 鬼市：详《千金》卷十四、《千金翼》卷二十六第一次下针均名曰"鬼宫"，又名"鬼客厅"，第八针承浆，曰"鬼市"。

④ 少阴："少"，原脱，据陈本补。"阴"，原作"阳"，据陈本与此后文例改。

穴，又上行本经鸠尾穴下一寸，本经心之募巨阙穴，遂过心前，蔽骨下五分之鸠尾穴，遂入胸，过本经膻中[①]下一寸六分陷中，本经之中庭穴，又上过本经横直两乳之膻中穴，自此而上一寸六分，为本经之玉堂穴，再一寸六分，为本经之紫宫穴，再上[②]一寸六分，为本经之华盖穴，其上再一寸六分，为本经之璇玑穴，再一寸六分，为本经之天突穴，遂离胸而上喉咙，会阴维于结喉下四寸宛宛中之天突穴，又过结喉，而上舌中央之廉泉穴，遂上颐，与手阳明大肠、足阳明胃并督脉，会于唇下之承浆穴，遂环唇上至下齿龈交，复出分行[③]，循面系两目之下，中央七分，直瞳子陷中，至足阳明胃经两承泣而终。其别络曰尾翳，即前本经之膏之原鸠尾穴，下散于腹。实则腹皮痛，虚则瘙痒。任脉之为病也，男子内结七疝，女子带下瘕聚。女子二七而天癸至，太冲脉盛，月事以时下，七七任脉虚，太冲脉衰，天癸竭，地道不通，故形坏而无子。又上气有音者，治其缺盆中，谓天突穴也，乃阴维、任脉之会。刺一寸，灸三壮。然一寸则太深矣，五分可也。若其脉之见于寸口，如紧细实长至关者，任脉也，此脉若见，则苦小腹绕脐，下引横骨中切痛，取本经关元穴治之。又如见寸口边横丸丸者，亦任脉也，此脉如见则苦腹中有气，如指上抢心，不得俯仰拘急。任之病，脉两见于寸口者，一为紧细直，实长至关，一为寸口横丸丸，盖此两脉为任之病脉。任为十二经之海，此经之脉见，则十二经不复朝于寸口，而单见此脉，则知任经之为病也。其取穴之法也，脐之上下，皆以脐计。自会阴、曲骨穴而上，脐下四寸为中极，脐下三寸为关元，脐下二寸为石门，脐下一寸五分为气海，脐下一寸为阴交，脐之中为神阙，脐上一寸

---

① 中：原脱，据陈本补。

② 上：原作"以下"，据陈本改。

③ 行：原作"形"，据陈本改。

为水分，脐上二寸为下脘，脐上三寸为建里，脐上四寸为中脘，脐上五寸为上脘，脐上五寸六分为巨阙，鸠尾则蔽骨下五分焉。胸中之穴，则以膻中计，以膻中与两乳横直也，膻中下一寸六分为中庭，膻中之上一寸六分为玉堂，膻中上三寸二分为紫宫，膻中上四寸八分为华盖，膻中上六寸四分为璇玑，璇玑上一寸为天突，而胸之穴终①矣。天突在结喉下四寸，廉泉则在颐之下尖骨之中，承浆则在颐之前，唇棱之下宛宛中，此任脉取穴法也，由下而上，以本经自下而上，为腹之中行故也。凡二十四穴，脐下除会阴共五穴，脐上除神阙共六穴，胸上除鸠尾共七穴，项上二穴，唇下一穴。

任经第一穴会阴（一名屏翳）

穴在两阴间，任、督、冲三脉所起，督由会阴而行背，冲由会阴而行上下，在腹在股之足②少阴经，任则由会阴而上行腹之中行。《铜人》：灸三壮。指微：禁针。非卒死溺死者不可针。

注：穴名会阴者，以其处在二阴之间，又为冲、任、督相会之所，故曰会阴。禁针者，以此处乃大小便所行之处，恐针伤孔道也。

任之肾病：阴汗，阴头痛，女子阴中诸症，前后相引痛，不得大小便，男子阴端寒冲心，窍中热，皮痛，谷道瘙痒，久痔相通，女子经水不通，阴门肿痛，卒死者，针③一寸补之④。溺死者，令人倒拖出水，针此穴溺屎出则活，余不可针。

注：此穴所治，皆前后二阴之症，以穴在二便之间也。卒死

---

① 终：原作"中"，据陈本改。

② 足：原作"中"，据陈本改。

③ 针：此上原有"补一"二字，据陈本删。

④ 补之：原脱，据陈本补。

者补之，补其气使上通也。溺死者补之，亦使其气通，大小便出则水行矣，而其要犹在倒拖出水。

任经第二穴曲骨

穴在横骨上，中极下一寸，毛际陷中，动脉应手，乃足厥阴肝经[①]环阴器，与任脉相会之所。《铜人》：灸七壮至七七壮，针二寸。《素》注：针六分，留七呼。又云：针一寸。《千金》云：水肿胀，灸百壮。

注： 中行自鸠尾，竖悬于上，此穴横置骨于上中行之中，余无骨焉。曰曲者，其形弯曲非直也。

任之肾病： 五脏虚弱，失精，虚乏冷极，小腹胀满，小便淋涩不通，癫疝小腹痛，妇人赤白带下。

注： 虚冷者补之灸之，余症俱宜泄之，所治诸症，皆其部分。小腹胀满，气滞也，宜泄其气。小便不通，亦宜泄以通其气。癫疝乃肝病也，此穴正肝经相会之地，故取此穴。

任经第三穴中极（一名玉泉。一名气原）

穴在关元下一寸，脐下四寸，膀胱之募，足三阴、任脉之会。《铜人》：针八分，留十呼，得气即泄，灸百壮至三百壮。《明堂》：灸不及针，日三七壮。《下经》：灸五壮。

注： 此穴一名玉泉，一名气原，一名中极。名玉泉者，以为膀胱募也；玉泉者，为水而言也。名气原者，为生气之原也。名中极者，中指任脉在腹之中也。极者，自承浆而下，此为极处也。又自下而上，曲骨犹在骨，此则初入腹之第一穴也，故曰中极。合三名而参之，而此穴命名之义始全。

[①] 经：原脱，据陈本补。

任之任病：冷气积聚，时上冲心，腹中热，脐下结块，奔豚抢心，阴汗水肿，阳气虚惫，小便频数，失精绝子，妇人疝瘕，产后恶露不下①，胎衣不下，月事不调，血结成块，子门肿痛不端，小腹苦寒，阴痒而热，阴痛，恍惚尸厥，饥不能食，临经行房，羸瘦寒热，转胞不得溺，妇人断绪，四度针即有子。

注：其所治男子妇人病，皆其本经所行脐下部分应有之症。寒者灸之补之，结者针之泄之，皆正治也。惟恍惚尸厥、饥不能食之症，乃下元虚极而有是症，除针之补之，续灸三百壮外，还宜用药补之可也。妇人断绪者，无子也，针四度即有子，调其下焦不足之气也。

任经第四穴关元（一名次门。一名下纪。又名三结交②）

穴在脐下三寸，小肠之募，足三阴并足阳明胃与任脉之会。《素》注：针一寸二分，留七呼，灸七壮。又云：针二寸《铜人》：针八分，留三呼，泄五吸，灸百壮，止三百壮。《明堂》：孕妇禁针。若针而落胎，胎多不出，针外足太阳经昆仑穴立出。

注：足三阴上行入腹者，必会于此处，有关之象焉，以任脉在中，而三阴共会之，有元之义焉，故曰关元。又曰下纪，乃纲纪诸脉于脐之下者也。又名三结③交，三结交者，阳明胃、太阴脾也，言三经俱会于此，故谓三结交。所治病身有所伤，血出多及中风寒。若有所堕坠，四肢懈惰不收，名曰体倦之病也。

任之任病：积冷虚乏，脐下绞痛，流入阴中，发作无时，冷气结块痛，寒气入腹痛，失精白浊，溺血七疝，转胞闭塞，小便

---

① 下：陈本作"行"。

② 又名三结交：原脱，据陈本与此后注文补。

③ 结：原作"阴"，据陈本与后文义改。

不通，黄赤劳热，石淋五淋，泄利，奔豚抢心，脐下结血，状如覆杯，妇人带下，月经不通，绝嗣不生，胞门闭塞，胎漏下血，产后恶露不止。

注： 任之所主者血也，血病责此穴者，以此穴为足三阴所聚，皆主血者，故男子妇人血责也，按其寒热而补泄之。

又： 主风虚头眩①。

注： 此症亦责此穴者，风行于上，而泄之在下故也。

任经第五穴石门（一名命门。一名精露。一名丹田。一名利机）

穴在脐下二寸，三焦募也。《铜人》：灸二七壮，止一百壮。《甲乙》：针八分，留三呼，得气即泄。《千金》：针五分。《下经》：灸七壮。《素》注：针六分，留七呼。妇人禁灸，犯之绝子。

注： 此穴一名利机，一名精露，一名丹田，一名命门，乃三焦之募。此穴部分，在脐下仅二寸，故以丹田名之，乃人身最要之地，故又以命门名之。其曰利机、曰精露者，皆言其下为总筋，乃一身②机关发动之本，而精之下出者，于此已为露。此穴之贵要如此，故命曰石门，着其禁也，甚言此穴之不可轻针也。至妇人犯之绝子，的有至验，不可忽也。

任之任病： 伤寒，小便不利，泄利不禁，小腹绞痛，阴囊入腹，奔豚抢心，腹皮坚硬，卒疝绕脐，气淋血淋，小便黄，小腹皮敦敦然气满，妇人因产后恶露不止，结成块，崩中漏下。

注： 小便、阴囊，小腹绞痛，奔豚绕脐，卒疝，皆本经所应部分之病，故责之。气淋、血淋、小便黄亦宜责之者，亦本经本穴所过之部分也。

---

① 风虚头眩：陈本与《针灸大成·任脉经穴主治》并作"风眩头痛"。
② 身：原作"本"，据陈本改。

水肿水气行皮肤，呕吐血，不食谷，谷不化。

注：水气行皮肤，而责此穴者，泄之在下，使水归膀胱也。呕吐血，胃病也，有火而后有此病，宜责此穴以降上焦之火。食谷者胃也，化谷者脾也，下焦之火不上，而寒为之不化，宜补此穴以温之，使胃暖而食化。

任经第六穴气海（一名脖胦。一名下肓）

穴在脐下一寸半宛宛中，男子生气之海。《铜人》：针八分，得气即泄，泄后宜补之，灸百壮。《明堂》：灸七壮。

注：此穴虽为男子生气之海，抑妇人之气别有所生乎？当为人身生气之海，人身之气生于此穴，而会于膻中，概男女而通言之也。

任之任病：一切气疾久不瘥，肌体羸瘦，四肢力弱，冷病①面赤，脏虚气惫，真气不足，伤寒饮水过多，腹肿胀，气喘心下痛，奔豚七疝，小肠膀胱肾余，癥瘕结块状如覆杯，腹暴胀按之不下，脐下冷气痛，中恶脱阳欲死，阴症卵缩，四肢厥冷，大便不通，小便赤，卒心痛，妇人临经行房，羸瘦，崩中，赤白带下，月事不调，产后恶露不止，绕脐疠痛，闪着腰痛，小儿遗溺。

注：下利、昏仆目上视，便注汗泄脉大，此阳暴脱，当灸此穴。按任之为脉，所主者血也，而血中不能无气，此穴为气海，其所主者，又为一身之气，病如日久，气疾不瘥者责之。脏虚气惫者，亦责之。伤寒饮水过多，水渍于下，不入②膀胱者，亦责之。奔豚抢心，气也；腹暴胀，气也；七疝，亦气也。结块虽为血，气滞而后血凝焉。阳暴脱亦气也，卵缩亦气也。大便不通，

---

① 病：原作"气"，据陈本与《针灸大成·任脉经穴主治》改。

② 入：原作"能"，据陈本补。

气滞也；小便赤，气热也，卒心痛，亦气也。无不责此穴者，总以此穴所主者气症耳。

任经第七穴阴交（一名少关。一名横户）

穴在脐下一寸，当膀胱上际，三焦之募，任脉、足少阴肾脉、冲脉之会。《铜人》：针八分，得气即泄，泄后宜补，灸百壮。《明堂》：灸不及针，日三七壮，止百壮。《神农》：治脐下冷痛，可灸二十一壮。

注：穴名阴交者，以足少阴同冲脉自下而上，共会于此处，故曰阴交。脐上下任经之穴，有两三焦募也，石门既为三焦募于下，而此穴又为三焦募于上。三焦为上下中主气之经，而其募则结于任主血[①]之经，而气血相关纽者如是。

任之任病：奔豚上腹，气痛如刀搅，腹膜坚痛，下引阴中，不得小便，两丸骞疝痛，阴汗湿痒，腰膝拘挛，脐下热，妇人血崩，月事不绝，带下，产后恶露不止，绕脐冷痛，绝子阴瘅[②]，小儿囟陷，鬼击鼻出血。

注：所治奔豚小腹痛，皆本经过脐下之正病，内属膀胱，其治小便不利，乃行气也。脐下热，当泄之。腰膝拘挛，气之滞也，亦当泄之。阴汗，阴瘅、两丸骞疝，乃任经之正通前阴而下之横骨穴，正肝经环阴之处，固宜灸以通其滞而散其寒。所治妇人月事诸病，按其寒热而补泄之，多以灸为宜。小儿囟陷，宜灸以升其下陷之气。鬼击鼻出血，则无理以解之，其以穴名阴交，乃阴气之所聚，为招鬼之所欤，鬼击何以知。止鼻出血，而取此穴，想有验者，必非无稽之谈也。

---

① 主血：原作"血主"，据陈本乙转。

② 瘅：《针灸大成·任脉经穴主治》作"痒"。

任经第八穴神阙（一名气舍）

穴在当脐中。《素》注：禁针。针之使人恶疮发溃后，屎^①出者死。《铜人》：灸百壮。《千金》：纳盐脐中，灸三壮，治淋漓。又云：凡霍乱，纳盐脐中，灸二七壮，并治胀满。

注：此穴一名气舍，乃腹之中上下气所舍之地。名神阙者，以任脉上直乎心，心之所藏者神，此穴有隙焉，如王者宫门之有阙，故曰神阙，决不可针者也。

任之任病：腹中虚冷，脏腑泄利不止。

注：此症乃腹寒也，宜灸温之。

又，水肿鼓胀，肠鸣状如流水声。

注：此症乃脾虚不能运水抵膀胱，而止在肠中作声，亦宜灸以温之。

又，中风不省人事，风痫角弓反张。

注：两症皆气为痰滞，上下闭塞，前后气血反乱，宜灸百壮，以温其气，而助其正。

任经第九穴水分（一名分水。一名中守）

穴在下脘下一寸，脐上一寸，正当小肠下口。《素》注：针一寸。《铜人》：针八分，留三呼，泄五吸，水病禁针，针之水尽则死。《明堂》：水病灸七七壮，止四百壮，针三分，留三呼。《资生》云：不针为是。

注：此穴当小肠下口，小肠为受盛之官，至是而始泌别清浊，水液入膀胱，滓渣入大肠，故曰水分。

任之任病：水病腹坚肿如鼓，肠胃虚胀，绕脐痛冲心，腰脊

---

① 屎：原作"尿"，据《素问·气穴论》王注与《针灸大成·督脉经穴主治》改。

急强，肠鸣状如雷声，上冲心，鬼击鼻出血，小儿囟陷。

注：水不能入膀胱，故腹为之坚，宜灸以通其气，令其仍入膀胱，由小便而出，此洁净府之正治也。如针之自外出，则水终不入膀胱，而水犹然汛溢于周身则危矣，所以禁针。审之肠胃虚胀而非水，及肠鸣如雷上冲心，的确[1]是气，乃针此以泄肠胃之滞气。鬼击鼻出血，脐下取阴交，脐上取水分之义，终不可解。鼻出血而取阳明经，此穴在胃之下，取之以降逆上之气，此可理解者，但鬼击则无着耳。小儿囟陷，灸之使气上行。

任经第十穴下脘

穴在建里下一寸，脐上二寸，当胃下口，小肠上口，水谷于是入焉，足太阴、任脉之会。《铜人》：针八分，留三呼，泄五吸，灸二[2]七壮，止二百壮。

注：胃有三脘，此穴正当其内下脘，纡曲于肠之下，上小而中大，下脘仍微小于中，下口则愈小，以交于小肠，水谷至此，已为脾之真火磨化已融，方下入小肠，而分清浊，故曰下脘。

任之任病：脐下厥气动坚硬，痞块连脐上厥气动，日渐羸瘦，胃胀羸瘦腹痛，六腑之气寒，谷不转化，不嗜食，脉厥动，翻胃。

注：脘中气滞，遂有脐上动气、脐下动气之症，胃胀亦气也，皆宜泄之，以舒其气。六腑之气寒，谷不转化，宜灸以温之。翻胃乃气上逆也，宜泄其气。

任经第十一穴建里

穴在中脘下一寸，脐上三寸。《铜人》：针五分，留十呼，灸

---

① 确：原脱，据陈本补。
② 二：《铜人》作"七"。

五壮。《明堂》：针一寸二分。《千金》：主肠鸣霍乱腹胀，可刺八分，泄五吸，疾出针，日灸二七壮至百壮。

注：里者，土也；建者，厚之之意。以内所当者，正在胃中脘之下，恐其弱也，故命曰建里。

任之任病：腹胀身重，心痛上气，肠中冷，呕逆不嗜食。

注：以上病，皆气滞症也，宜泄以通其气。

任经第十二穴中脘（一名太仓。一名胃脘。一名上纪）

穴在上脘下一寸，脐上四寸，居心蔽骨与脐之中，手太阳小肠、手少阳三焦、足阳明胃经与任脉之会。《铜人》：针八分，留七呼，泄五吸，疾出针，灸二七壮，止二[①]百壮。《明堂》：灸二七壮，止四百壮。《素》注：针一[②]寸二分，灸七壮。

注：上纪者，中脘也，胃之募也。《难经》云：腑会中脘。腑病治此穴。盖六腑以胃为本，而胃又以中脘为要，故曰上纪，乃纲纪诸脉于脐之上者也。东垣曰：气在于肠胃者，取之足太阴、阳明不下，取胃之三里、肝之章门、任之中脘。又曰：胃虚而致太阴无所禀者，于足阳明募穴中引导之。据此则知此穴所主皆胃病也。穴正在任之中行，而实为在内胃之中脘，乃胃气所结之地，故曰胃募。

任之胃病：五膈，喘息不止，腹暴胀。

注：此症乃胃气滞而不下，故取此穴，以降胃气。

中恶脾痛，饮食不进，翻胃。

注：此症乃胃有寒邪，宜灸以温之。

赤白痢，寒澼。

---

① 二：《铜人》作"一"。

② 一：原脱，据陈本与《素问·气穴论》王注与《针灸大成·任脉经穴主治》补。

注：此症，胃有积滞，宜灸以温之。

气心痛，伏梁，心下如覆杯，心下膨胀，面色痿黄。

注：胃中气滞也，而后有积，积久而后面色黄，宜针以散之，灸以温之。

天行伤寒，热不已。

注：此症乃邪在阳明经也，宜针以泄其邪热。

温疟，先腹痛先泄。

注：此症乃胃有热，宜泄以去热。

霍乱，泄出不知，饮食不化。

注：此气乱于胃所致，宜泄此穴，以正其乱气。

心痛身寒，不可俯仰，气发噎。

注：二症皆胃有寒气所致，宜灸以温之。

任经第十三穴上脘

穴在巨阙下一[①]寸半，脐上五寸，上脘、中脘属胃络脾，足阳明胃、手太阳、任脉之会。《铜人》：针八分，先补后泄，风痈热病[②]，先泄后补，立愈。日灸二七壮至百壮，未愈倍之。《明下》：灸三壮。

注：此穴在内为饮食初入于胃之所，故曰上脘。

任之任病：腹中雷鸣相逐，食不化，腹疠刺痛。

注：前症乃胃之气不和，宜针泄其气，而后灸以温之。

霍乱吐利腹痛。

注：上症且吐且利，而腹为之痛，胃中之气乱也，亦宜针以泄而灸以温之。

身热汗不出。

---

① 一：原脱，据陈本补。
② 病：原脱，据《铜人》补。

注： 上症乃身以前热，阳明经之邪也，宜泄其邪而汗自出。

翻胃呕吐，食不下。

注： 前症乃胃之气上逆也，宜泄以散其上逆之气。

腹胀气满。

注： 上症乃胃气逆也，宜泄此穴，以散其上逆之气。

心忪惊悸，时呕血痰，多涎沫。

注： 胃有疾则心为惊悸，呕血痰者，胃中有郁血也，宜泄此穴以散之。

奔豚伏梁，卒心痛。

注： 奔豚者，气积也；伏梁者，心积也。素无心痛而暴痛者，谓之卒心痛，非冷即热，或痰或气所致，皆宜泄此穴。

风痫热病，五毒痉①不能食。

注： 痰积胃中而上膈，遂为痫，宜泄此穴以降之。五毒痉②，皆胃有痰也，并宜泄之。

马黄黄疸。

注： 胃有湿热而黄生焉，泄此穴以去其湿热之气。

积聚坚大如盘。

注： 此乃胃有积也，宜泄此穴，以破其积。

虚劳吐血。

注： 此症乃郁血积胃也，宜针以散之。

任经第十四穴巨阙

穴在鸠尾下一寸，脐上六寸五分，心之募。《铜人》：针六分，留七呼，得气即泄，灸七壮，止七七壮。《神农》：治心腹积气，可灸十四壮。又治小儿诸痫病，如口秽吐沫，可灸三壮，艾炷如

---

① 痉：原作"痔"，据文义与《针灸大成·任脉经穴主治》改。

② 痉：同上。

小麦。

注： 穴名巨阙者，心为一身之主，在乎上之内，此穴在胸之下，两胁在其旁，有阙象焉，故曰巨阙。巨者，大也，尊称也。心募者，心之气结于此也。

任之心病： 数种心痛冷痛，蛔虫痛，蛊毒猫鬼，胸中痰饮，先心痛先吐，惊悸伤寒，烦心喜呕，发狂，五脏气相干，卒心痛，尸厥，妊娠子上冲心。

注： 前症皆气之干于心者，故取此穴。冷痛宜灸以温之。蛔虫痛宜针以止之。蛊毒宜针。猫鬼，心气之虚，为邪所干也，宜灸之。胸中痰饮、先心痛先吐者，乃痰逆于上也，宜针以泄之，灸以温之。惊悸亦心气之虚也，宜灸以补之。伤寒，邪入于肺而心为烦，宜泄此穴。五脏气相干，卒心痛，亦宜泄此穴。尸厥，心气不达于肢体也，宜针此穴以通之。

任之肺病： 胸满短气，背痛胸痛，痞寒，咳嗽烦热，膈中不利。

注： 此皆胃之气上逆，而干于肺也，宜泄此穴，以降其逆上之气。

任之胃病： 霍乱不识人，腹胀暴痛，恍惚不止，吐逆不食，少气腹痛，黄疸急疸[①]，急疫，上气咳逆。

注： 前症皆胃气之乱也，宜泄此穴，以散其乱气。黄疸急疸，湿热郁于胃也，亦宜泄此穴，以散湿热。急疫亦邪气干胃也，亦宜泄此穴。上气咳逆，乃胃气郁也，宜泄此穴以开之。

任之肝病： 狐疝，小腹胀，噫。

注： 肝气郁于下而为疝，然疝乃本经之正症也，任经郁而为疝。小腹之胀噫，皆本经之气不顺也，饱食气满而有声为噫，郁

---

① 疸：原作"黄"，据陈本与《针灸大成·任脉经穴主治》及此后文例改。

在上①者，泄其上以散之。

任经第十五穴鸠尾（一名尾翳。一名𩩲骭）

穴在两歧骨下一寸，脐上七寸五分，脉之别。《铜人》：禁灸，灸之令人少心力。又云：大妙手方针，不然，针取气多令人夭。针三分，留三呼，泄五吸，肥人倍之。《明堂》：灸三壮。《素》注：不可灸刺。

注：穴名鸠尾者，以其骨之下垂如鸠尾也。灸多少心力，针取气多令人夭，《素》禁针灸，确宜遵之。《灵枢》云：膏之原，出于鸠尾。

任之肺病：息贲，噫喘喉鸣，胸满咳呕，喉痹咽肿，水浆不下。

任之心病：癫痫，不择语言，心中气闷，不喜闻人语，咳唾血，心惊悸，精神耗散。

任之肝病：热病偏头痛，引目外眦痛。

任之肾痛：少年房劳、短气少气。

注：以上诸症，虽为本穴所司，然灸多则令人心力少，针取气多则令人夭，虽曰非大妙手不可针，然总不如以他穴代之可也。

任经第十六穴中庭

穴在膻中下一寸六分陷中。《铜人》：灸五壮，针三分。《明堂》：灸三壮。

注：中庭者，为心之庭也，心在内，而此穴为外见之庭，自此穴而上至天突穴，凡七穴皆以一寸六分取之。

---

① 上：陈本作"下"。

任之肺病：胁胸支满，噎塞，食饮不下，呕吐食出，小儿吐奶。

注： 此在胸上，所治者乃胸气塞逆之症，宜泄此穴，散而降之。

任经第十七穴膻中（一名元儿。一名上气海）

穴在玉堂下一寸六分，横量两乳间陷中，仰而取之，足太阴脾、少阴肾、手太阳小肠、少阳三焦与任脉共会之所，灸五壮。《明堂》：灸七壮，止二七壮，禁针。此气之会也，凡上气不下，及气噎、气膈、气痛之类，均宜灸之。

注： 此穴内直心包络，故心之包络，一名膻中，为臣使之官，喜乐出焉。《难经》云：气会膻中，盖指脾、肾、小肠、三焦俱会于此所也，气病治此穴，禁针者，与心近也。

任之肺病：上气气短，咳逆噫气，膈气喉鸣，喘嗽不下气，胸中如塞，心胸痛，风痛咳嗽，肺痈唾脓，呕吐涎沫，妇人乳汁少。

注： 以上皆肺分之病，肺主一身之气，气病亦责此穴，惟用灸为宜。

任经第十八穴玉堂（一名玉英）

穴在紫宫下一寸六分陷中。《铜人》：灸五壮，针三分。

注： 玉堂者，心之堂也，心在内，而此其堂也。

任之肺病：胸膺疼痛心烦，咳逆上气，胸满不得息，喘急呕吐寒痰。

注： 此穴与肺近，故所治皆肺有逆气之症。

任经第十九穴紫宫

穴在华盖下一寸六分，仰而取之。《铜人》：灸五壮，针三分。

《明堂》：灸七壮。

注：紫宫者，紫微之宫也，心正在内，此穴为宫。

任之肺病：胸胁支满，胸膺骨痛，饮食不下，呕逆上气，烦心咳逆，吐血，唾如白胶。

注：前症皆肺病也，任之经至此，而肺有郁所生诸疾，皆取此穴治之。

任经第二十穴华盖

穴在璇玑下一寸六分，仰而取之。《铜人》：针三分，灸五壮。《明堂》：灸三壮。

注：此穴则在心之上，故为华盖，如盖之覆乎人顶也。

任之肺病：喘急上气，咳逆咳嗽，喉痹咽肿，水浆不下，胸胁支满痛。

注：以上皆肺病，此穴在心上，正抵肺，故肺病皆取之。

任经第二十一穴璇玑

穴在天突下一寸六分陷中，仰头取之。《铜人》：针三分，灸五壮。

注：璇玑者，乃紫微垣之星，在华盖之上，此穴亦在华盖之上，故名。

任之肺病：胸胁支满痛，咳逆上气，喉鸣喘不能言，喉痹咽痛，水浆不下。

注：此穴当肺系之上，肺有气郁之症，取之以泄其有余之气。

任之胃病：胃中有积。

注：胃中有积亦取之，胃之脘当在肺系之后，取之则觉远矣。

任经第二十二穴天突（一名天瞿。一名玉户）

穴在颈结喉下四寸宛宛中，阴维、任脉之会。《铜人》：针五分，留三呼，得气即泄，灸亦得，不及针。若下针当直下，不得前[1]。低手即泄五脏之气，伤人短寿。《明堂》：灸五壮，针一分。《素》注：针一寸，留七呼，灸五壮。《神农》：治咳嗽，灸五[2]壮。

注：突犹曲突徒薪[3]之突，乃实而有隙通气之称。天者，言其高处也，任脉入胸穴者在于骨，至此穴乃为空隙之处，而所在又甚高，故名天突。许氏曰：此穴一针四效，凡下针后良久，先脾磨食，觉针动为一效。次针破病根[4]，肠中作声为二效。次觉流入膀胱为三效。然后觉气流入腰后[5]肾堂间为第四效，总言气滞而散之状。

任之肺病：上气咳逆，气暴喘，咽肿咽冷，声破喉中生疮，喉猜猜喀脓血，暗不能言，身寒热颈肿，哮喘，喉中嗡嗡如水鸡声，胸中气梗梗，挟舌下青[6]脉，瘿瘤。

注：前症皆肺有余之症，泄此穴以散肺气。

任之心病：心与背相控而痛。

注：背者，心肺之室也，相控而痛，乃气滞于内也，泄此穴以散其滞气。

任之胃病：面皮热，五噎，黄疸，醋心多唾，呕吐。

---

① 不得前：《铜人》作"横下不得"。

② 五：陈本作"七"。

③ 曲突徒薪：突谓烟囱。曲突徒薪者，用以为防患未然之辞。《汉书·霍光传》："客有过主人者，见其灶直突，傍有积薪，客谓主人更为曲突，远徙其薪，不者，且有火患。"

④ 根：原脱，据陈本补。

⑤ 后，原脱，据陈本补。

⑥ 舌下青：原作"少阴责"，据陈本改。

注： 胃中热则面皮热，宜泄此穴以散胃中之热。噎者，气为痰滞也，泄此穴以通气。黄疸，胃有湿热也，泄此穴以去胃中湿热之气。醋心多唾、呕吐，皆胃有痰也，泄此穴，气散而痰下。

任经第二十三穴廉泉（一名本池。一名舌本）

穴在颈下结喉上中央，仰面取之，阴维、任脉之会。《素》注：低针取之，针一寸，留七呼①。《铜人》：灸三壮，针三分，得气即泄。《明堂》：针二分。

注： 穴名廉泉者，乃舌下生津液之本也，舌下津液，由此而生，乃任脉自下行者，入交于舌之下，而生津液，有泉之象焉。所得不多，非在外之水，乃一身经脉所成。修养者，吞咽之水，即此泉之水也，故曰廉泉。又《内经》云：足少阴舌下。又云：舌下两脉者，廉泉也。此总系任经穴，而实为肾经脉气所发。

任之肺病： 咳嗽上气，喘息呕沫。

注： 此皆肺之有余也，泄此穴以降肺有余之气。

任之心病： 舌下肿难言，舌根缩急不食，舌纵涎出口疮。

注： 以上皆心之热也，泄此穴以退心之热。

任经第二十四穴承浆

穴在唇棱下陷中，开口取之。大肠脉、胃脉、督脉、任脉四脉相会之所。《素》注：针二分，留五呼，灸三壮。《铜人》：灸七壮至七七壮。《明堂》：针三分，得气即泄，留三呼，徐徐引气而出，日灸七壮，过七七壮，停四五日，复灸七七壮。若一向不灸，恐足阳明脉断，其病不愈，停息复灸，令血脉宣通，

---

① 低针取之，针一寸，留七呼：《素问·气府论》与《素问·刺疟论》王注作"刺可入同身寸之三分，留三呼。若灸者，可灸三壮"。

其病立愈。

注： 穴名承浆者，口中饮食所余，而在外者，此穴其承之之地，故曰承浆。乃胃、大肠、督、任四脉相会之所，治病之要穴也。

任之胃病： 偏风半身不遂，口眼㖞斜，面肿消渴，口齿疳蚀生疮，暴喑不能言。

注： 口眼㖞斜，乃受风也。面肿消渴，胃有热也。口齿疳蚀，亦胃有热也。暴喑不能言，热结于舌也。以上俱宜泄此穴，以此穴为手、足阳明、督、任脉相会之地。多灸更妙。

奇穴

羊矢

在会阴旁三寸，股内横纹中，皮肉间有核如羊矢。可刺三分，灸七壮。一传治妇人产后昏迷，不省人事。

肠遗

挟中极旁，相去二寸半。《千金》云：治大便难，灸随年壮。

胞门（子户、气门）

《千金》云：子脏门塞不受精，妊娠不成。若堕胎腹痛，漏胞见赤，灸胞门五十壮，关元左边二寸是也。右边名子户。若胞衣不出，及子死腹中，或腹中积聚，皆针入胞门一寸。又云：胎孕不成，灸气门穴，在关元旁三寸，各五十[①]壮。又：漏胎下血不禁，灸百壮。

---

① 五十：《千金》卷二作"百"。

身交

在小腹下横纹中。《千金翼》云：白崩中，灸小腹横纹当脐孔直下一百壮。及治胞落癫，灸身交五十壮[1]，三报之。又治大小便不通，又治溺床者，可灸七壮。

龙颔

在鸠尾上寸半。《千金翼》云：主心痛冷气，止灸百壮，勿针。

海泉

在舌下中央脉上，主治消渴，针出血。

左金津右玉液

在舌下两旁紫脉上，主治消渴、口疮、舌肿、喉痹，宜用三棱针出血。

鬼封

《千金》云：第十三次下针，在舌头当舌中下缝，刺贯出舌上[2]。仍以一板横口吻，安针头，勿令舌动，名鬼封。

唇里穴

《千金翼》云：唇里正当承浆边各一寸，针三锃，主治马黄黄疸。又十三鬼穴云：此名鬼市，百邪癫狂，当在第八次下针。

---

① 灸身交五十壮：原脱，据《千金翼》卷二十六补。
② 舌上：《千金》卷十四作"血"。

阴维脉

思莲子曰：阴维起于诸阴之交，其脉发于足少阴肾经筑宾穴，在内踝上五寸腨肉之分中，为阴维之郄。上循股内廉，上行入小腹，遂会足太阴脾经、足厥阴肝经、足少阴肾经、足阳明胃经于脾经之府舍穴。此穴在脾经腹结穴下三寸，去腹中行四寸半，脾、肝、肾三经自下而上行，胃经自上而下行，阴维脉亦自下而上行，统会于此穴，入腹络脾肝，结心肺，从胁上至肩。此穴为太阴郄，三阴、阳明之别，既会此四经于此穴，又上腹会足太阴脾经于大横穴，在腹哀下三寸六[1]分。又上行会太阴脾经于腹哀穴，在胆经日月穴下一寸五分。二穴又并去中行四寸半，遂循胸胁会足厥阴肝经于期门穴，乳下一寸五分[2]，遂上胸膈挟咽，与任脉会于结喉下四寸半宛宛中之天突穴。又上行会任脉在结喉上二寸中央之廉泉穴。其所经共七穴，一始肾之筑宾，二会足三阴、足阳明于府舍，三会、四会，独会足太阴之大横、腹哀，五独会足厥阴经于期门，六会、七会任经之天突、廉泉。经之过，皆足三阴、任经之穴，起于肾，过于脾肝，而终于任脉。所行皆阴之营分也，故曰阴维维于阴，阴不能维于阴，则怅然失志，溶溶不能自收持。阴维为病苦心痛，苦心痛者何也？营为阴，阴维受邪，为病在里[3]，故苦心痛。

寸口脉，从少阴斜至厥阴者，是阴维脉部分，其阴不动则阴维无病，如其处脉动，苦癫痫，僵仆羊鸣。又苦僵仆失音，肌肉痹痒，应时自发，汗出恶风，身沉沉然也。取阳白、金门、仆

---

① 六：陈本作"五"。

② 乳下一寸五分：陈本作"巨阙旁四寸五分"。

③ 为病在里：原脱，据陈本补。

参。阳白系胆经穴，在眉上一寸，直瞳子，手、足阳明、少阳、阳维五脉之会。金门系膀胱经穴，在外踝下少后，丘墟后，申脉前，足太阳郄，阳维别属。仆参亦系膀胱经穴，在足跟骨下陷中，拱足取之，阳跷之本。诊得阴维脉沉大而实者，苦胸中痛，胁下支满，心痛，其脉如贯珠者，男子两胁实，腰中痛，女子阴中痛，如有疮状。又阴维脉亦能使人腰痛。《经》云：飞扬之脉，令人腰痛怫怫然，甚则悲以恐。王注曰：此阴维之脉也，去内踝上五寸腨[1]肉分中，并足少阴经而上行者，刺飞扬之脉。在内踝上五寸，少阴之前，与阴维之会筑宾也。此穴乃阴维发脉之始也[2]。

阳维脉

思莲子曰：阳维起于诸阳之会，其脉发于足太阳外踝下、丘墟后、申脉前，足太阳郄，阳维别属于金门穴，遂上外踝七寸，会足少阳于斜属太阳、阳明二阳之间阳交穴，乃循膝外廉，上髀厌之环跳穴，而与足太阳、足少阳会，遂抵小腹之侧，而又会足少阳于章门下八寸，监骨上陷中之居髎穴，遂循胁肋斜上于肘上，会于手阳明大肠经、手太阳小肠经，足太阳膀胱于肘[3]上七寸两筋罅陷中，在肩髃穴下一寸之臂臑穴，乃过肩之前，与手少阳会于在肩前去肩端三寸之宛宛中臑会穴，及缺盆中上毖骨际陷中央之天髎穴，却向后上行上肩，会手少阳三焦经、足少阳胆经、足阳明胃经于肩上陷中，大骨前寸半[4]之肩井穴，遂却行

---

① 腨：原作"胻"，据《素问·刺腰痛》王注改。

② 寸口脉……发脉之始也：此一段，陈本无。

③ 肘：原作"肋"，据陈本改。

④ 寸半：原作"半前"，文义难通，据陈本改。

向后入肩之后，会手太阳小肠经、阳跷于肩后大骨下，胛上廉陷中之臑俞穴，遂上颈循耳后，会手少阳三焦经、足少阳胆经于耳后发际陷中之风池穴，遂上颈之后，遂会足少阳胆经在颈之正行五穴，先会胆经于承灵后寸半，挟玉枕骨下陷中央之脑空穴，次上会胆经正营穴后寸半之承灵穴，次上会胆经于目窗穴后寸半之正营穴，次上会胆经之临泣穴后寸半之目窗穴，次上会胆经于在瞳人直上入发际五分陷中之临泣穴，遂下颊与手少阳三焦经、足少阳胆经、手阳明大肠经、足阳明胃经并本经俱会于眉上一寸之直瞳人相对之阳白穴，循颈入耳，又出耳上，至直耳上入发际之本神穴而终。维者，溢畜不能环流灌溉诸经者也。其所历共十六穴，一始发足太阳之金门穴，二会足少阳于足少阳之阳交，三会足少阳于足少阳之居髎穴，四上肘会手阳明、手太阳、足太阳于臂臑，五会上肩前会手少阳于少阳臑会、天髎，六会却会手、足少阳、足阳明于肩井，七会入肩后会手太阳、阳跷于手太阳之臑俞，八会耳后会手、足少阳于足少阳之风池，九会遂上足少阳在头之脑空、承灵、正营、目窗、临泣五穴，足少阳由五穴而向后行，阳维由五穴而向前行，十会下颊与手少阳、足少阳、手阳明、足阳明会于足少阳之阳白，十一循颈入耳，与足少阳会于手少阳之本神。以上凡手之三阳经，足之三阳经，并阳跷经，无不周环会合，所谓阳维起于诸阳之会，而维诸阳者此也。如阳不能维于阳，则亦阴维之不能维于阴，亦怅然失志，溶溶不能自收持者也。阳维为病，则苦寒热。卫为阳主表，阳维受邪，为病在表，故苦寒热。

从少阳斜至太阳者，是阳维脉也。不动则阳维无病，如其部分脉动，则苦肌肉痹痒，皮肤痛，下部不仁，汗出而寒。又苦癫仆羊鸣，手足相引，甚者失音不能言，宜取胆经之客主人。穴在耳前起骨有孔，乃手、足少阳、阳明四经相会之处。李氏曰：王氏以癫痫属阳维、阴维，而《灵枢》以癫痫属阳跷、阴跷，二说义理相同。王氏曰：诊得阳维脉浮者，暂①起目眩。阳盛实者，苦肩息②，洒洒如寒。阳维之脉，亦令人腰痛③。《经》曰：阳维腰痛，痛上怫然肿，刺阳维之脉与太阳合腨间，去地一尺。王氏曰：阳维起于阳，则太阳之所生，并行而下至腨下，复与太阳合而上也。去地一尺，乃承山穴也，在锐腨肠分肉间陷中，可刺七分。又云：肉里之脉，令人腰痛，不可以咳，咳则筋缩急，刺肉里之脉，为二痏，在太阳之外，少阳绝骨之后。王氏曰：肉里之脉，少阳所生，阳维脉气所发，绝骨之后，阳维所过分肉穴也，在足外踝直上绝骨之端，如后二分筋骨间，可刺五分④。

阴跷脉

思莲子曰：阴跷者，足少阴之别脉，其脉起于跟中足少阴然谷穴之后，同足少阴循内踝下照海穴，在内踝下五分，上内踝上之二寸，在内踝骨上，少阴前，太阴后廉，筋骨间之交信穴，以此穴为郄，遂直上循阴股入阴，上循胸里出缺盆，上入人迎之前，至喉咙交贯冲脉，入㑽内廉，入鼻上行属目内眦，与手太阳、足太阳、足阳明、阳跷五脉，会于睛明穴而上行，女子以之为经，男子以之为络，阴跷以交信为郄。阴跷为病，阳缓而阴急，阳缓而阴急者，当从内踝以上急，外踝以上缓。寸口脉后部左右弹者，阴跷也。此脉不动则阴跷无病，如动则苦癫痫，寒热，皮肤淫痹。又为少腹痛，里急，腰及髋髎下相连，阴中痛，男子阴

---

① 暂：猝也。《汉书·李广传》："暂腾而上胡儿马。"
② 息：原脱，据《脉经》卷二第四补。
③ 痛：原脱，据文义补。
④ 从少阳斜至太阳者……可刺五分：此一段，陈本无，供参考。

疝，女子漏下不止。又曰：癫痫瘛疭，不知所苦，两跷之上，男阳女阴。阴跷在肌肉之下，阴脉所行，通贯五脏，主持诸里，故名为阴跷之络。阴跷为病，阴急则阴厥强直，五络不通，表和里病，阴病则热，可灸照海、阳陵泉。阳陵泉乃足少阳之合也，筋病治此。照海乃阴跷之本也。又曰：在里者，当下。又曰：癫痫昼发，灸阳跷，夜发，灸阴跷。然阴跷之脉亦能令人腰痛，痛引膺，目䀮䀮然，甚则反折。舌卷不能言，刺内筋为三①痏，在内踝上大筋前，太阴后上踝二寸所。王氏曰：阴跷起于然谷之下，上内踝之上，循阴股入阴，循腹入胸里，出缺盆，上出人迎之前，入顺内廉，属目内眦，会于太阳、阳跷而上行，故其病如此，内筋即阴跷之郄交信穴也。按昌阳之病状，的是阴跷脉所行部分之病，故宜取阴跷之郄也。《灵枢》云：目中赤痛，从内眦始，取之阴跷交信穴。又云：风痉反折，先取足太阳及委中及血络出血。若中有寒邪，取阴跷及三毛及血络出血。李氏曰：取太阳者，取足太阳之束骨也，在足外侧小指本节后大骨下，赤白肉际陷中，可针三分，灸七壮。委中乃太阳经穴，阳跷乃交信穴，三毛乃肝之大敦穴，血络者，视其处有血络盛满者，当出其血也。又《经》云：目闭者，责之阴跷②。

阳跷脉

思莲子曰：阳跷乃太阳之别，足太阳者，一身之巨阳，阳跷者，主一身跷动在阳分者。故脉之始起，发源于足太阳之脉。其脉起于足之后跟中，前出于足之外踝下五分赤白肉际陷中之申脉

---

① 三：《素问·刺腰痛》作"二"。

② 寸口脉后部左右弹者……责之阴跷：此一段，陈本无。

穴，又当踝①后绕跟，以足太阳在跟骨下陷中，拱足而取之仆参为本，遂上外踝上三寸，足太阳前，足少阳后，筋骨之间，太阳之附阳为郄，直上过膝，循股外廉，循胁后至髀上，会手太阳小肠经、奇经阳维于肩之后大骨下，髀之上廉陷中手阳明之巨骨穴，又会手阳明、手少阳之膊骨头，肩端上，两骨罅陷宛宛中，举臂取之有孔，手阳明之肩髃穴，遂过肩上颈，由足阳明胃经，挟结喉两旁，动脉应手之人迎穴，过上至口吻旁，会手阳明、足阳明并任脉于足阳明胃经，口吻旁四分近下有微动之地仓穴，遂同足阳明而上行，挟鼻孔旁八分，直瞳子，平水沟，足阳明之巨髎穴，又后会任脉于目下七分，直瞳子，足阳明之承泣穴，遂上至目内眦，与足太阳、手太阳、足阳明、阴跷五脉，会于足阳明之睛明穴，又循睛明上行入发际，下耳后，入足少阳之风池穴而终。阳跷所过，皆手、足阳经，一始起于足太阳之申脉为本，二会于足太阳仆参，三为郄于足太阳之附阳，四会足少阳于足少阳之居髎，五会手太阳、阳维于手太②阳之臑俞，六会手阳明于手③阳明之巨骨，七会手阳明、手少阳④于手阳明之肩髃，八会手阳明、足阳明于足阳明之地仓，九同足阳明而上足阳明之巨髎，十会足阳明之承泣，其所过皆阳经举动跷捷之所，故曰阳跷也。《难经》曰：阳跷为病，阴缓而阳急。《内经》云：阳跷脉急，当从外踝以上急，内踝以上缓。

寸口脉前部左右弹者，阳跷也。如脉不动则阳跷无病，如动则苦腰背痛，又为癫痫僵仆羊鸣，恶风偏枯瘰痹，身体强。又曰：阳跷微涩为风痫，并取阳跷，在外踝直足绝骨端，乃足太阳之附

---

① 下五分赤白肉际陷中之申脉穴，又当踝：此十六字，陈本无。

② 太：原作"少"，据陈本改。

③ 手：原作"足"，据陈本改。

④ 手少阳：原脱，据陈本补。

阳穴也。张氏曰：阳跷在肌肉之上，阳脉所行，通贯六腑，主持诸表。阳跷为病，阳急则狂走目不昧，表病里和。阳病则寒，可针胆经之风池，督脉之风府。又曰：在阳表者，当汗之。又曰：癫痫昼发，灸阳跷。阳跷之脉，亦能使人腰痛。《内经》云：腰痛不可举者，申脉、仆参主之。皆太阳之穴，阳跷之本也。《经》又云：会阴之脉，令人腰痛，痛上漯漯然汗出，汗干令人欲饮，饮已欲走，刺直阳之脉上三痏，在跷上郄①下五寸横居，视其盛者出血。王氏曰：足太阳之脉，循腰下会于后阴，故曰会阴。直阳之脉，挟脊下行，贯臀至腘，过外踝之后，条直而行者，故曰直阳之脉。跷为阳跷所生申脉穴也，跷上郄下，乃承筋穴也，即腨中央如外②陷者中也，太阳脉气所发，禁针。但视其两腨中央有血络盛满者，乃刺之出血也。《经》又云：邪客于阳跷之脉，令人目痛，从内眦始，刺外踝之下半寸，即申脉穴也。左刺右，右刺左。阳跷为病，令人目不得瞑③。

冲脉

思莲子曰：以其脉上冲于胸，下冲于足而得名也，其脉上下首尾不离乎足少阴之部分，又曰血海。其脉与任脉同起于少腹之内胞中，其浮而外者，出于少腹毛中两旁各二寸，横骨两端，动脉宛宛中，足阳明胃经之气冲穴，足阳明胃经去腹中行各二寸，足少阴去腹中行五分，而冲脉所历，在二经之间，循少腹横而入于阴毛，骨形如偃月，去中行寸半，肾经之横骨穴，历肾经之横骨上一寸，去腹中行寸半之大赫穴，又上历大赫上一寸，去中行

---

① 郄：原作"膝"，据《素问·刺腰痛》改。
② 外：原作"取"，据《素问·刺腰痛》王注改。
③ 寸口脉前部左右弹者……令人目不得瞑：此一段，陈本无。

寸半之气穴，遂上历脐下两旁肾经诸穴，中注下一寸之四满，肓俞下一寸之中注，商曲下一寸之肓俞，此脐旁以下之穴也。然脐下肾经五穴，诸^①书所载去中行多少分寸不同。《素》注载去中行各寸半，《铜人》载去中行各寸半，而有载各一寸者，仍以寸半为是。自肓俞挟脐旁而上行，历肾经之商曲、石关、阴都、通谷、幽门，皆去中行各五分^②，上下相膈各一寸之穴，上至胸中，又上行通^③于咽喉，别而络唇口。《经》云：三阴之所交，结于脚也，踝上各一行行六^④者，此肾经之下行也，名曰太冲。王氏曰：肾脉与冲脉并^⑤下行，循足合^⑥而盛大，故曰太冲。《难经》曰：冲脉为病，逆气而里急。《灵枢》曰：气逆上，刺膺中陷下者与下胸动脉。腹痛刺脐左右动脉，按之立已，不已，刺气街，按之立已。

两手脉浮之俱有阳，沉之俱有阴，阴阳皆盛，此冲、督之脉也。冲、督之脉，为十二经之道路，冲、督用事，则十二经不复朝于寸口，其人恍惚狂痴。又曰：脉来中央坚实，径至关者，冲脉也，动苦少腹痛，上抢心，有瘕疝，遗溺，胁支满烦，女子绝孕。又曰：尺寸俱牢，直上直下，此乃冲脉，胸中有寒疝也。李氏曰：凡脐之上下左右有气，筑筑然牢而痛，正冲、任、足少阴、太阴四经病也。又曰：冲脉为十二经之海，其输上在于大杼，下出于巨虚之上下廉。又云：血海有余，则常想其身大，不足则小^⑦。

---

① 诸：原作"多"，据陈本改。

② 各五分：陈本作"一寸五分"。

③ 通：原作"同"，据陈本改。

④ 行行六：原作"寸"，据陈本与《素问·水热穴论》改。

⑤ 与冲脉并：原脱，据陈本与《素问·水热穴论》王注补。

⑥ 合：原脱，据陈本与《素问·水热穴论》王注补。

⑦ 两手脉浮……不足则小：此一段，陈本无。

带脉

思莲子曰：带脉者，周围一身如束带也。其脉起于季胁足厥阴之章门穴，此穴为足厥阴肝、足少阳胆经二脉之会，在季胁骨端，侧卧肘尖尽处是穴，同足少阳循带脉穴，其穴在季胁下一寸八分陷中，又与足少阳会于五枢，在带脉穴下三寸，又与足少阳会于维道，在章门下五寸三分。《灵枢》又云：足少阴①之正，至腘中，别走太阳而合，上至肾，当十四椎，出属带脉。《难经》曰：带脉为病，腹满，腰溶溶如坐水中。溶溶者，缓慢也。《明堂》云：带脉二穴，主腰腹纵，溶溶欲囊水之状，妇人少腹痛，里急后重，癥瘕，月事不调，赤白带下，可针六分，灸七壮。

中部左右弹者，带脉也。不动则无病，如动则苦少腹痛，引命门，女子月事不调，绝继复下，令人无子，男子少腹拘急，或失精也②。

---

① 阴：原作"阳"，据陈本与《灵枢·经别》改。

② 中部左右弹者……或失精也：此一段，陈本无。

穴名索引

（按笔画排序）